DETOX
LINFÁTICA

Aprenda a remover as toxinas do seu corpo. Renove sua energia e aumente sua imunidade.

- PELE
- ENERGIA
- IMUNIDADE
- ÓRGÃOS
- MÚSCULOS
- ATIVIDADE CEREBRAL

LISA LEVITT GAINSLEY
PIONEIRA NO ESTUDO DA MASSAGEM LINFÁTICA

TRADUÇÃO
SARAH PEREIRA

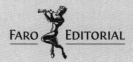

The book of lymph. Copyright © 2021 by Lisa Levitt Gainsley.
All rights reserved.
Published by agreement with Folio Literary Management, LLC
and Agencia Literária Riff.

copyright © faro editorial, 2022
Todos os direitos reservados.

Nenhuma parte deste livro pode ser reproduzida sob quaisquer meios existentes sem autorização por escrito do editor.

Diretor editorial: **PEDRO ALMEIDA**
Coordenação editorial: **CARLA SACRATO**
Preparação: **TUCA FARIA**
Revisão: **HELÔ BERALDO E THAIS ENTRIEL**
Capa: **OSMANE GARCIA FILHO**
Diagramação: **CRISTIANE | SAAVEDRA EDIÇÕES**

Dados Internacionais de Catalogação na Publicação (CIP)
Jéssica de Oliveira Molinari CRB-8/9852

Gainsley, Lisa Levitt
    Detox linfática : aprenda a remover as toxinas do seu corpo. Renove sua energia e aumente sua imunidade / Lisa Levitt Gainsley ; tradução de Sarah Pereira ; ilustrações de Emma Lyddon. — 1. ed. — São Paulo: Faro Editorial, 2022.
    304 p.

    ISBN 978-65-5957-149-9
    Título original: The book of Lymph

1. Massagem terapêutica 2. Drenagem linfática I. Título II. Pereira, Sarah III. Lyddon, Emma

22-1161   CDD 615.822

Índice para catálogo sistemático:
1. Massagem terapêutica

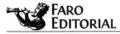

1ª edição brasileira: 2022
Direitos de edição em língua portuguesa, para o Brasil, adquiridos por **FARO EDITORIAL**

Avenida Andrômeda, 885 – Sala 310
Alphaville – Barueri – sp – Brasil
CEP: 06473-000
WWW.FAROEDITORIAL.COM.BR

SUMÁRIO

Introdução 6

PARTE I: O PODER E A CIÊNCIA DA LINFA 14

Capítulo 1: Rios de imunidade 15

Capítulo 2: O seu elo perdido para a saúde 36

**PARTE II: AUTOMASSAGEM PARA FLUXO INTERNO
E BRILHO EXTERNO** 65

Capítulo 3: Como começar: os princípios da massagem linfática 66

Capítulo 4: Sequências de automassagem linfática 77

- Sintomas de gripe 79
- Saúde digestiva 109
- Beleza 122
- A sua paisagem interna 141
- Saúde da mulher 181
- Recuperação de lesões atléticas, recuperação pré
  e pós-operatória, tecido cicatricial e condições crônicas 205

PARTE III: REMÉDIOS LINFÁTICOS HOLÍSTICOS 255

Capítulo 5: Rotinas de autocuidados
para estimular o fluxo linfático 256

Para concluir 300

Glossário de termos linfáticos 301

Para a minha mãe, Edie.

ESTE LIVRO CONTÉM CONSELHOS E INFORMAÇÕES RELACIONADOS aos cuidados de saúde. Ele deve ser usado para complementar, e não substituir, o conselho do seu médico ou de outro profissional de saúde treinado. Se você sabe ou suspeita que tem um problema de saúde, é recomendável consultar seu médico antes de embarcar em qualquer programa ou tratamento. Foram feitos todos os esforços para garantir a precisão das informações contidas neste livro na data da publicação. Este editor e a autora se isentam da responsabilidade por quaisquer resultados médicos que possam ocorrer como consequências da aplicação dos métodos sugeridos neste livro.

Os nomes e as características de identificação dos indivíduos foram alterados para preservar a privacidade deles.

INTRODUÇÃO

UMA FLOR DESABROCHA GRAÇAS AO AMBIENTE RICO EM NUTRIEN-
tes em que brotou. Apreciamos o cheiro e a beleza dela, muito embora a sua verdadeira glória pertença à sua rede de raízes.

Dentro de cada um de nós existe um sistema invisível e semelhante que trabalha continuamente sob a superfície e está conectado a cada centímetro do nosso corpo, arrumando e enviando vitalidade e apoio para garantir que sejamos a versão mais radiante e saudável de nós mesmos. Esse sistema é o linfático.

A linfa nos reabastece de modo contínuo. Cada célula do seu corpo é literalmente banhada pelo seu fluido; ela é o elo perdido, muitas vezes esquecido, para uma saúde vibrante. O seu sistema linfático limpa e nutre todos os outros sistemas do seu corpo. Ele age como um coletor de lixo, varrendo células imunológicas de todo o corpo para eliminar qualquer coisa que ameace o seu bem-estar, tornando a linfa a sua primeira linha de defesa contra doenças. O seu sistema linfático é responsável por manter o equilíbrio de fluidos, o que pode ajudar a evitar a inflamação, um fator subjacente em muitas doenças. Ele permite que você digira e elimine alimentos de maneira adequada. É também o que dá à sua pele um brilho saudável.

A minha missão tem sido aproveitar o poder da linfa para a autocura. Passei toda a minha carreira trabalhando com o sistema linfático das pessoas, porque os resultados são nada menos do que uma mudança de vida. Já trabalhei com milhares de indivíduos que me procuraram em busca de ajuda em quase todas as condições médicas existentes na Terra, de câncer à fadiga crônica, de distúrbios gastrointestinais à doença de Lyme, eczema, acne, enxaqueca e TPM. Também tratei muitos jovens saudáveis interessados em experimentar os efeitos desintoxicantes e eficazes da drenagem linfática na beleza, mas também interessados em prevenir as doenças crônicas com as quais os seus pais têm de lidar.

Com frequência, os meus clientes encontram dificuldade em localizar alguém que ofereça os tratamentos que eu ofereço; não é fácil achar terapeutas linfáticos qualificados. Eles não oferecem seus serviços em todas as cidades ou comunidades. Alguns profissionais são treinados apenas nos benefícios cosméticos da massagem linfática, ao passo que outros têm certificações para trabalhar com problemas de saúde mais sérios e melhorar o sistema imunológico dos seus clientes. Eu gostaria que fosse mais fácil para todos ter acesso a um especialista linfático, mas o que descobri ao longo de décadas de experiência é que, embora seja um recurso maravilhoso se tratar com um médico qualificado e experiente, todos podem aprender as ferramentas necessárias para estimular e fortalecer o seu próprio sistema linfático. Você pode ter um papel ativo na autocura com as suas próprias mãos.

Talvez você tenha ouvido falar que pode estimular o seu sistema linfático praticando *jump*, escovando o corpo a seco ou fazendo posturas invertidas em uma aula de ioga – e tudo isso, de fato, faz a sua linfa fluir. Os métodos que compartilharei com você neste livro, porém, são ainda mais eficientes do que qualquer uma dessas atividades, porque visam especificamente as áreas onde as células do sistema imunológico realizam o seu trabalho mais produtivo: nos **linfonodos** (gânglios linfáticos). Você aprenderá sequências simples de automassagem linfática, de três a cinco minutos de duração, que abordarão as suas preocupações mais urgentes, desde o enfoque na saúde imunológica até o auxílio à digestão, a redução do inchaço e a obtenção de uma pele brilhante. Ao contrário do trabalho corporal de tecido profundo – que é o que a maioria das pessoas pensa quando ouve a palavra "massagem" –, a terapia linfática é muito mais suave. A massagem linfática concentra-se no fluido encontrado logo abaixo da pele, razão pela qual o toque é tão leve e estimulante.

Como a manipulação da linfa pode oferecer tantos benefícios? Quando a linfa flui, todo o resto também flui. A automassagem linfática ajuda a eliminar materiais tóxicos e, quando você faz isso com regularidade, evita que as toxinas se acumulem e danifiquem os sistemas do seu corpo. As rotinas que ofereço neste livro são baseadas na ciência, testadas e aperfeiçoadas ao longo das minhas décadas de trabalho clínico e são quase tão relaxantes quanto um dia em um *spa*. Uma vez que você aplique esses procedimentos de forma consistente, eles se tornarão tão rotineiros quanto escovar os dentes. Você não só vai adorar a sensação que terá, como também explorará a capacidade inata do seu corpo de se limpar de dentro para fora. Além disso, você também descobrirá que a prática da automassagem pode melhorar o seu humor e elevar as suas emoções, bem como mitigar doenças físicas, como dores de cabeça, de ouvido e retenção de líquidos. A automassagem linfática logo se tornará o seu instrumento favorito na sua caixa de ferramentas holística. Ela permitirá que você libere a congestão do seu corpo, que se reconecte ao fluxo da vida e que desfrute de uma saúde vigorosa.

Minha jornada com a saúde linfática

PASSEI TODA A MINHA VIDA ADULTA APRENDENDO E PRATICANDO a tradição de cura da massagem linfática. A minha trajetória começou no final dos anos de 1970, no momento que os meus pais chamaram a mim e ao meu irmão para nos sentarmos no sofá xadrez marrom da sala de estar e nos informaram que a nossa mãe tinha câncer. Eu estava com quase onze anos de idade.

Antes que me desse conta, eu me vi imersa em todos os aspectos da sua doença. Primeiro, os hospitais esterilizados e as salas de espera dos neurocirurgiões, onde eu assimilava palavras como *radiação* e *quimioterapia* e as suas consequências no meu vocabulário de estudante. Em seguida, veio o reino das práticas alternativas de cura, que foram de igual importância para a minha família. Isso incluía o Método Silva, que visa a cura de si mesmo com a entrada em um estado mais profundo de consciência por meio da meditação. Diferente de outros tipos de meditação que eu estudaria mais tarde, o Método Silva usa técnicas de visualização guiada para melhorar o bem-estar. O meu irmão e eu construíamos para nós mesmos cabaninhas e lugares confortáveis no chão e meditávamos, imaginando laboratórios e santuários de cura inspirados no oceano, na lua e nas montanhas verdejantes, *desejando* que a nossa mãe melhorasse. Foi nessas visões que fiz as minhas primeiras incursões na ideia da cura.

Eu costumava me deitar ao lado da minha mãe enquanto ela ouvia fitas cassete que emitiam sons de águas tranquilas com lagos de lírios florescendo, e meditava, a minha mão no seu corpo. Comíamos alfarroba e *kefir*, probióticos e macrobióticos, vegetais fermentados e espirulina – todas opções incrivelmente fora dos limites na época. O cheiro reconfortante de chás de ervas e vasos de plantas na nossa casa fornecia uma antítese aconchegante aos procedimentos dolorosos e severos que a minha mãe suportava. Esse tipo de cura parecia tão normal e lógico que nunca pensei que fosse incomum.

Eu sabia que aqueles momentos com a minha mãe eram sagrados. Eles eram especiais e afetuosos. Eu não estava com medo da sua doença. Para alguém tão jovem, eu me sentia extraordinariamente calma e estável. Olhando para tudo isso agora, percebo que estava desenvolvendo minha sensibilidade. Naqueles anos, aprendi como tocar em alguém frágil. Gostei de ser útil e de ver como a minha mãe se sentia muito melhor com o meu toque.

INTRODUÇÃO

Quando a autocura é um ato de amor incondicional, a graça flui prontamente. Eu não tinha ideia de quanto aquela época moldaria a trajetória da minha vida. Depois da morte da minha mãe, quando eu tinha treze anos, procurei maneiras de dar sentido à sua perda. Procurei por isso na livraria metafísica Bodhi Tree, em Los Angeles. Fui atraída por livros sobre reencarnação, hinduísmo, budismo e existencialismo nas prateleiras de madeira. Passei horas vagando pelos corredores, me agarrando a citações das visões de várias culturas sobre a morte e o significado da vida. Comecei a praticar ioga. O vazio dentro de mim me impulsionou a experimentar como me sentia no meu corpo e fui movida pelo desejo de buscar o que as práticas preventivas de saúde poderiam significar e como alcançá-las.

Quando passei a frequentar a faculdade na Universidade Estadual de São Francisco, eu percebia como o meu corpo se sentia em vários ambientes, como o meu humor mudava perto de certos amigos ou sob estresse e quais efeitos os alimentos que ingeria causavam no meu estômago. Fiz cursos de saúde holística e ioga, e fiquei obcecada com antropologia, com a conexão mente/corpo e, em particular, com a maneira como as diferentes culturas abordavam a cura. Era o final da década de 1980 e início da década de 1990, e os modos alternativos de cura ainda não eram amplamente aceitos na medicina ocidental. (A acupuntura, por exemplo, era vista como tolice nessa época; agora, ela é usada em praticamente todas as clínicas de dor e em hospitais do país.) Eu me formei em antropologia cultural com uma especialização em estudos religiosos; a minha intenção era estudar tradições de cura antigas e integrá-las para ajudar as pessoas a ficarem bem. Contudo, percebi que queria uma carreira mais prática e menos orientada para a academia.

Quando me matriculei no Instituto de Trabalho Corporal Consciente, uma escola de massagem situada entre as sequoias do norte da Califórnia, fui imediatamente atraída pela prática da massagem de drenagem linfática manual. Nos cinco anos seguintes, concluí os meus estudos para me tornar uma massoterapeuta certificada, com ênfase no sistema linfático. Adorei a sensação da massagem linfática! Eu nunca tinha experimentado nada parecido. O ritmo e a cadência dos movimentos eram tão calmantes quanto as oscilações das ondas do oceano. Fui transportada para a forma como me sentia no meu corpo antes da morte da minha mãe – aquela sensação de "lar em mim mesma" sem a existência do trauma. Depois de várias sessões, os meus problemas digestivos crônicos melhoraram, o meu inchaço diminuiu e a minha acne foi embora. Quanto mais eu estudava os intrincados padrões do sistema linfático e como a série particular de movimentos da massagem linfática se baseia na ciência e na fisiologia, mais apaixonada eu ficava. Aprendi a conexão direta entre os sistemas linfático, imunológico e digestivo, e que a massagem linfática tem um efeito calmante sobre o sistema nervoso. Um dos meus professores nos ensinou tai chi e *qigong*, e nos mostrou como eles se assemelhavam a uma meditação em movimento. Por fim, quando percebi que a massagem linfática poderia beneficiar pacientes com câncer, soube que havia encontrado o trabalho da minha vida. A minha carreira é uma história de amor à memória da minha mãe. É ela quem guia a minha devoção a ajudar os outros.

Duas décadas atrás, quando eu trabalhava como terapeuta de linfedema certificada no Centro Médico da UCLA, quase todos os meus clientes eram pacientes com câncer cujos tratamentos haviam causado uma doença no sistema linfático. Embora a quimioterapia, a radiação e a cirurgia salvem vidas, os tratamentos também podem criar uma doença menos conhecida chamada **linfedema**, um inchaço crônico de uma parte do corpo para o qual ainda não há cura. Quando a sua linfa está doente, o seu corpo não consegue remover toxinas e bactérias com eficácia, o que causará inchaço em um braço ou uma perna, ou inflamação crônica no abdômen e no rosto. O meu treinamento me tornou apta a ajudar esses pacientes a tratar as suas condições. O que também descobri foi que, após os tratamentos, a pele do rosto dos meus clientes mostrava um brilho saudável e hidratado, ao passo que uma hora antes parecia pálida e acinzentada. Semana após semana, eles se maravilhavam com o quanto sentiam melhorar as suas articulações, e como a dormência e os sintomas de formigamento diminuíam. O peso em alguns membros desaparecia. Eles perdiam peso. E após tantos tratamentos médicos para constipação, eles finalmente estavam indo ao banheiro! "É a primeira vez que me sinto humano desde o diagnóstico", costumavam afirmar.

A pergunta que sempre me ocorria naqueles tempos era: "Por que não trabalhamos *mais cedo* para melhorar o sistema linfático das pessoas *antes* que haja um problema?" Certamente, um dos motivos era que o plano de saúde não pagaria por isso. Na Califórnia, os meus clientes costumavam pagar do bolso por massagens profundas, tratamentos faciais, depilação a *laser* e outros luxos para melhorar a aparência. E eu, pelo meu lado, sabia que os benefícios dos tratamentos linfáticos eram duplos: eles melhoravam a aparência da pele e diminuíam a cintura, além de revigorar a saúde dos pacientes no nível celular. A massagem linfática trata da causa das condições crônicas na raiz, e não apenas dos seus sintomas. Ao ter eliminadas as suas toxinas congestionadas, o retorno que os pacientes têm é muito maior que o investimento que fizeram: benefícios de melhora do sistema imunológico com resultados excepcionais.

Quando saí da UCLA e abri o meu próprio consultório em 2001, nenhum dos meus colegas trabalhava de *maneira preventiva*. A maior parte da minha ocupação ainda era trabalhar com pacientes com câncer, mas rapidamente se espalhou que as pessoas estavam encontrando alívio para problemas de saúde de longa data. Atendi a clientes com eczema, fadiga crônica, sinusite, acne, constipação, lúpus, doença de Lyme e até esclerose lateral amiotrófica (ELA, também conhecida como doença de Lou Gehrig). Com a minha técnica de massagem linfática, eu estava conseguindo um grande sucesso em uma infinidade de solicitações em um curto espaço de tempo. Como o meu treinamento me preparou para entender o fluxo sistêmico da linfa, comecei a desenvolver sequências específicas direcionadas para tratar qualquer doença que entrasse pela minha porta. Poucos sabiam que a drenagem linfática na verdade tinha sido criada para tratar sintomas como resfriado comum e inflamação – motivo pelo qual os meus clientes se surpreenderam com os resultados. Antes que percebesse, eu tinha mais solicitações de consultas do que conseguia administrar.

Este livro é o resultado do tempo que passei entre as sessões, respondendo a uma série vertiginosa de perguntas dos meus pacientes sobre como eles poderiam manter a sua saúde linfática (e os seus resultados esplêndidos). Quando dei por mim, eu estava desenvolvendo materiais para responder às necessidades que apenas a *automassagem* linfática poderia atender e comecei a mostrar aos meus clientes como fazer sequências simples de automassagem. O que todos notamos foi profundo: quer fosse eu a executar as sequências, quer fossem os meus clientes a praticar por conta própria, os resultados eram incontestáveis. Aqueles que seguiram o meu conselho (fazendo sequências de automassagem de três a cinco minutos diariamente) relataram ter experimentado menos inflamação, melhor digestão, menos sintomas de TPM e menos dores de cabeça. Eles passaram a dormir melhor, pegaram menos resfriados e os seus níveis de estresse diminuíram. A pele deles ficou brilhante e as rugas diminuíram. Algumas das minhas clientes que tinham um risco aumentado de desenvolver câncer de mama mostraram uma diminuição na densidade dos seios nas suas mamografias.

Foi então que eu soube que precisava escrever um guia para cuidados linfáticos – não apenas para os meus clientes, mas para todas as pessoas, para que elas pudessem replicar as minhas sessões práticas em casa. O que mais me entusiasma neste livro é o seu potencial de beneficiar a saúde de cada leitor. Esteja você procurando melhorar a sua pele ou o seu sistema imunológico, equilibrar os seus hormônios ou nivelar o seu humor, este livro atenderá a todas as suas necessidades. É muito poder em uma finita quantidade de páginas.

Hoje, a drenagem linfática passou de um assunto pouco conhecido a um dos assuntos mais discutidos para se ter bem-estar. Na minha prática, eu vi a drenagem linfática fornecer os seguintes benefícios:

- **ACELERAR:** perda de peso, cura de doenças e de lesões esportivas e recuperação pós-cirúrgica.
- **CONSEGUIR:** pele brilhante.
- **EQUILIBRAR:** imunidade.
- **ELIMINAR:** toxinas.
- **MELHORAR:** digestão, dores de ouvido, energia, cura e sono.
- **REDUZIR:** ansiedade e distúrbios do sistema nervoso; inchaço; efeitos colaterais do tratamento do câncer; celulite; sintomas de resfriado e gripe; eczema; dores de cabeça; sintomas de linfedema; névoa mental; sintomas pré e pós-parto; dores de garganta; sintomas de doenças e condições autoimunes, tais como a doença de Crohn, síndrome da fadiga crônica, fibromialgia, doença de Graves, doença de Lyme, lúpus e problemas de tireoide.
- **ALIVIAR:** constipação, cólicas menstruais e sintomas da perimenopausa e da menopausa.
- **TRATAR:** inflamação.

Sei que essa lista pode parecer boa demais para ser verdade, mas garanto a você que os benefícios da massagem linfática são reais e por isso ela é cada vez mais recomendada pelos médicos, incluindo oncologistas e radiologistas. Eles sabem que o seu sistema linfático conecta todos os outros sistemas corporais e que os efeitos dele sobre a saúde são amplos porque a sua geografia fisiológica é extensa.

As nossas células estão em constante renovação, o que cria oportunidades para o surgimento de novos padrões saudáveis. A massagem linfática conectará os pontos entre os seus sintomas físicos e o seu bem-estar emocional. Ao cultivar a prática do autocuidado linfático, você abordará os dois ao mesmo tempo. Ao atacar a raiz do problema, você eliminará o estresse e os sintomas indesejáveis. Você ficará imediatamente renovado e se sentirá revigorado após uma automassagem linfática, não muito diferente de como se sente depois de tomar um banho ou de relaxar em um *spa*.

Este livro será um recurso que você pode consultar sempre que surgir algum sintoma indesejado. Ele é o conjunto completo das minhas melhores sequências, estratégias, dicas e rituais que ensino nos meus *workshops* e executo nos meus clientes todos os dias.

A **PARTE I** cobre a ciência básica do sistema linfático e por que a automassagem linfática é essencial para conservar a saúde.

A **PARTE II** contém sequências de automassagem linfática para uma beleza radiante, uma imunidade aprimorada, o controle de peso, a redução do estresse, um sono melhor e muito mais. Você terá autonomia para aprimorar o seu bem-estar e assumir o controle da sua aparência e de como se sente. Essas estratégias de otimização da linfa são rápidas, fáceis e terapêuticas. Em breve você poderá fazer a automassagem onde e quando quiser. Tudo que precisa é do toque suave dos seus próprios dedos. É incrivelmente benéfico e calmante.

A **PARTE III** está repleta de remédios holísticos para complementar as suas sequências de automassagem. Existem informações apoiadas em pesquisas científicas sobre como cuidados com a pele, tratamentos holísticos e exercícios estão relacionados à linfa. Você aprenderá a obter o máximo das suas rotinas de autocuidado.

É claro que a sua saúde varia ao longo da vida, mas a sua capacidade de sustentar o seu próprio bem-estar é uma constante. Espero que este livro o capacite com ferramentas para apoiá-lo na sua jornada. Quando exercemos aquilo com o que nos sentimos *bem*, revelamos o princípio da saúde.

PARTE I

O PODER E A CIÊNCIA DA LINFA

CAPÍTULO 1
Rios de imunidade

VOCÊ JÁ VEM SE EXERCITANDO, ESTÁ SE ALIMENTANDO DE FORMA saudável e lidando com o estresse (ou tentando!), mas você ainda não se sente bem. Eu ouço isso todos os dias no meu consultório. Os pacientes chegam com observações como "Algo não parece certo"; "Sinto-me cansado o tempo todo. Eu como bem, durmo, malho, tomo suplementos, mas não tenho energia"; "Estou sempre constipado"; e "Já tentei de *tudo*, mas me sinto indisposto".

Até pouco tempo atrás, era normal que os médicos prestassem pouca atenção a comentários assim. Em parte, acredito, porque os sintomas são vagos e, mesmo diminuindo a qualidade de vida, não são potencialmente letais ou característicos de uma doença grave. Esses sintomas *estão* nos dizendo algo; eles *são* evidências de desequilíbrios. No meu consultório, não trato essas preocupações como queixas irrelevantes, mas como pistas para restaurar a saúde. Quando trato da saúde *linfática* de um paciente, esses sintomas costumam diminuir e ele experimenta melhorias físicas e emocionais. Isso ocorre porque o sistema linfático está conectado a todos os outros sistemas do corpo – incluindo o nervoso, o digestivo e o neurológico – e tem ramificações que percorrem a sua vasta geografia como uma complexa rede de rios. Quando funciona de maneira correta, você se sente vibrante, vigoroso e lúcido. Você é capaz de digerir e eliminar os alimentos que ingere, de dormir bem à noite e de se concentrar no que precisa realizar durante o dia. Você não fica doente o tempo todo e parece que passa como uma brisa pela temporada de resfriados e gripes.

Por outro lado, quando o seu sistema linfático está congestionado, você pode se sentir letárgico e paralisado. Talvez fique constipado, com dor de cabeça e sinta mais dores e sofrimentos do que o usual. No instante em que alguém espirra por perto, você pode ter a impressão de que já se resfriou. Você pode até estar mais ansioso do que o normal sem motivo aparente. O que você não pode ver é que, sob a superfície da pele, o fluxo dos seus "rios" linfáticos provavelmente diminuiu para um rastejar, restringindo a função de órgãos em todo o corpo.

Do fígado à pele e ao cérebro, todos os seus órgãos dependem do sistema linfático para um funcionamento ideal.

Cuidar da saúde linfática é tão importante quanto fazer o ritual diário de escovação dos dentes e usar o fio dental; sabemos que removemos as bactérias e a placa bacteriana dos dentes para manter uma boa higiene dental. Manter a saúde linfática é parecido: se você não cuidar dela de forma consistente, os problemas poderão se acumular ao longo do tempo.

Pense em como você se sente bem depois de limpar a sua casa, lavar o seu carro ou organizar a sua mesa. A maioria das pessoas se sente mais livre e mais leve após essas limpezas. Depois de remover a sujeira, jogar o lixo fora e limpar o seu ambiente, novo oxigênio pode fluir pelo seu espaço. A automassagem linfática faz a mesma coisa por você *internamente*. É como uma faxina ou arrumação para o seu corpo. Você se sentirá mais leve e com mais energia em apenas cinco minutos porque terá reduzido os fatores de estresse que estão causando congestionamento e estagnação. Você deixará de se sentir preso e passará a fluir livremente.

Mas, antes de ensiná-lo a desfrutar desses benefícios, deixe-me guiá-lo pela anatomia e pela função do seu sistema linfático, para que você possa entender melhor como ele funciona e por que é uma força tão poderosa no seu bem-estar.

O básico do sistema linfático

O QUE EXATAMENTE É A LINFA E POR QUE VOCÊ NÃO APRENDEU sobre isso na escola quando ensinaram os sistemas circulatório e digestivo? Sabendo quão essencial é o sistema linfático para a saúde imunológica, é espantoso para mim que a maioria de nós não tenha aprendido praticamente nada sobre ele! Então, vamos começar com o básico.

Existem dois sistemas circulatórios no corpo. O primeiro é o **sistema cardiovascular**, que consiste no coração e nos vasos sanguíneos. O coração está no centro desse sistema e a sua rede distribui sangue por todo o corpo. Os vasos sanguíneos transportam oxigênio e nutrientes para as células. As artérias transportam o sangue para longe do coração e as veias o transportam de volta em um ciclo contínuo através das células, removendo dióxido de carbono e fornecendo nutrientes vitais que nos mantêm vivos e regulam a temperatura do corpo.

O segundo é o **sistema linfático**, considerado o "segundo" sistema circulatório. Ele é o sistema de saneamento e de reciclagem do corpo. Assim como você tem dois conjuntos de canos na sua casa – um que traz água potável e outro que remove a água suja –, o seu sistema linfático é o conjunto adicional de encanamentos que filtra e remove o excesso de resíduos do seu corpo. Ele é cerca de duas vezes mais vasto que o sistema cardiovascular, mas não tem uma bomba central, como o coração, para mover o fluido. A linfa flui em apenas um curso: em direção ao coração. Como não é impulsionado por uma bomba mestra, o seu fluxo depende da pulsação das artérias próximas, das contrações do músculo esquelético e da respiração. É por isso que a automassagem, o trabalho com a respiração e os exercícios são inestimáveis para uma boa saúde linfática.

O sistema linfático desempenha uma série de funções críticas no corpo. Ele é uma parte essencial do sistema imunológico, pois produz glóbulos brancos com o poder de destruir patógenos prejudiciais. Ele atua como um coletor de lixo, filtrando bactérias e toxinas que podem causar doenças. Auxilia o sistema digestivo ao absorver a gordura e os ácidos graxos do intestino e transportá-los de volta para a corrente sanguínea, tornando-os disponíveis como combustível para as células. E, por fim, ele mantém o equilíbrio de fluidos no corpo ao coletar, purificar e drenar o excesso de fluidos para que os tecidos não inchem. Exploraremos todas essas funções valiosas com mais detalhes em breve, mas, primeiro, vamos dar uma olhada mais de perto na complexa geografia do sistema linfático.

A anatomia do sistema linfático

AO LONGO DA SUA VIDA, O SEU SISTEMA LINFÁTICO DISTRIBUI células imunológicas por todo o corpo continuamente. Quando você olha o mapa de onde sua linfa flui, os linfonodos (ou gânglios linfáticos) aparecem como postos de gasolina ao longo da rodovia da sua rede de vasos. Os linfonodos são onde os glóbulos brancos, chamados linfócitos, fazem o trabalho de eliminar patógenos e substâncias prejudiciais do **fluido intersticial** – o espaço fluido entre as suas células – antes de continuarem o caminho até o seu destino final na corrente sanguínea.

A forma como a linfa circula pelo corpo não é aleatória: é cuidadosamente mapeada. O **fluido linfático** se move para dentro, das extremidades em direção ao coração. Se você estudou geologia, sabe que rios e riachos coletam água de uma área e a direcionam para um canal maior, como um oceano. O seu corpo não é diferente; os seus próprios caminhos movem o fluido linfático como rios, primeiro para os grupos de linfonodos e, por fim, para o seu maior canal: a corrente sanguínea. Compreender essas correntes do sistema linfático é fundamental para entender por que uma massagem de drenagem linfática é diferente de uma típica massagem profunda. Isso estabelecerá o fundamento para cultivar a sua prática de automassagem.

O atlas da linfa

AO RECEBER UM CLIENTE PELA PRIMEIRA VEZ, SEMPRE MOSTRO A ele esta ilustração. A maioria das pessoas não tem ideia de que os vasos linfáticos percorrem todo o corpo de maneira semelhante aos vasos sanguíneos. Observe a sua natureza sistêmica, a cadeia interligada de vasos, capilares e ductos que percorrem quase cada centímetro do seu corpo. O sistema linfático é uma rede intrincada de **vasos, capilares, pré-coletores, coletores e troncos** que transportam fluidos das células circundantes aos linfonodos. Os gânglios atuam como estações de filtragem, onde os glóbulos brancos chamados **macrófagos** e **linfócitos** engolfam e destroem o material nocivo antes de retornar o fluido para a corrente sanguínea, onde é eventualmente processado pelos rins e fígado e eliminado via evacuação e micção.

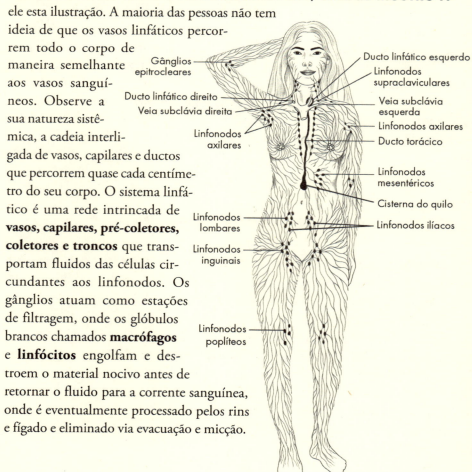

A linfa é formada a partir do fluido residual das células do corpo. A cada dia, o fluido vaza dos capilares sanguíneos para o fluido intersticial. Embora parte dele seja reabsorvido pelos capilares sanguíneos, o trabalho do sistema linfático é coletar o fluido restante (também conhecido como **carga linfática**), composto de resíduos que são grandes demais para serem absorvidos pelos capilares sanguíneos – incluindo resíduos metabólicos, proteínas, hormônios, vitaminas solúveis em gordura e células do sistema imunológico –, a fim de evitar o acúmulo de resíduos tóxicos nos tecidos. Esse fluido entra no sistema linfático por meio de minúsculos **capilares linfáticos** em forma de dedos, localizados logo abaixo da camada superior da pele. Os capilares linfáticos estão presentes em todo o corpo, incluindo no trato digestivo, no sistema reprodutivo e no respiratório. Eles têm células justapostas que se abrem e fecham para absorver o fluido de forma semelhante às esponjas ou à maneira como o sistema radicular de uma planta atrai água para dentro de si. Eles também são permeáveis, o que permite que fluidos de tecido, bactérias, vírus e células cancerosas entrem no sistema para purificação.

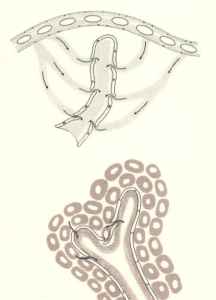

O fluido linfático é composto de aproximadamente 50% de proteínas plasmáticas ricas em nutrientes (o plasma deixa o corpo das células depois de entregar os seus nutrientes), bem como de invasores prejudiciais que o sistema venoso não é capaz de recolher outra vez. Depois que o fluido linfático foi absorvido pelos capilares esponjosos, ele viaja por uma série de vasos linfáticos superficiais unilaterais em direção às áreas do corpo onde os linfonodos estão localizados para purificação. O corpo transporta em torno de três litros de fluido linfático limpo de volta à corrente sanguínea todos os dias para começar sua jornada mais uma vez.

A forma como o sistema linfático captura os restos celulares do corpo dos vasos sanguíneos é semelhante à forma como as calhas coletam as folhas, partículas e o escoamento da chuva. Se uma calha não funcionar corretamente, o lixo carregado de sujeira obstrui a passagem e transborda em uma bagunça que acaba espalhada por todo o gramado.

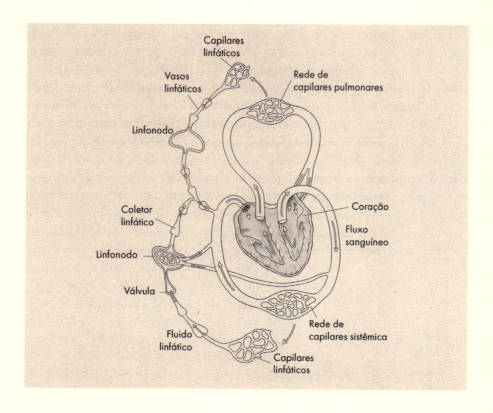

Linfonodos

OS LINFONODOS SÃO OS PILARES DA MASSAGEM LINFÁTICA. NAS sequências da Parte II, você aprenderá a massagear os gânglios – encontrados na maioria das **dobradiças**, ou articulações do corpo, que permitem o movimento em uma direção: cabeça, pescoço, axilas, esterno, abdômen, a prega na parte superior das coxas, as dobras dos cotovelos e atrás dos joelhos.

Temos de quinhentos a oitocentos linfonodos por todo o corpo, geralmente agrupados em torno das veias do tecido adiposo ou gorduroso. É nos linfonodos que as bactérias e os vírus se encontram com as células do sistema imunológico para que o corpo possa montar uma resposta imunológica crítica. Eles não são maiores do que uma ervilha ou um feijão, mas estão constantemente inspecionando as nossas entranhas em busca de atividades nefastas. Quando saudáveis, o tamanho deles varia de 2 milímetros a 2,5 centímetros de diâmetro. Os linfonodos não se regeneram, portanto, se algum for removido em uma cirurgia (em geral, devido ao tratamento do câncer), pode ocorrer uma insuficiência mecânica, o que prejudicaria a capacidade do corpo de eliminar o excesso de fluido linfático. Isso pode colocar a pessoa em risco de desenvolver linfedema e outros distúrbios do sistema linfático (discutirei essas condições em detalhes na Parte II).

O fluido linfático é levado para os linfonodos através dos **vasos linfáticos aferentes**. Ali, os macrófagos começam a trabalhar expulsando as bactérias da linfa. Então, os linfócitos engolfam e destroem outros materiais que reconhecem como nocivos. O fluido linfático pode passar por vários linfonodos antes de ser totalmente limpo. Certas substâncias que não podem ser eliminadas (como carvão, poeira e tinturas) são armazenadas no linfonodo indefinidamente.

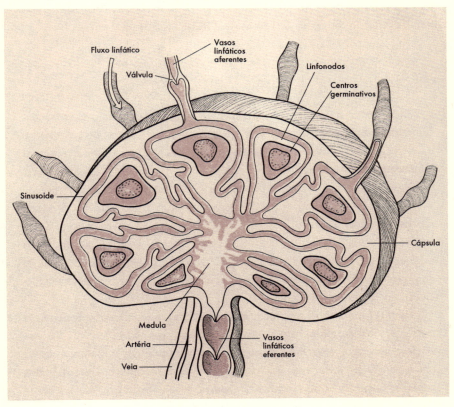

Após passar por esse processo, o fluido atinge os **vasos linfáticos eferentes**, que transportam o fluido linfático para fora dos gânglios por meio de uma rede complexa de vasos e válvulas unilaterais em direção ao coração, de onde é recirculado de volta para a corrente sanguínea, livre de toxinas. É por isso que a linfa às vezes é chamada de "a grande recicladora": ela faz pelo seu corpo o que você faz pelo meio ambiente quando coloca o lixo reciclável da sua casa na calçada, permitindo que ele seja transportado para um lugar de processamento, onde é esterilizado e reaproveitado.

Muitos aprendem sobre os seus linfonodos quando, ao serem acometidos de uma infecção, os veem inchar com a grande quantidade de glóbulos brancos necessários para combater as bactérias. Talvez você tenha experimentado isso ao pegar uma gripe: os seus linfonodos (geralmente os do pescoço) podem ter aumentado de tamanho e é bem possível que estivessem sensíveis ao toque. Embora você não deva se massagear quando tiver uma infecção ativa, conhecer o atlas da linfa e saber como se automassagear de maneira adequada ajudará a acelerar a cura e a aliviar os sintomas desconfortáveis no seu corpo.

A linguagem da linfa

Aprender sobre a linfa e a automassagem é como visitar uma cidade pela primeira vez. É emocionante e cheio de novidades. Antes de pular para as sequências de massagem, é importante consultar um mapa e se orientar melhor no seu ambiente.

Ao ensinar sobre a linfa, busco usar termos científicos tanto quanto possível. Como não tenho facilidade com diferentes idiomas, incluí um **Glossário de termos linfáticos** para que você possa consultá-lo toda vez que precisar. Acredito que seja importante aprender a terminologia científica adequada, pois isso permitirá que você tenha conversas mais consistentes com os seus médicos e terapeutas sobre qualquer coisa que esteja acontecendo no seu corpo.

Além disso, como você verá ao longo deste livro, acredito fortemente no poder das imagens. Palavras e intenções podem nos ajudar a curar. Se você já fez ioga, deve lembrar como foi difícil aprender e dizer os nomes em sânscrito de todas aquelas posições. Mas depois de apenas algumas sessões, aposto que aquelas *asanas*, ou posturas, já pareciam fazer parte do seu vocabulário desde sempre. Você tem a minha palavra de que, do mesmo modo, termos linfáticos fluirão da sua boca em pouco tempo!

As camadas da linfa

O SISTEMA LINFÁTICO, TAL QUAL UMA CEBOLA, É COMPOSTO POR camadas: a camada superficial e a rede mais profunda. Afirmo aos meus clientes que compreender esse conceito básico os ajudará a obter os melhores resultados de suas práticas de autocuidado.

A **camada linfática superficial** está localizada na derme, logo abaixo da epiderme, ou a camada mais externa da pele. Como você sabe, a pele fornece uma barreira contra substâncias estranhas e elimina toxinas por meio do suor. A maioria dos vasos linfáticos superficiais, incluindo capilares e outros coletores linfáticos, está acima do leito muscular e essa vasta rede linfática fica ao lado dos seus capilares sanguíneos. As partículas que escapam desses capilares se movem para o fluido intersticial, onde então se tornam parte do sistema linfático. *É aqui que as suas mãos acessarão a maior parte da sua linfa nas suas sequências de automassagem.*

A **rede linfática mais profunda** drena órgãos e áreas mais profundas do corpo. Essas áreas incluem **troncos** e **ductos**. Os troncos são formados por vasos coletores que se unem para drenar grandes áreas do corpo depois que o fluido linfático foi filtrado nos linfonodos. A convergência de muitos **vasos linfáticos eferentes** entrega fluido ao ducto linfático direito (responsável pela drenagem de um quarto do fluido linfático) e ao ducto linfático esquerdo (que drena os três quartos restantes do fluido), que vem do maior vaso linfático do corpo, o **ducto torácico**.

O ducto torácico – que vai do abdômen à parte frontal do corpo e até a veia subclávia esquerda – entrega a linfa purificada de volta à corrente sanguínea. As veias subclávia direita e esquerda entram no sistema venoso em sua junção com a veia jugular interna próxima à clavícula.

Normalmente, os vasos linfáticos superficiais seguem as mesmas rotas das veias e os vasos linfáticos mais profundos seguem a mesma rota das artérias. A rede profunda também é responsável por tirar as gorduras do seu intestino e o fluido dos seus membros inferiores. Ela pode ser estimulada pela respiração diafragmática profunda. Esta é uma das razões pelas quais o trabalho respiratório é tão valioso durante todas as suas sequências de automassagem: ele ativa a circulação linfática profunda.

Um sistema linfático em bom funcionamento fornece o transporte para o seu sistema imunológico; ele é uma das estradas vitais do seu corpo. Se uma das duas camadas das vias linfáticas estiver congestionada ou com mau funcionamento (devido a fatores hereditários, remoção de nódulos linfáticos ou outros fatores de estresse), resíduos celulares e proteínas podem se acumular nos tecidos.

A linfa também regula o equilíbrio de fluidos do corpo e é uma das razões pelas quais você se sente mais leve e radiante após um tratamento linfático e por que seu rosto e abdômen parecem menos inchados e distendidos. Todos os dias, quando pequenas moléculas de proteína vazam das paredes dos capilares sanguíneos, elas aumentam a pressão osmótica do fluido intersticial. Isso significa que o fluido se acumula nos espaços do tecido devido ao retorno limitado do fluido aos capilares sanguíneos. Uma vez que esse processo continue sem controle, o volume sanguíneo e a pressão arterial diminuem de maneira significativa, enquanto o volume do fluido intersticial aumenta. O resultado é o inchaço ou **edema**.

É aqui que os capilares linfáticos desempenham um papel tão importante: eles são o ponto de entrada na rede linfática, onde o excesso de fluido intersticial e moléculas de proteína é absorvido e, em última instância, retorna à corrente sanguínea para gerenciar o equilíbrio de fluidos do corpo. É preciso concentrar a massagem linfática na **camada linfática superficial** – fazendo movimentos de direção específica para eliminar as toxinas – enquanto a **rede linfática mais profunda** é estimulada com respiração e massagem abdominal e, assim, as células imunológicas protetoras circulam e restaura-se a boa saúde. É por isso que as sequências de automassagem funcionam tão bem: elas visam o movimento e a taxa de filtração da linfa.

Como mencionei, ao contrário do seu principal sistema circulatório, que é potencializado pelo coração, a linfa não tem uma bomba central, mas *tem* seu próprio processo único para circular pelo corpo. Ela é impulsionada por meios *intrínsecos* e *extrínsecos*.

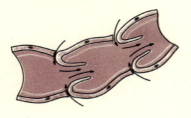

Os vasos linfáticos possuem válvulas unidirecionais chamadas **linfangions**. Eles são cadeias microscópicas em forma de coração, como pequenas pérolas em colares, que se enchem de fluido linfático. As contrações da musculatura lisa produzem impulsos elétricos de seis a doze vezes por minuto e eles controlam a abertura e o fechamento incessantes, a contração e o relaxamento dos seus linfangions. Essas contrações são um exemplo da maneira *intrínseca* como o fluido linfático circula, um processo chamado **angiomotricidade**. A bomba intrínseca depende das contrações espontâneas das células musculares dentro da parede do linfangion.

As válvulas unidirecionais dos linfangions agem como hélices, impedindo qualquer refluxo do fluido linfático. *Pressionar muito forte ou muito profundo durante a automassagem pode causar espasmos nessas válvulas e suspender o movimento da linfa.* Esta é uma das razões pelas quais algumas pessoas incham em calor extremo — quando estão em uma sauna seca ou a vapor — ou no frio extremo — como em um banho de gelo: a mudança extrema de temperatura na superfície da pele pode causar uma interrupção temporária no movimento da linfa. Usar uma cadência lenta durante a massagem linfática impedirá o refluxo do fluido linfático.

A segunda força motriz da circulação linfática é *extrínseca*: o sistema linfático depende das pulsações dos vasos sanguíneos, das contrações cardíacas, das contrações musculares esqueléticas, das contrações musculares no trato gastrointestinal e dos movimentos respiratórios para gerar a pressão que impulsiona a linfa. Na Parte II, você aprenderá movimentos específicos de massagem linfática e técnicas de respiração para afetar o movimento da linfa.

Linfótomos e linhas divisórias linfáticas (watersheds)

AGORA QUE VOCÊ ENTENDE A ANATOMIA DA LINFA E COMO ELA se move no seu corpo, deixe-me apresentá-lo aos **linfótomos**, as áreas que drenam o fluido linfático em direção aos linfonodos regionais. Os linfótomos são parte da camada superficial que define a direção do fluxo linfático durante a massagem. Os meus clientes confiam nesta ilustração porque realmente ajuda a entender *onde* eles vão se massagear.

As localizações desses padrões de drenagem são organizadas de maneira ordenada por regiões do seu corpo — pense nelas como o "mapeamento" da drenagem. Os limites que separam os linfótomos são chamados de **linhas divisórias linfáticas** (*watersheds*). O fluido linfático é direcionado para grupos específicos de linfonodos. Durante a sua automassagem, você trabalhará em direções específicas para os linfonodos que drenam uma seção específica do seu corpo. Conhecer as direções dos linfótomos é essencial, pois guiará a sua prática.

Tendemos a pensar na drenagem como algo que flui para baixo, graças à gravidade. Porém, nem sempre é assim que ela funciona. Compreender o mapeamento de onde a sua linfa flui é crucial. Para o propósito das suas sequências de automassagem, você trabalhará com aproximadamente seis linfótomos diferentes. Isso permitirá que você use as sequências deste livro de forma intuitiva, confiante e, assim, obterá o máximo de benefícios.

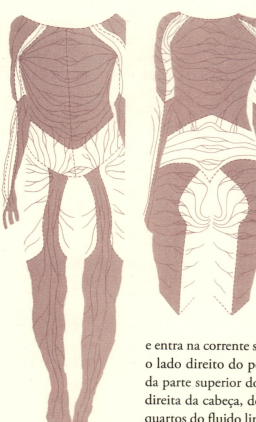

A linfa não apenas flui subindo pelo corpo, ela também flui da parte de trás do corpo em direção à frente, ao coração. É por isso que, no meu consultório, sempre começo as minhas sessões com os meus clientes deitados com a barriga para cima: quero estimular os linfonodos na parte frontal do corpo antes de qualquer outra coisa.

Depois que o fluido linfático nos linfótomos é drenado, um quarto da linfa do quadrante superior direito do corpo deságua no ducto linfático direito próximo à clavícula, na veia subclávia, e entra na corrente sanguínea. Isso inclui o braço direito, o lado direito do peito, a mama direita, o lado direito da parte superior do tronco (frente e costas) e a metade direita da cabeça, do pescoço e do rosto. Os outros três quartos do fluido linfático drenam para o ducto torácico e deságuam na veia subclávia esquerda. Esse fluido vem da metade inferior do corpo — ambas as pernas e o abdômen —, bem como do lado esquerdo do peito, da mama esquerda, do lado esquerdo da parte superior do tronco (frente e costas) e da metade esquerda da cabeça, do pescoço e do rosto. Esses ductos unem-se às grandes veias acima do coração, de onde devolvem a linfa filtrada ao sistema venoso.

Assim como a Terra, aproximadamente 70% do nosso corpo são constituídos de água: isso inclui o nosso sangue, o fluido intersticial e a linfa. A função dos nutrientes e do que os rodeia é movida e informada pela nossa camada fluida. O nosso corpo precisa desses fluidos, os quais trabalham juntos para nos proteger e nos curar todos os dias. O bom ou o mau funcionamento da troca de fluidos no nosso corpo faz uma diferença vital na saúde das nossas células, dos nossos tecidos e no funcionamento interno dos nossos órgãos.

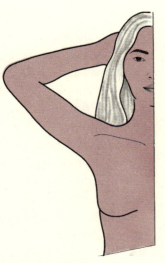

Os três litros de linfa que circulam pelo corpo todos os dias têm **capacidade de transporte**. O movimento da linfa é lento e pode ficar sobrecarregado por muito acúmulo. Eu comparo o conceito de carga linfática a um ônibus cheio de gente na hora do *rush*. É importante que o número de pessoas que sai do transporte seja o mesmo das que entram em cada parada, para que o ônibus possa funcionar de maneira suave e eficiente. Você saberá que o seu sistema linfático está ficando sobrecarregado quando sentir os gânglios do pescoço incharem. Isso é uma indicação de que o lixo está se acumulando em um ritmo mais rápido do que aquele em que você é capaz de eliminá-lo – como se muitos passageiros tivessem entrado em um ônibus e um número insuficiente tivesse saído dele – e o seu corpo está lutando contra um nível elevado de toxinas.

Mais uma maneira de descrever o transporte da linfa é por meio de outra analogia com o tráfego: o temido gargalo. Se uma saída da autoestrada estiver fechada, haverá um acúmulo de carros e ninguém terá para onde ir. Quando os linfonodos e as vias estão congestionados com muitos resíduos, ou se eles foram removidos, um gargalo ocorre em algum lugar ao longo da linha de transporte da linfa. E se o seu corpo não conseguir continuar eliminando resíduos, outras funções corporais sofrerão. Felizmente, com a automassagem linfática e as técnicas de autocuidado, você pode usar um desvio para limpar os resíduos estagnados.

A capacidade de transporte do sistema linfático é a quantidade máxima de fluido linfático que pode ser transportado no momento; o sistema linfático não funciona na capacidade máxima o tempo todo. A habilidade dos vasos linfáticos de funcionar bem depende da carga linfática e da capacidade do sistema em transportá-la. Se o seu sistema linfático precisa suportar uma carga elevada (como uma infecção), normalmente ele pode lidar com isso devido ao que é chamado de **reserva funcional**. A reserva funcional reagirá ao aumento da atividade e ao volume adicional de **fluido linfático** para levá-lo aonde precisa ir. Felizmente, em uma pessoa saudável, a capacidade de transporte é maior do que a quantidade de linfa que se espera transportar. Isso dá ao seu corpo a oportunidade de lidar com uma carga excessiva para que possa regulá-la em um grau adequado.

Mas se você forçar demais o seu sistema linfático, permitindo entrar no ônibus mais pessoas do que a ocupação limite, o seu sistema ficará sobrecarregado. Assim, a quantidade de fluido linfático que precisará ser transportada excederá a capacidade máxima de transporte e o resultado é o acúmulo excessivo de líquido no espaço intersticial, o que causa inchaço. Às vezes, o inchaço é visível e é chamado de insuficiência dinâmica do sistema linfático. Quando os coletores da linfa estão trabalhando na capacidade máxima por um longo período (ou se eles foram danificados devido a uma cirurgia ou a outros traumas), eles podem se exaurir. Se isso continuar por meses, talvez cause danos à estrutura das paredes e válvulas do sistema linfático, o que resultará no que é chamado de insuficiência mecânica.

Nessa situação, reduzir a quantidade de fluido linfático o mais rápido possível é essencial – o que é possível fazer com facilidade, de maneira regular, implementando os pilares da saúde linfática descritos mais à frente neste livro. Você poderá estimular o seu sistema linfático com exercícios, o que aumentará a taxa de contração linfática em cerca de dez vezes. Também poderá movimentar a linfa com *ainda mais eficiência* em movimentos específicos a serem feitos durante a automassagem linfática regular. Por quê? Porque você estará trabalhando diretamente nos seus linfonodos. Na verdade, esta é uma das razões pelas quais a massagem linfática é única entre outras técnicas de massagem: ela tem como alvo o seu sistema imunológico – *não* os seus músculos e tecidos. No próximo capítulo, explicarei com mais detalhes o que acontece no caso de uma insuficiência dinâmica e mecânica do sistema linfático e como isso afeta a sua saúde.

Como a linfa ganhou esse nome

Linfa significa "água" em grego. É a palavra perfeita para ilustrar beleza e a mecânica imemoriais desse sistema. A linfa é o fluido que banha todas as células e dá ao corpo a capacidade inata de curar a si mesmo.

Também associada à palavra *ninfa* – um espírito que preservava os rios e as nascentes para purificação, na Grécia antiga –, linfa era uma divindade agrícola romana que incorporava os aspectos divinos da água. A palavra mais tarde foi usada como substantivo para representar uma fonte de água doce. É por isso que é conhecida como o seu aquário linfático da saúde!

Vasculatura linfática: uma olhadinha dentro dos vasos e das válvulas que estão mantendo você saudável

OS CAPILARES LINFÁTICOS SÃO MAIORES DO QUE OS CAPILARES sanguíneos, mas, mesmo assim, ainda muito pequenos. Localizados logo abaixo da epiderme, eles se tecem por todo o tecido conjuntivo, absorvendo o excesso de resíduos e proteínas do fluido intersticial. Esses capilares permeáveis contêm células endoteliais sobrepostas, as quais são responsáveis pela liberação de enzimas que controlam a contração e o relaxamento vascular, a coagulação do sangue, a função imunológica e a formação de plaquetas. Quando a pressão intersticial circundante muda, esses vasos linfáticos se expandem e se enchem de linfa ou se contraem e empurram a linfa para os **pré-coletores linfáticos**, o que facilita que o fluido linfático agora entre em vasos transportadores maiores, conhecidos como **coletores linfáticos**. Os coletores são orientados para absorver o fluido, têm mais estrutura do que os capilares sanguíneos e contêm células musculares lisas e válvulas que são instrumentais na absorção e no movimento da linfa. Eles regulam o fluxo da linfa em uma direção.

Os coletores direcionam o fluxo linfático para os linfonodos. Esses vasos têm válvulas que impedem o refluxo do fluido e mantêm um transporte de fluido distal para proximal em direção aos gânglios. Em outras palavras, é aqui que o sistema linfático é impulsionado dos membros e das regiões mais distantes do corpo em direção ao coração.

Os segmentos de coletores linfáticos são separados por válvulas em forma de coração que se encontram na horizontal e essa é a camada que você acessará com as sequências de automassagem. É por isso que, na maioria dos casos, você usará a palma das mãos em vez de a ponta dos dedos, para que possa imitar a ação horizontal desses coletores. Você trabalhará nessa camada superficial para mover o fluido linfático em direção aos linfonodos. Quando você estica as paredes desses coletores com movimentos de automassagem linfática e respiração profunda, aumenta a pulsação dos coletores de linfa – o que impulsiona a linfa!

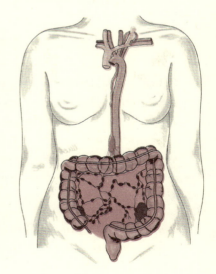

O ducto torácico é considerado o principal vaso coletor porque drena três quartos da linfa para a corrente sanguínea. Ele começa no abdômen, na **cisterna do quilo**, a bolsa que absorve a gordura do intestino delgado, que dá à linfa a sua cor branca leitosa e que move o fluido da metade inferior do corpo para o coração. Ela se situa ao longo da coluna, começando ao redor da vértebra lombar e torácica (TL2 a T11), tem cerca de 2 a 5 milímetros de diâmetro e varia de 36 a 45 centímetros de comprimento com um diâmetro de 1 a 5 milímetros.

A estrutura do ducto torácico varia muito, mas o seu trabalho é tão valioso que você o verá mencionado com frequência nas suas sequências de automassa-

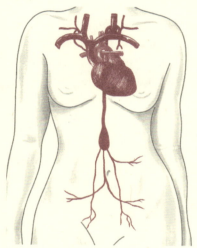

gem. A respiração diafragmática profunda afeta o funcionamento do ducto torácico. *É por isso que o trabalho respiratório é tão importante para um bom fluxo linfático.* Quando você respira pelo diafragma, ele estimula o fluxo da linfa na corrente sanguínea.

Os **troncos linfáticos** são regiões mais profundas da rede linfática. Eles recebem o fluido linfático que já passou e foi limpo nos linfonodos. Cada tronco recebe o nome do território que drena e é formado por uma convergência de vasos eferentes que esvaziam a linfa no ducto torácico ou no ducto linfático direito, onde entra na circulação sanguínea.

Linfa: a sua protetora invisível

O SISTEMA LINFÁTICO É PARTE INTEGRANTE DO SISTEMA IMUNOlógico. Sem ele, o sistema cardiovascular pararia de funcionar e não viveríamos por mais de um ou dois dias!

Conforme o feto se desenvolve, as células-tronco, que se tornarão glóbulos brancos e linfócitos, são formadas na medula óssea e migram para **órgãos linfoides** por todo o corpo que fazem parte do sistema linfático e são necessários para mantê-lo saudável.

Esses órgãos linfoides – medula óssea, amígdalas e adenoides, timo, **tecido linfoide associado à mucosa (MALT, na sigla em inglês), tecido linfoide associado ao intestino (GALT, na sigla em inglês)**, baço, apêndice, placas de Peyer e trato urinário – são pequenas massas de tecido linfático encontradas onde uma grande quantidade de bactérias tende a se acumular; então, elas estão por perto para combater quaisquer infecções. Elas protegem o sistema imunológico e desempenham um papel importante no mecanismo de defesa do corpo e de resistência a doenças.

Cinquenta por cento do tecido linfoide se encaixa no termo abrangente tecido linfoide associado à mucosa (MALT), incluindo os tratos digestivo, urinário e respiratório: ele filtra os resíduos que passam pela pele ou pelas membranas mucosas dos olhos, do nariz e da boca e do trato digestivo, evitando que os patógenos entrem no revestimento da membrana mucosa e nos fluidos corporais. As amígdalas e os adenoides prendem os patógenos do ar que você inspira e dos alimentos que ingere; o baço filtra o sangue, produz linfócitos e armazena plaquetas e células imunológicas; e no timo, as células T, que lutam contra o câncer, são amadurecidas. Também há linfonodos no intestino que costumam ser chamados de tecido linfoide associado ao intestino (GALT), o qual inclui o apêndice, as placas de Peyer (pequenas massas de tecido linfoide encontradas principalmente no íleo do intestino delgado) e alguns folículos linfoides isolados (ILFs, na sigla em inglês) no intestino delgado.

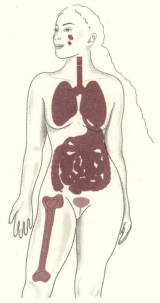

Os antígenos GALT lançam uma resposta imune inestimável para preservar o equilíbrio nos intestinos. *De fato, os vasos linfáticos do intestino constituem aproximadamente 70% do sistema imunológico.* Eles são a primeira linha de defesa contra doenças de origem alimentar. Milhões de vasos linfáticos especializados chamados **lácteos**, localizados nas vilosidades do intestino delgado, são responsáveis por ajudar o corpo a extrair nutrientes dos alimentos ingeridos – absorvendo gorduras, vitaminas solúveis em gordura (lipídios), eletrólitos e proteínas – e transportando-os de volta para a corrente sanguínea para serem usados como combustível. Quando a linfa absorve gordura e lipídios através de uma bolsa na base do ducto torácico (a cisterna do quilo), a sua cor branca leitosa ímpar é criada.

Os órgãos linfoides produzem linfócitos B e T, os glóbulos brancos essenciais para combater as infecções que você terá ao longo de toda a sua vida. As células B produzem anticorpos e provêm da medula óssea; as células T são amadurecidas no timo. Além disso, após o nascimento, o tecido linfático se acumula no apêndice, onde ajuda a amadurecer os linfócitos B e um antígeno chamado imunoglobulina A. Os médicos costumavam pensar que o apêndice era basicamente inútil, mas agora sabem que essa noção estava incorreta! Embora o papel do apêndice seja muito reduzido à medida que envelhecemos, ele é essencial para formar as moléculas que direcionarão o movimento dos linfócitos por todo o corpo.

O sistema linfático faz parte tanto do sistema imunológico inato quanto do adaptativo. A "imunidade inata" logo identifica e elimina os patógenos para prevenir a propagação da doença. Fazem parte dela os órgãos linfoides, células NK (Natural *Killer*), macrófagos, leucócitos, células dendríticas e outras células, uma vez que a linfa serve como um canal para os linfócitos e células imunológicas se misturarem e decifrarem o que é prejudicial e o que não é.

A "imunidade adaptativa" (às vezes chamada de "sistema imunológico adquirido") não é um processo imediato, e sim de longo prazo. Ela usa menos glóbulos brancos, como os linfócitos B e T, que se identificam e se multiplicam para eliminar patógenos específicos, montando uma resposta substancial contra bactérias que o corpo reconhece como "não eu". O corpo se lembra desse invasor para que possa reconhecê-lo novamente, se necessário. Digamos, por exemplo, que você pegue sarampo; assim que se recupera, o seu corpo passa a ter a capacidade de se defender contra essa doença, ou seja, você se torna imune a ela. Infelizmente, isso não ocorre com todas as doenças infecciosas. A parte complicada da resposta adaptativa surge quando o sistema imunológico, indo atrás do "não eu", comete um erro e ataca a si mesmo – o que pode resultar em uma doença autoimune, como lúpus ou artrite reumatoide.

É essencial que o corpo seja capaz de localizar e de se defender contra patógenos para que você possa manter uma ótima saúde e, portanto, a saúde linfática. Ao fornecer-lhe o poder imunológico para combater doenças e expelir toxinas, a linfa é literalmente a super-heroína do seu sistema imunológico. Você começará a notar que pode avaliar a sua posição no que é conhecido como *continuum* da saúde linfática. Quando tem uma resposta imunológica equilibrada, você está fluindo facilmente no *continuum*. Mas pode haver períodos da sua vida em que você tenha resfriados mais frequentes ou inflamações crônicas que causam insuficiência do transporte linfático, o que prejudica o sistema imunológico. O pêndulo da saúde é influenciado por diversos fatores. Depois de reconhecer a contribuição da linfa, você pode utilizar os pilares da saúde linfática para virar o jogo. Cada vez que executa qualquer uma das sequências deste livro, você aprimora seu sistema imunológico. Não consigo pensar em um argumento melhor para incorporá-lo na sua vida diária do que esses fatos fisiológicos. É apenas bom senso!

No próximo capítulo, você verá como os rios de linfa fluem e afetam a saúde de todos os principais sistemas do corpo. Quando um deles está em desarmonia, você pode experimentar uma ampla gama de sintomas que talvez nem mesmo reconheça como estando relacionados à sua saúde linfática. Depois de compreender a interconexão da sua função linfática e orgânica, você logo obterá as ferramentas para guiar o seu próprio navio ao longo das águas internas.

A linfa ao longo dos séculos

Ao apresentar o sistema linfático, gosto de começar do início.

Os seres humanos estudam a linfa há muito tempo. Durante séculos, muitas culturas – incluindo as da Índia, Grécia, Roma, do Egito e da China – registraram os seus conhecimentos sobre o sistema linfático. Os seus textos antigos referem-se aos gânglios e vasos linfáticos como meridianos, **rajas** e **dathus**. Hipócrates, o "Pai da Medicina" (460-370 a.C.), chamou o fluido linfático de "sangue branco" e se referiu a ele como "temperamento fleumático", um dos seus quatro temperamentos (os outros três são: temperamento sanguíneo, colérico e melancólico). Herófilo (335-280 a.C.), outro médico grego, escreveu que encontrou "vasos emergindo do intestino que entram em uma série de corpos semelhantes a glândulas", bem como linfonodos e "veias leitosas": o sistema linfático!

Mas essas civilizações não conseguiam distinguir entre linfa e sangue, provavelmente por não possuírem as ferramentas para ver que a linfa tinha sua própria rede vascular única e extensa. Por ser microscópica, toda a rede da linfa que viaja pelo corpo era pequena demais para ser detectada naquela época.

A pesquisa em medicina e anatomia foi desencorajada durante a Idade Média, então, foi apenas na Renascença que o aprendizado clássico e a exploração da anatomia voltaram a se popularizar. O século XVII foi a era de ouro da investigação do sistema linfático. Por volta de 1622, o médico e cirurgião italiano Gaspare Aselli fez a primeira diferenciação entre vasos linfáticos, veias e lácteos intestinais (vasos linfáticos do intestino delgado que absorvem a gordura da alimentação). Muitos atribuem a ele a descoberta do sistema linfático. Em 1637, um dinamarquês, Thomas Bartholin, descreveu o sistema linfático como "um processo que purifica o corpo e regula a irrigação, o inchaço e o edema". Ele chamou os vasos de "vasa *lymphatica*" e seu conteúdo, de "linfa".

O cientista sueco Olof Rudbeck (1630-1702) foi o primeiro anatomista a reconhecer e compreender o sistema linfático e a sua circulação como um sistema completamente interligado no corpo humano. Em 1647, as descobertas do francês Jean Pacquet incluíram a demonstração de que os linfonodos abdominais canalizam o fluido linfático da cisterna do quilo para o ducto torácico e para os linfonodos na veia subclávia no pescoço antes de recircular a linfa de volta para a circulação sanguínea. Em 1692, as injeções de mercúrio provaram ser o primeiro meio de ver o fluxo linfático. Ao avançarmos quase duzentos anos até 1885, encontramos o francês Marie Philibert Constant Sappey, que produziu um enorme atlas do sistema linfático que é utilizado até hoje.

No final dos anos 1800, vários médicos tratavam a elefantíase como uma condição crônica do sistema linfático, usando massagens, cuidados com a pele e exercícios. O cirurgião austríaco-belga Alexander von Winiwarter (1848-1917) foi um dos primeiros médicos a utilizar técnicas de drenagem linfática manual em hospitais combinadas com exercícios, compressão, cuidados com a pele e higiene, que estabeleceram a base para o tratamento futuro de pacientes com linfedema.

Em 1922, o osteopata americano Frederick Millard cunhou o termo drenagem linfática com a primeira técnica prática e publicou *Applied Anatomy of the Lymphatics*. E em 1937, Howard Florey, patologista australiano, que mais tarde participou do desenvolvimento da penicilina, foi capaz de mostrar que os linfonodos aumentam durante o processo de inflamação.

Foi só na década de 1930 que o massagista dinamarquês Emil Vodder e sua esposa, Estrid, que desenvolveu o "método de drenagem linfática manual", cunharam o termo *linfologia*, enquanto trabalhavam como fisioterapeutas na França. Muitos dos seus pacientes procuravam ajuda depois que os invernos europeus úmidos os deixavam com linfonodos inchados e problemas nos seios da face, graças a resfriados e gripes frequentes. Usando uma vasta experiência clínica, eles compilaram movimentos de massagem sistemáticos para facilitar a drenagem das vias linfáticas de modo lento, rítmico e com um toque extremamente leve. Os Vodder descobriram que o seu método eliminava de maneira consistente a estagnação do tecido e ajudava a imunidade. Eles ensinaram drenagem linfática manual por décadas e esse método foi a base do meu treinamento. Em 1993, os doutores Michael e Ethel Földi publicaram das *Lymphödem und verwandte Krankheiten: Vorbeugung und Behandlung*

RIOS DE IMUNIDADE

[Linfedema: métodos de tratamento e controle], na Alemanha. Eles são creditados pelo desenvolvimento do padrão ouro para o tratamento do linfedema conhecido como Terapia Complexa Descongestiva (TCD) e ainda mantêm uma das clínicas mais importantes para a terapia do linfedema.

A linfa ao longo do tempo

460 - 280 a.C.
Culturas antigas e médicos da Antiguidade, tais como Hipócrates e Herófilo, referem-se ao sistema linfático como vasos, veias leitosas, meridianos, rajas e dathus, sangue branco e temperamento fleumático.

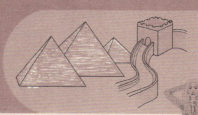

1622
Gaspare Aselli faz a primeira diferenciação entre vasos linfáticos, veias e lácteos intestinais.

1653
Olof Rudbeck descobre que a circulação do sistema linfático é um sistema completamente interligado.

1637
Dane Thomas Bartholin descobre que o sistema linfático regula a irrigação, o inchaço e o edema; ele denomina o conteúdo dos vasos linfáticos de "linfa".

1647
Jean Pacquet compreende que o fluido linfático circula pela cisterna do quilo e pelo ducto torácico.

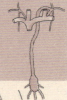

1885
Philip Sappey cria um enorme atlas do sistema linfático, até hoje utilizado.

1910
Alexander Winiwarter descobre as técnicas de drenagem linfática manual para linfedema, como compressão.

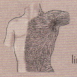
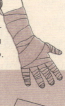

Anos 1920 aos 1930
Frederic Millard cunha o termo "drenagem Linfática"; Howard Florey descobre que os linfonodos aumentam durante a inflamação; O casal Vodder desenvolve o método de drenagem linfática manual denominado "linfologia".

1993
"Linfedema: métodos de tratamento e controle" é publicado por Michael e Ethel Földi.

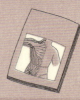

CAPÍTULO 2
O seu elo perdido para a saúde

O PODER DO SISTEMA LINFÁTICO É DE FATO FORMIDÁVEL. ELE ESTÁ no centro da capacidade do corpo de identificar e se defender contra muitas doenças comuns, e os pesquisadores também identificaram o seu potencial para desempenhar um papel de liderança no combate a doenças que há muito confundem a comunidade médica. Aliás, em uma palestra proferida por um dos diretores do NIH[*] para a organização LE&RN,[**] em março de 2019, foi afirmado que estudar o sistema linfático pode levar a desbloquear a cura para o Alzheimer, doenças infecciosas, distúrbios gastrointestinais e muito mais. Em outras palavras, eles antecipam que uma compreensão mais aprofundada da função do sistema linfático trará descobertas inovadoras. Embora tenha demorado um pouco para a sociedade médica compreender totalmente a amplitude e a importância do sistema linfático, ele agora é um campo de investigação científica em rápido crescimento. Que época emocionante para se estar no campo da saúde linfática!

É significativo o fato de que os cientistas do NIH reconhecem a influência do nosso sistema linfático como sendo algo mais amplo do que percebemos agora. Recebemos milhões de mensagens do nosso corpo todos os dias – dos nossos sentidos às nossas emoções e sintomas físicos, como sofrimentos e dores. Todas essas mensagens são valiosas, pois fornecem informações críticas sobre o que está acontecendo nas profundezas das células. Algumas dessas informações podem ser tratadas facilmente com alguns cuidados: preparando um suco verde se estivermos com pouca energia, marcando uma consulta com o terapeuta se nos sentimos para baixo ou tomando um banho quente no final de um dia cansativo de trabalho. Outros sinais, mesmo aqueles que podem parecer relativamente

---

[*] National Institutes of Health [Institutos Nacionais da Saúde] é um conglomerado de centros de pesquisa que formam a agência governamental de pesquisa biomédica do departamento de Saúde e Serviços Humanos dos Estados Unidos, com sede em Maryland. (N. da T.)

[**] A Lymphatic Education & Research Network [Rede Linfática de Educação e Pesquisa] é a melhor fonte *on-line* de informações sobre linfedema e outras doenças relacionadas com a linfa. (N. da T.)

menores, como dores de cabeça crônicas, contínuas dores nas costas ou perda de peso inexplicada, são avisos sérios que determinam que tenhamos atenção a um aspecto específico da saúde. Neste capítulo, examinaremos mais de perto as formas conhecidas pelas quais a linfa se conecta a outros sistemas corporais. Como você logo perceberá, a linfa é o rio vital que regula a homeostase em todos os cantos do nosso ser.

Congestão linfática

COMO VOCÊ APRENDEU NO CAPÍTULO ANTERIOR, A REDE LINFÁTICA é um sistema lento que impulsiona o fluido através de todos os vasos de aproximadamente seis a doze vezes por minuto. Se houver resíduos em excesso nos tecidos, o sistema linfático poderá ficar ainda mais preguiçoso. Quando a carga linfática e a capacidade de transporte estão sobrecarregadas – o que chamo de congestão linfática –, podem surgir problemas de saúde.

Os sintomas de fluxo linfático inadequado podem ser desencadeados por um evento estressante emocional ou fisiológico. Talvez surjam inchaços, dores e incômodos, problemas digestivos intermitentes e fadiga persistente – desconfortos que são aparentes de imediato. Outros sintomas, como eczema, constipação crônica e aumento de peso, podem ocorrer com o tempo e se transformar em problemas que você talvez não associe ao sistema linfático. Além disso, os hormônios do estresse, como o cortisol e a adrenalina, que são liberados cronicamente devido à ansiedade e situações estressantes, podem agravar quaisquer sintomas fisiológicos que você já possa ter. A sua saúde física afeta a sua saúde mental e vice-versa.

Como discutirei no capítulo 5, o exercício físico é uma forma eficaz de melhorar a saúde linfática, bem como o humor, em grande parte graças ao aumento da circulação linfática e à liberação de endorfinas que banem os efeitos dos hormônios do estresse. Lembre-se de que a contração do músculo esquelético move a linfa. Se você não se exercita com regularidade, o seu corpo não remove a matéria tóxica dos seus tecidos com muita eficácia.

Problemas da linfa podem se manifestar em uma ampla gama de sintomas e se você for como os meus clientes, já experimentou pelo menos alguns deles em um momento ou outro. Embora seja verdade que muitos desses sintomas podem ter várias causas, quase ninguém que vem ao meu consultório suspeita de que tem um problema subjacente com a sua saúde linfática. Na realidade, o fluxo linfático deficiente é um potente fator contribuinte que pode alterar a posição da pessoa no *continuum* da saúde linfática.

Sinais de congestão linfática

Acne e erupções cutâneas	Fadiga
Alergias	Inchaço das articulações; inchaço de extremidades em aviões
Amígdalas inflamadas	Inchaço e retenção de água
Bronquite	Inchaço no rosto e pescoço
Coágulos sanguíneos	Linfedema
Constipação	Linfonodos aumentados
Cortes que demoram a cicatrizar	Miomas/cistos
Desequilíbrios hormonais, incluindo cortisol, TPM, perimenopausa, menopausa	Névoa mental
Desidratação	Obesidade
Dificuldades em perder peso	Pele com coceira/eczema
Doença renal	Poluentes químicos

Sinais de congestão linfática

Dor ou desconforto durante o exercício	Problemas digestivos
Dores de cabeça	Problemas respiratórios superiores
Dores de garganta	Rigidez muscular/dores nas articulações/artrite
Dores de ouvido crônicas / ouvidos entupidos	Sinusite e infecções
Edema	Tecido cicatricial
Estresse	

Fatores de risco para baixa saúde linfática

ALGUNS INDIVÍDUOS EXPERIENCIAM SINTOMAS DEVIDO A FATORES de risco que estão fora do seu controle, ou seja, que podem ser herdados ou adquiridos. Por exemplo, a pessoa pode ser mais suscetível a sobrecarga linfática se fizer uma cirurgia; se tiver feito uma cesariana no parto, a incisão pode ter cortado vasos superficiais que impedem o fluxo linfático, o que explicará um inchaço próximo à cicatriz. Ou, como veremos, se o indivíduo tiver sido exposto a toxinas ambientais, o seu sistema linfático poderá ficar sobrecarregado pela carga tóxica no corpo.

Fatores de risco genéticos podem resultar em um sistema linfático subdesenvolvido ou mal desenvolvido. Se você notou que um dos seus pais ou avós, ou até mesmo uma tia, tem tornozelos inchados; se você desenvolveu pernas grossas na puberdade, na idade adulta ou durante a gravidez; ou se sempre teve inflamação crônica os membros que não cede (mesmo com mudanças na sua dieta), você pode ter uma doença genética chamada linfedema primário. Outro fator é ter um gene chamado MTHFR, que interfere na capacidade do corpo de se desintoxicar em um grau adequado.

Se você tem algum desses fatores de risco, recomendo uma automassagem regular e uma reavaliação da sua dieta e plano de nutrição. Você também pode se beneficiar do uso de roupas de compressão, como meias, *leggings* ou mangas para controlar o inchaço nas extremidades. Elas são especialmente úteis na mitigação da inflamação crônica, pois criam pressão externa no fluido intersticial que atua como um propulsor do fluxo linfático. Use as sequências aplicáveis no capítulo 4 para ajudar na sua condição atual.

Cirurgia de qualquer tipo, especialmente tratamento de câncer, remoção de linfonodos e radiação, cirurgias eletivas, como *lifting* facial ou rinoplastia, e substituições de quadril e joelho podem prejudicar o fluxo linfático. Embora a congestão linfática seja comum na população em geral, ela afeta pelo menos 30% a 40% dos pacientes com câncer de forma mais grave. Pacientes com câncer que tiveram problemas no sistema linfático por causa de cirurgia, remoção de linfonodos, lumpectomias ou radiação estão em risco de desenvolver uma condição médica chamada **linfedema**. Com o tempo, o dano ao sistema linfático pode ser tão grande que as extremidades ou membros podem inchar com vazamento de fluido intersticial, deixando-os vulneráveis ao comprometimento imunológico e a uma série de infecções, incluindo celulite.

Se você fez uma cirurgia, incluindo cirurgia de câncer, recomendo consultar as sequências "Lesões atléticas, recuperação pré e pós-operatória e tecido cicatricial" e "Linfedema". Recomenda-se começar seus tratamentos de automassagem antes da cirurgia para ajudar a mitigar a proliferação do linfedema. Se você estiver em risco de desenvolver ou tiver linfedema, encontre um terapeuta de linfedema certificado para ajudá-lo a controlar essa condição.

A exposição a toxinas pode sobrecarregar o sistema de transporte linfático. Os cientistas que estudam a toxicologia ambiental estão aprendendo mais sobre os efeitos das várias toxinas nas nossas células, pois a alteração ou o impedimento da atividade celular normal pode levar a inflamação, doenças autoimunes e até câncer. Alguns dos agressores mais perigosos são amianto, poluentes ambientais, mercúrio, mofo, pesticidas e herbicidas, e alguns ingredientes de limpeza doméstica e produtos para a pele.

Para minimizar a sua exposição a toxinas, recomendo remover todos os produtos domésticos e de cuidados com a pele que contenham ingredientes perigosos (como produtos de limpeza para carpetes e estofados contendo percloroetileno, ou PERC; produtos de limpeza contendo solventes como 2-butoxietanol; produtos de limpeza para vidros e outros produtos de limpeza contendo amônia e/ou cloro que causam irritação; limpadores de forno contendo hidróxido de sódio; e formaldeído em produtos para alisamento de cabelo, cola para cílios e esmalte de unhas) e escolher alimentos orgânicos sempre que possível. Embora algumas toxinas, como carvão e tinta de tatuagem, não possam ser totalmente eliminadas dos linfonodos, você pode continuar a expulsar outros elementos, como metais pesados resultantes da sua exposição ao ambiente (como tinta com chumbo em casas antigas) ou os alimentos que você ingere (como o mercúrio no atum contaminado) e os sintomas que eles criam quando se acumulam nos tecidos moles do corpo. Você pode encontrar sequências que ajudarão nos sintomas comuns de acúmulo de toxinas, como aquelas para dores de cabeça, dores de ouvido e clareza mental no capítulo 4. Além disso, a lista de remédios linfáticos holísticos no capítulo 5 fornece informações sobre como desintoxicar com regularidade.

Tomar certos medicamentos, embora necessário, pode contribuir para o inchaço do corpo. Se você tem uma insuficiência linfática mecânica subjacente, algumas prescrições podem exacerbar um problema crônico. Esteja ciente disso para qualquer medicamento que inclua edema como efeito colateral, pois os diuréticos podem causar retenção de líquidos e aumento da retenção de proteínas no interstício; alguns medicamentos para diabetes podem causar retenção de sódio e insuficiência cardíaca congestiva; e amantadina, um antiviral comumente usado para a doença de Parkinson, lista o inchaço nas mãos, pés ou pernas como efeito colateral.

Se você toma medicamentos que causam inchaço, converse com o seu médico. Não estou sugerindo que pare de tomar os seus remédios, mas você deve saber que a inflamação pode estar vindo de lugares que não esperava. À medida que mais pesquisas comprovam o papel integral da linfa na descoberta de tratamentos para várias doenças, você verá que o sistema linfático é o elo perdido: o melhor fluxo linfático é igual a melhor saúde.

Inchaço dos membros em um avião

Anna, uma saudável e vibrante mãe italiana na casa dos quarenta anos que voava com frequência para a Califórnia em viagens de negócios, participou de um dos meus *workshops* em busca de alívio para as suas pernas persistentemente inchadas. A sua luta contra o inchaço nas pernas era travada desde que Anna entrara na puberdade e, durante os seus longos e regulares voos internacionais, elas inchavam tanto que calçar os sapatos era uma dificuldade.

> Eu expliquei que o desconforto e a sensação de peso e dor nas suas extremidades eram sintomas clássicos de congestão linfática. Como a pressão da cabine nos aviões é menor que no solo, ela pode alterar a pressão do tecido nos membros e é isso o que ajuda a impulsionar a linfa. Se o corpo está absorvendo menos fluido para o sistema linfático, o excesso de fluido linfático permanece nos espaços extracelulares e contribui para o inchaço. A pressão baixa da cabine também pode impedir que o sangue se mova de maneira tão rápida como faria normalmente. E como é comum ficar sentado por horas em voos, a falta de contrações musculares pode impedir que a linfa e o sangue circulem de modo adequado.
>
> A solução mais fácil para o inchaço causado pelo voo é usar meias de compressão, que fornecem aos membros a pressão externa extra necessária para manter a circulação linfática adequada, e calçar tênis, que ajudam a comprimir os pés. Além disso, fazer "Membros doloridos: pernas" antes e depois de voar proporcionará alívio imediato. Também recomendo levantar-se e movimentar-se o máximo possível durante o voo, manter-se hidratado e evitar álcool, cafeína e alimentos salgados, que fazem com que você retenha água. Se você corre o risco de desenvolver trombose venosa profunda – também conhecida como coágulos sanguíneos –, verifique com o seu médico se o inchaço persistir por vários dias após o voo.

A ligação entre a congestão linfática e a inflamação

ANTES DE PROSSEGUIRMOS, É CRUCIAL ESCLARECER O TERMO "inflamação", que é muito usado nos círculos de bem-estar porque está na raiz de diversos distúrbios no organismo. A inflamação mostra que as defesas imunológicas do corpo foram acionadas em resposta a um invasor tóxico ou a uma lesão. Muitas células diferentes do sistema imunológico podem entrar em ação e o sistema linfático é um componente criticamente importante, porque os vasos linfáticos servem como uma via de transporte principal para as células inflamatórias indesejadas entrarem nos linfonodos, onde os glóbulos brancos que lutam contra invasores podem montar uma resposta imunológica. Mas se os vasos linfáticos não estiverem funcionando corretamente, o papel deles na regulação dessa resposta será inadequado. Se os vasos linfáticos não são capazes de trabalhar em seu ritmo normal, a carga linfática pode superar a capacidade de transporte do sistema linfático, causando um acúmulo de fluido linfático.

Além disso, o sistema linfático regula a homeostase dos fluidos, pois é responsável pela drenagem do excesso de fluido no corpo. Se não for controlado, o excesso de fluido proveniente de vasos sanguíneos inchados e com vazamento pode causar inflamação crônica nos tecidos. Com a automassagem linfática, você aumentará a taxa de transporte de fluido linfático, o que pode ajudar a remover o excesso de fluido e reduzir a inflamação no corpo.

Edema e linfedema: qual é a diferença?

É fácil ficar confuso com a diferença entre edema e linfedema. A distinção importante é que o edema, ou inchaço categorizado por baixos níveis de proteína no fluido intersticial, pode ocorrer mesmo quando o sistema linfático está intacto e funcionando corretamente. O edema pode ser a consequência do vazamento capilar no interstício ou a falha do sistema linfático em retornar o fluido para a corrente sanguínea. Ele é o resultado de uma falha de alta vazão, o que significa que a carga linfática excede a capacidade de transporte do sistema linfático; isso é conhecido como insuficiência dinâmica. Os tipos de distúrbios nesta categoria são insuficiência cardíaca crônica, obstrução venosa crônica, trombose venosa profunda, inflamação crônica em excesso e tumores que obstruem o retorno venoso.

O linfedema, por outro lado, ocorre quando a capacidade de transporte é interrompida e o sistema linfático é danificado ou malformado. É uma falha de baixa vazão reconhecível por níveis mais elevados de proteína no fluido intersticial. Conforme mencionado, ele é referido como insuficiência mecânica do sistema linfático. Isso pode ocorrer devido à genética ou como resultado de cicatrizes de cirurgia e/ou radiação, trauma contuso, insuficiência valvular, trombose e obstrução de vasos linfáticos por tumores, remoção de linfonodos ou cirurgia.

A "insuficiência combinada" ocorre quando a pessoa tem tanto a insuficiência dinâmica quanto a mecânica. O sistema linfático é debilitado, o mecanismo de transporte é reduzido e a carga de linfa é maior do que a que pode ser carregada. Um exemplo é quando um indivíduo nasce com um sistema linfático malformado (linfedema congênito primário) e desenvolve uma insuficiência venosa crônica; o sistema dessa pessoa tem um distúrbio combinado no qual a capacidade de transporte é reduzida e a carga linfática é aumentada.

Inflamação aguda e crônica

NEM TODA INFLAMAÇÃO É RUIM. A INFLAMAÇÃO AGUDA É A RES- posta do corpo a uma lesão repentina para reparar o tecido danificado: vasos sanguíneos menores se dilatam para permitir que mais sangue alcance a área, o que resulta em inchaço, vermelhidão e calor. Em seguida, os glóbulos brancos aparecem para garantir que nenhum invasor tóxico – como bactérias que podem entrar na corrente sanguínea quando há uma ferida aberta – cause mais problemas.

É aqui que o sistema linfático entra em cena para trabalhar com a circulação sanguínea e curar o local ferido; o corpo forma novos vasos sanguíneos (um processo chamado angiogênese) e linfáticos (linfangiogênese) para coordenar uma resposta simultaneamente. Enquanto as células sanguíneas fazem o seu trabalho, o sistema linfático está circulando as células imunes para drenar o local da lesão do excesso de fluido celular e das bactérias nos tecidos, o que reduz os níveis de células pró-inflamatórias que podem causar ainda mais inchaço.

A inflamação aguda diminui à medida que a lesão cicatriza. Esse pode ser um processo muito rápido se você apenas bateu com a canela ou mais demorado se você quebrou um osso ou fez um corte que precisou de pontos para fechar. A inflamação crônica e prolongada, por outro lado, é um problema muito mais sério e com potencial de alterar a vida. Não é uma enfermidade ou doença específica; é uma resposta mecânica dentro do corpo que ocorre quando a inflamação aguda persiste. Isso significa que não é uma resposta de cura, mas sim algo muito mais traiçoeiro. A inflamação crônica de baixo nível desempenha um papel em quase todas as doenças ocidentais. De acordo com a Organização Mundial de Saúde (OMS), doenças inflamatórias crônicas – incluindo alergias, asma, doença de Alzheimer, artrite e outros problemas articulares, doenças cardiovasculares, doença pulmonar obstrutiva crônica e diabetes – constituem uma das maiores ameaças à saúde humana atualmente.

Um dos maiores problemas da inflamação crônica é que ela pode ser causada por diversos fatores. Com frequência, é difícil saber o que a desencadeou, e isso dificulta o tratamento. Outra questão é que, diversas vezes, ela se manifesta de maneira sorrateira, nas profundezas do corpo. Os testes de laboratório padrão nem sempre a detectam; a inflamação normalmente é diagnosticada apenas com testes mais sofisticados ou em conjunto com o diagnóstico de outra condição médica, por isso pode levar algum tempo até você perceber o que está lhe causando problemas. A inflamação pode resultar de infecções, exposição a toxinas, doenças autoimunes, defeitos celulares e episódios recorrentes de inflamação aguda. Alguns dos seus sintomas incluem excesso de peso em determinados pontos, infecções frequentes, dores constantes, fadiga, distúrbios de humor e problemas gastrointestinais. Os fatores de risco, por vezes, estão sob o seu controle (alimentar-se de maneira saudável, evitar fumar e se expor a outras toxinas, dormir bem, administrar os seus níveis de estresse) e, por vezes, não (a sua idade, o histórico genético e os níveis hormonais desempenham um papel importante).

Durante a inflamação aguda, quando os vasos sanguíneos se expandem (o que é chamado de vasodilatação), o primeiro tipo de glóbulo branco que chega são os neutrófilos de vida curta, seguidos pelos macrófagos, pelos linfócitos e pelas células plasmáticas, que identificam e destroem patógenos perigosos. Contudo, quando algo no processo de cura fica descontrolado – e os cientistas ainda não conseguem identificar uma razão exata na maior parte das vezes –, as células não curam de modo correto. Em vez disso, elas são infiltradas por fatores de crescimento, enzimas e moléculas de proteínas de sinalização celular chamadas citocinas, que normalmente regulam a resposta do sistema imunológico. É função das citocinas ajudar no ataque aos patógenos no corpo, mas também podem proliferar de maneira repentina para impulsionar o sistema imunológico – o que é chamado de tempestade de citocinas. Isso é mencionado com frequência em relação às pandemias de gripe espanhola de 1918, SARS ou Covid-19, em que as tempestades de citocinas das vítimas causam desintegração celular rápida, particularmente nos pulmões, levando a danos permanentes aos tecidos e a um risco elevado de morte.

A inflamação crônica também é perigosa porque pode criar uma fossa de fluido estagnado carregado de bactérias nos tecidos. Se não for controlado, o fluido estagnado se torna amadurecido para abrigar uma infecção sistêmica como a celulite e o sistema imunológico fica muito estressado ao tentar combatê-la. Em outras palavras, a inflamação crônica pode fazer com que o corpo ataque os próprios tecidos, o que leva a um ciclo vicioso no qual o sistema imunológico revida, desencadeando ainda mais inflamação e interferindo na função dos vasos linfáticos. Isso impede a capacidade do corpo de remover toxinas e regular o equilíbrio de fluidos, e o seu sistema linfático fica congestionado.

Poder livrar o corpo da linfa estagnada e congestionada é exatamente a razão pela qual a massagem de drenagem linfática é tão útil. Os movimentos que você fará para aumentar as ações dos vasos linfáticos são projetados para aumentar a circulação linfática a fim de eliminar patógenos e mitigar a inflamação. Pesquisas mostram que, quando os vasos linfáticos são estimulados, há uma maior taxa de absorção do fluido estagnado que causa a inflamação, o que conduz a uma redução da inflamação da pele, da artrite e perda de peso, bem como a uma redução da gravidade da doença do intestino irritável, incluindo a doença de Crohn e colite. Observe os "Sinais de congestão linfática"; se tiver vários deles e eles persistirem, você corre o risco de desenvolver inflamação crônica. Quanto mais proativo você for ao trabalhar com o sistema linfático, mais rápido poderá mudar padrões indesejáveis e melhorar a sua saúde.

Quando médicos chamam especialistas em drenagem linfática

Com frequência, os terapeutas linfáticos colaboram com os médicos nas suas especialidades. Uma das minhas referências veio de um oncologista cuja paciente, com quase oitenta anos, desenvolveu linfedema. Ela passou por seis cirurgias, incluindo a remoção de quinze linfonodos sob a axila, e estava sentindo inchaço no braço como um efeito colateral dos seus muitos tratamentos.

Quando comecei a vê-la, ela se queixou de um braço pesado, dolorido e dormente que estava claramente inchado e muito maior do que o outro. A senhora não conseguia fazer o braço caber na manga da camisa. A sua amplitude de movimento foi afetada e estava deprimida com a sua aparência. Ela também vinha ficando muito doente, com resfriados frequentes que eram o resultado do seu sistema imunológico enfraquecido e do acúmulo de fluido linfático. Ao longo de seis meses, apliquei drenagem linfática manual, orientei a cliente a usar compressões e ensinei-lhe sequências de automassagem linfática que poderiam ser feitas em casa.

Certo dia, recebi um telefonema do oncologista que a encaminhara para mim. Ele ligou para expressar a sua gratidão pelo meu trabalho: não apenas o braço da paciente estava menos inchado como o seu estado psicoemocional também tinha melhorado. Muitos não percebem que um membro inchado e desfigurado pode ter um efeito tão negativo na saúde emocional de uma pessoa quanto um diagnóstico de câncer. Finalmente, a minha cliente estava feliz. E esperançosa. "Você fez uma grande diferença na vida dessa mulher. Não apenas o braço está com uma aparência melhor, mas ela também está se sentindo bem! Você tornou o meu trabalho muito mais fácil", o médico declarou. Quando tornei a ver a cliente, ela sorriu ao mostrar que tinha voltado a vestir a sua camisa de mangas compridas favorita. Então, ela me deu um abraço e disse: "Obrigada por me fazer sentir eu mesma novamente. Essa é a minha maior alegria desde que me informaram de que eu não tinha mais câncer."

A interconexão dos seus sistemas corporais

O SISTEMA LINFÁTICO É UM DOS ONZE SISTEMAS DE ÓRGÃOS DO corpo. Os outros são os sistemas cardiovascular, digestivo, endócrino, tegumentar, muscular, nervoso, reprodutivo, respiratório, esquelético e urinário.

Todos eles trabalham juntos, é claro, para nos manter vivos. E a linfa é um componente crucial da absorção de nutrientes e hormônios, da homeostase dos fluidos e da função imunológica.

Sendo assim, vamos dar uma olhada em como o sistema linfático interage com os sistemas digestivo (o intestino e outros órgãos digestivos), nervoso (os aspectos cognitivos/neurológicos e emocionais do cérebro) e respiratório (a maneira como respiramos). Chamo isso de conexão intestino/cérebro/pulmão/linfática.

Saúde linfática = saúde digestiva

O INTESTINO MUITAS VEZES É REFERIDO COMO O "SEGUNDO CÉREbro". Graças aos avanços recentes no estudo da microbiota – a coleção de microrganismos encontrados no trato gastrointestinal –, a saúde intestinal passou de um nicho de palestra de nutricionistas e médicos funcionais para um tópico de conversa casual. Todos nós temos um grande número de microrganismos nos nossos tratos gastrointestinais – mais de cem trilhões. Muitos desses micróbios auxiliam a nossa saúde, sobretudo porque o fluido linfático é drenado pelos **linfonodos mesentéricos** no abdômen. Eles determinam se os nutrientes e as substâncias microbianas que entraram no fluido linfático na membrana mucosa intestinal contêm patógenos que devem ser destruídos. Os linfonodos mesentéricos desempenham um papel crítico na tolerância alimentar e servem como uma linha de defesa para prevenir a disseminação sistêmica de microrganismos.

Quando o equilíbrio entre micróbios benéficos e potencialmente prejudiciais é alterado, o sistema imunológico sofre. Você já passou por isso se já teve problemas gastrointestinais depois de tomar antibióticos, os quais matam tanto as bactérias prejudiciais quanto as benéficas.

O sistema linfático é parte integrante do sistema digestivo e tem duas funções principais. A primeira é ajudar no processamento dos alimentos. Os linfáticos são canais essenciais para a absorção e o transporte de nutrientes, hormônios, alguns medicamentos e outros componentes extracelulares do trato digestivo por meio da cisterna do quilo e do ducto torácico para a corrente sanguínea.

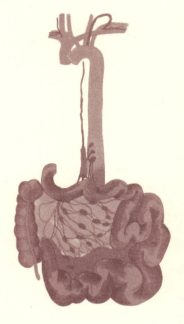

Algumas gorduras e proteínas são moléculas enormes – grandes demais para a corrente sanguínea pegar e levar para as células, onde podem ser utilizadas. Desse modo, cabe ao sistema linfático transportar ácidos graxos e lipídios (na forma de quilomícrons nos intestinos) para o fígado e, em seguida, de volta para a corrente sanguínea a partir do ducto torácico. É aqui que essas moléculas se transformam em combustível, o que melhora o metabolismo e a energia.

Além disso, no intestino delgado, a linfa remove o excesso de resíduos de tecido e absorve a gordura digerida, também conhecida como **quilo** (que torna o fluido linfático uma cor branca leitosa), ácidos graxos, proteínas, hormônios e lipídios. Entretanto, quando o sistema linfático tem dificuldade em absorver gorduras ou transportar o quilo, pode surgir algum inchaço abdominal ou talvez haja consequências mais sérias, que levam à inflamação crônica, ganho de peso e outras condições já descritas.

A segunda função principal do sistema linfático é manter um ambiente saudável no trato digestivo – o que é fundamental para montar uma defesa vigilante contra infecções de origem alimentar. *Os linfáticos intestinais constituem 70% do sistema imunológico* e produzem glóbulos brancos para defender o corpo contra doenças, tornando o eixo intestino/linfonodo essencial para a relação harmoniosa entre a microbiota intestinal e o sistema imunológico.

Embora você deva conhecer a importância do que come para uma boa saúde intestinal, é provável que não conheça muito sobre como o intestino se move e flui, o que é outra razão pela qual a linfa desempenha um papel fundamental na saúde digestiva.

Os órgãos no abdômen têm uma motilidade, ou movimento, essencial para o seu funcionamento adequado, chamada peristalse. Peristaltismo são as contrações musculares rítmicas e involuntárias que movem os alimentos pelo sistema digestivo, onde os nutrientes são absorvidos e os resíduos, excretados. Quando a motilidade do órgão está comprometida – devido a estresse, inatividade, desregulação nervosa ou hormonal –, podem ocorrer distúrbios digestivos. Os sintomas resultantes incluem muitos daqueles de que os meus clientes reclamam quando vêm me ver: constipação, inchaço, inflamação e/ou diarreia. A automassagem abdominal pode ajudar a aliviar essas condições desconfortáveis, pois estimula a motilidade adequada e ajuda a absorver qualquer vazamento de material capilar sanguíneo do intestino delgado. (Você deve ter ouvido falar de intestino permeável, uma condição que pode ocorrer quando há inflamação das vilosidades no intestino delgado, o que permite que alimentos e toxinas escapem para a corrente sanguínea. Isso pode desencadear mais inflamação e uma resposta imunológica indesejada.)

Se você tiver problemas digestivos, a sequência "Massagem abdominal", pode ajudar a aliviar os seus sintomas. Se praticar com regularidade, você talvez comece a perceber que não fica doente com tanta frequência, porque eliminou a linfa congestionada no trato digestivo. A sequência "Respiração diafragmática profunda" também é muito terapêutica. Ela estimula a taxa de contração do sistema linfático em aproximadamente 15% e esse tipo de respiração impulsiona a linfa em direção ao coração para recirculação na corrente sanguínea. Eu chamo isso de *efeito de vácuo*. Quando ensino às pessoas como massagear a barriga, também as incentivo a respirar profundamente. Esse é um dos principais motivos pelos quais as pessoas se sentem mais leves e suas calças ficam mais largas após a drenagem linfática.

OS OUTROS ÓRGÃOS DIGESTIVOS

O **fígado**, localizado sob a caixa torácica direita, é um elemento essencial do sistema linfático. Ele quebra a gordura e filtra o sangue do trato digestivo antes que ele vá para o resto do corpo. Esse órgão desintoxicante e purificador também secreta bile, a qual é então transferida para a vesícula biliar e fabrica proteínas necessárias para o plasma sanguíneo, entre outras funções corporais. O fígado desintoxica produtos químicos e drogas. Ele também produz cerca de 25% a 50% da linfa que flui pelo ducto torácico, o que ajuda a regular o sistema imunológico e a reter os níveis adequados de fluidos ao transportar a linfa de volta para o sistema circulatório. Se o fígado estiver doente, pode haver mudanças estruturais significativas nos vasos linfáticos encontrados nele. Isso compromete os níveis de fluido linfático e pode realmente aumentar o volume da linfa – o que *não* é o desejável, pois pode levar à sobrecarga da capacidade de transporte linfático. Com a cirrose, por exemplo, uma complicação comum é a formação de ascite – um acúmulo incomum de líquido na cavidade ao redor do coração e dos pulmões. Se a função linfática não estiver normal, o fluido intersticial pode se acumular e levar a linfedema e ascite, que podem ser devastadores para o corpo.

A **vesícula biliar**, vizinha do fígado, armazena e concentra a bile necessária para a digestão no intestino delgado. A linfa da vesícula biliar drena para os linfonodos císticos, situados no pescoço da vesícula biliar, que então passam para os gânglios hepáticos e, finalmente, para os linfonodos celíacos. Quando essa via fica congestionada, os sais biliares (moléculas secretadas pelos ductos biliares que ajudam a digerir as gorduras) e as bactérias podem formar cálculos biliares.

O **baço**, o maior órgão linfoide, está localizado sob o diafragma e a caixa torácica esquerda, perto do estômago. Ele filtra e armazena os glóbulos vermelhos, as plaquetas – para o caso de o corpo vir a precisar deles no futuro – e os glóbulos brancos, a chave para combater infecções. O baço e os linfonodos criam linfócitos inestimáveis (glóbulos brancos) que produzem anticorpos para detectar e matar bactérias, vírus e patógenos perigosos para evitar a propagação de uma infecção. O baço destrói glóbulos vermelhos velhos e defeituosos e também é responsável pela maturação das poderosas células B produtoras de anticorpos que migraram para lá após se formarem na medula óssea.

Saúde linfática = saúde cerebral

SAÚDE FISIOLÓGICA DO CÉREBRO

Até muito recentemente, pouco se sabia sobre o papel do sistema linfático na saúde neurológica. Em uma descoberta fantástica, a cientista dinamarquesa Maiken Nedergaard, do Centro Médico da Universidade de Rochester, identificou a rede de vasos linfáticos no cérebro que elimina toxinas usando o líquido cefalorraquidiano. Nedergaard criou o termo **sistema glinfático** (cunhando uma palavra que combina as células gliais do cérebro com "linfático", devido à dependência do sistema das células gliais). A sua pesquisa foi publicada na *Science*

Translational Medicine em 2012. Um dos seus resultados mais importantes foi a descoberta de que o sistema glinfático funciona enquanto dormimos (ressaltando, mais uma vez, a importância do sono ininterrupto!).

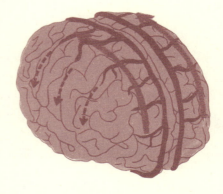

Para descrever de maneira simples, o sistema glinfático funciona como o banho noturno do cérebro. Ele usa a energia da pulsação constante nas artérias para permitir a troca e drenagem de resíduos, como metabólitos e proteínas, e se conecta ao sistema linfático do cérebro para liberar esses resíduos para baixo e para fora do corpo. A limpeza da sujeira ocorre duas vezes mais rápido quando estamos dormindo do que quando estamos acordados – e talvez seja por isso que não podemos sobreviver sem um sono regular. Esses resultados apoiam uma nova hipótese para responder à antiga questão de por que o sono é necessário.

Quando o sistema glinfático é restringido, ele tem mais dificuldade para curar lesões e eliminar as toxinas acumuladas no cérebro, tais como o acúmulo de placa amiloide, que é um fator notável nos pacientes com demência e com Alzheimer. Cientistas do Laboratório Kipnis do Centro de Imunologia Cerebral e Glia da Universidade da Virgínia vêm estudando como o envelhecimento afeta a função dos vasos glinfáticos. À medida que envelhecemos, os minúsculos vasos linfáticos do cérebro se estreitam, tornando mais difícil a eliminação dos resíduos. Esses pesquisadores descobriram que a má drenagem da linfa meníngea no sistema nervoso central pode levar a deficiências cognitivas. Eles experimentaram como restaurar vasos linfáticos de baixo funcionamento no cérebro, usando uma proteína específica que atua como um fator de crescimento para aumentar os seus diâmetros. Quando o diâmetro dos vasos linfáticos dos indivíduos foi aumentado, eles experimentaram melhores resultados, incluindo aprendizagem, memória e recirculação glinfática aprimorados.

A evidência dessa ligação entre a saúde linfática e a saúde do cérebro prova o papel vital que a linfa desempenha em uma infinidade de doenças neurológicas. A ciência emergente sugere que as intervenções que incorporam o sistema glinfático mostram-se promissoras no tratamento das doenças de Alzheimer, Parkinson, outras enfermidades neuroinflamatórias, infecções cerebrais e esclerose múltipla (EM). De fato, Antoine Louveau, pesquisador do Centro de Imunologia Cerebral e Glia (BIG, na sigla em inglês) do Departamento de Neurociência da

Universidade da Virgínia, observou recentemente: "Os nossos dados sugerem que há um sinal vindo do cérebro para os linfonodos que avisa as células imunes para voltar para o cérebro, causando a patologia [esclerose múltipla]". Condições neurológicas como acidente vascular cerebral, síndrome pós-pólio e paralisia também mostram aumento da pressão capilar e filtração de fluido, o que pode causar inchaço ou linfedema.

Com sorte, mais pesquisas sobre a dinâmica desses fluidos no cérebro levarão a novas terapias e tratamentos que podem prevenir ou diminuir o declínio neurológico e cognitivo associado ao envelhecimento. Nesse ínterim, recomendo a sequência "Dor de cabeça" e que você tenha o máximo de sono que puder!

Uma história de dor de cabeça

Um dos meus clientes, Sérgio, veio me ver por que sofria de dores de cabeça, um sintoma comum e doloroso que ele experimentava havia muitos anos; em parte, ele acreditava, por ter o gene MTHFR. MTHFR é a sigla para metileno-tetra-hidrofolato redutase, uma enzima que permite ao corpo processar folato ou vitamina B9. As vias de metilação governam a desintoxicação e muitos processos metabólicos importantes no corpo, permitindo que o sistema cardiovascular, o sistema neurológico e a química do cérebro funcionem de maneira adequada. Elas também permitem ao corpo remover toxinas e metais pesados. Se você tem metilação pobre, o seu corpo tem mais dificuldade de processar a produção de glutationa, o principal antioxidante do corpo. Quando ficamos deficientes em glutationa, perdemos as nossas defesas naturais e corremos um risco maior de desenvolver doenças autoimunes, sensibilidades alimentares e químicas. É comum as pessoas com o gene MTHFR terem dores de cabeça frequentes, bem como problemas digestivos e dificuldade para perder peso.

Além das dores de cabeça frequentes, Sérgio estava em um relacionamento infeliz e apresentava problemas para dormir – o que, como sabemos, afeta a capacidade do sistema glinfático de limpar os resíduos do cérebro. Assim que começamos a trabalhar juntos, ele mudou sua dieta e tomou suplementos prescritos por um terapeuta holístico para auxiliar as suas vias de metilação e minimizar a sua exposição a toxinas. Eu via Sérgio toda semana, e ele me disse que suas dores de cabeça estavam se distanciando cada vez mais. Ele também comprou um biomat infravermelho para ajudar a acalmar o sistema nervoso e melhorar o sono. Após a melhora do sono, Sérgio ganhou confiança suficiente para falar por si mesmo no seu relacionamento e as coisas se acalmaram na sua casa.

> Quando Sérgio reconheceu que a massagem de drenagem linfática vinha aumentando a sua capacidade de desintoxicação, mostrei a ele como massagear a cabeça, o pescoço e os linfonodos correspondentes. A sequência inteira não demorou mais do que cinco minutos. Eu recomendei que Sérgio tentasse de duas a três vezes por semana no início para ver como se sentia. Alguns meses depois, ele me contou que as suas dores de cabeça tinham sumido e que tinha mais energia e menos névoa mental. O que fez a diferença foi que ele diminuiu os seus níveis de estresse e desenvolveu um bom plano de nutrição em conjunto com a drenagem linfática. Quando as pessoas começam a estimular o sistema linfático, reconhecem que, para manter os benefícios desse tratamento, também terão de cuidar de outras áreas das suas vidas.

SAÚDE EMOCIONAL DO CÉREBRO

A linfa desempenha um papel na forma como nos sentimos mental e fisicamente todos os dias. Se não conseguimos limpar os resíduos no nosso cérebro, sofremos de névoa mental, confusão e diminuição da capacidade de atenção.

Encorajo você a dar uma olhada na sua paisagem interna e externa. No seu corpo físico, isso se refere ao que você coloca nele (dieta e nutrição), ao quanto você se exercita e às suas condições médicas anteriores e atuais. No seu corpo emocional, trata-se dos seus relacionamentos, da sua família, do seu trabalho, de traumas passados e fardos. Tanto o corpo físico quanto o emocional são afetados pelo meio ambiente e até pela mudança das estações. Todos esses fatores compõem o quadro completo, ou o que chamo de sociologia da sua saúde, e alteram o ponto em que você chega ao *continuum* da saúde linfática. Cada elemento ou absorção impacta os outros.

Um dos meus professores de *qigong* certa vez me falou que existe um universo inteiro no nosso abdômen. Ele contém o sol, o vento, a água e todos os elementos necessários para ter uma ótima saúde. O nosso objetivo com a automassagem é criar o equivalente intestinal de um dia perfeito – onde o sol está brilhando, há uma leve brisa e a umidade é confortavelmente baixa; apenas ar calmo, limpo e refrescante. Esse ambiente restaurará a motilidade e a função do fluxo da linfa nos seus órgãos internos e em todo o seu corpo, permitindo que ele extraia nutrientes dos alimentos e elimine resíduos com eficiência.

DETOX LINFÁTICA

A beleza da massagem linfática é que quanto mais você apoia a saúde da linfa, mais você limpa outras áreas da sua vida que também causam estresse. É semelhante a fazer o *feng shui** na sua casa, mas, nesse caso, no seu corpo. Faça o seu intestino fluir massageando o abdômen com frequência e você provavelmente se sentirá bem mais livre, digerirá muito melhor e reagirá e lidará com os desafios da vida com muito mais facilidade. As sequências de automassagem mostrarão como estimular os órgãos abdominais para melhorar o metabolismo, de modo que você possa alcançar um ambiente interno harmonioso que lhe dará maior acesso à sua energia.

A medicina tradicional chinesa e a abordagem ayurvédica da saúde

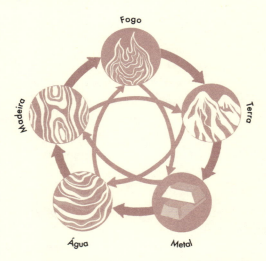

TER ESTUDADO A TEORIA Chinesa dos Cinco Elementos nos meus tempos de faculdade foi uma das razões pelas quais me envolvi nas artes da cura. Com ela tive o meu primeiro contato com a filosofia médica de tratar do corpo como se cuidasse de um jardim. Até hoje, incorporo em meus tratamentos a filosofia do *chi* – o fluxo de energia que percorre todas as coisas vivas. O *chi* flui através de nós e é considerado a energia vital que une corpo, mente e espírito. Quando o *chi* flui facilmente, podemos aproveitar uma boa saúde. Quando está bloqueado ou estagnado, podem surgir problemas. A Teoria Chinesa dos Cinco Elementos ensina que cada um dos órgãos do corpo tem uma emoção correspondente.

---

* O *feng shui* reúne um conjunto de teorias e práticas com o propósito de compor ambientes saudáveis e harmônicos. Ele alega usar forças energéticas para harmonizar os indivíduos com o ambiente ao seu redor. O *feng shui* é uma das Cinco Artes da metafísica chinesa. (N. da T.)

MEDICINA TRADICIONAL CHINESA E CHI NEI TSANG

Na medicina tradicional chinesa, cada órgão reflete uma emoção. Por exemplo, o fígado está associado à raiva e uma das suas funções é "desobstruir e esvaziar". A vesícula biliar, muitas vezes referida como "o general", é a responsável pelas decisões do corpo. Se você estiver sentindo raiva, irritabilidade, impaciência, rigidez, indecisão ou nervosismo, cuide do seu fígado e vesícula biliar sob a caixa torácica direita. A emoção atribuída ao baço é preocupação e nervosismo. Se achar uma situação difícil de digerir ou integrar, isso pode ser um convite para massagear seu abdômen sob a caixa torácica esquerda e reconhecer a necessidade de nutrir a mensagem do seu baço.

Quando você começa a massagear o abdômen, pode perceber uma série de sentimentos presos sob as costelas ou puxando o umbigo. O meu primeiro professor linfático deu grande importância ao trabalho abdominal e incorporou técnicas de *chi nei tsang*, um método de massagem visceral que aplica o conceito taoísta de *qigong* para liberar a congestão nos órgãos vitais; isso melhora a digestão ao estimular a drenagem linfática e eliminar obstáculos emocionais que impedem a motilidade dos órgãos. As técnicas são tão poderosas que você as verá integradas a alguns passos da sequência de etapas da "Massagem abdominal". Muitos dos meus clientes encontraram tristeza aprisionada ou estresse oculto escondidos nessas fendas. Depois que essas áreas forem tratadas, você poderá sentir uma diferença não apenas no corpo, mas também na mente.

AYURVEDA

Quando eu estava no ensino médio, na década de 1980, comecei a praticar ioga, o que não era popular na época. Descobri que ela não só me ajudou emocionalmente, mas fiquei mais forte e mais confiante com relação ao meu corpo. Mais tarde, ao estudar para me tornar instrutora de ioga, aprendi sobre o sistema indiano de medicina holística de 5 mil anos chamado ayurveda, que significa "a ciência da vida".

Um dos temas centrais do ayurveda é entender a sua dosha, ou constituição, o que é semelhante à Teoria Chinesa dos Cinco Elementos, que utiliza os vários elementos da natureza para entender a desarmonia no corpo. O ayurveda usa ervas, alimentos naturais, exercícios e modalidades holísticas, como massagem e ervas, para ajudar a equilibrar o corpo. Ainda mais fascinante é que o ayurveda fala sobre o sistema linfático há séculos e reconhece o papel vital que ele desempenha na saúde, especialmente na desintoxicação e na prevenção de doenças. Em muitos sintomas, o ayurveda verifica se a linfa está fluindo de maneira livre; se não estiver, esse pode ser um indicador de que o corpo não está funcionando de forma eficiente. A linha de água primária do corpo – *rasa dhatu* – inclui o fluido intersticial, a linfa, o sangue e o plasma dos quais o corpo depende para uma saúde excelente; quando a fluidez do corpo é restringida, a *rasa dathu* seca e se torna mais suscetível ao desenvolvimento de doenças, como problemas de digestão, problemas de pele e névoa mental. Isso não soa familiar?

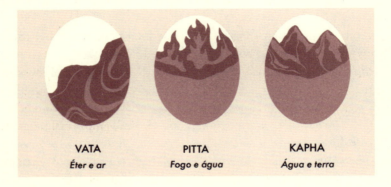

VATA — Éter e ar
PITTA — Fogo e água
KAPHA — Água e terra

Como o ayurveda usa ervas específicas para promover a cura e estimular a microcirculação linfática no corpo, você encontrará algumas delas listadas junto às ervas ocidentais mais tradicionais no capítulo 5.

CHAKRAS

Costumo observar como outras culturas incorporam energia e emoções ao tratar o corpo físico. A energia pode ser explicada de várias maneiras. Os *chakras* são centros de energia do corpo; traduzida do sânscrito, a palavra significa "roda" ou "disco". Também mencionados em antigos textos hindus que datam de pelo menos 1500 a.C., os *chakras* são centros de energia espirituais no corpo que vão da base da coluna ao topo da cabeça. Cada *chakra* aparece em uma área específica e corresponde a distintos órgãos e estados emocionais ou psicológicos do ser. Percorrendo cada *chakra* está o *prana*, que significa "força vital" ou "energia de cura", que é semelhante ao conceito de *chi* na medicina tradicional chinesa. Quando se alinha com os seus *chakras*, você cultiva uma energia que flui livremente através deles, não muito diferente dos rios fluentes de linfa que ajudam a limpar o corpo.

Refiro-me aos *chakras* nas sequências de automassagem porque você notará que muitas áreas do corpo massageadas se sobrepõem a eles. O antigo simbolismo pode ser útil para você usar durante uma visualização guiada ou para conectar o seu corpo emocional com o seu corpo físico.

Embora a medicina ocidental muitas vezes trate a saúde mental como algo separado da saúde física, os médicos de muitos outros sistemas de saúde tratam a mente e o corpo simultaneamente para melhorar o bem-estar dos seus pacientes: isso é conhecido como uma abordagem holística da saúde. Você pode ter experimentado a forma como o estresse mental desencadeia a resposta de luta ou fuga do seu sistema nervoso e seu corpo é imediatamente inundado pelos hormônios do estresse. Esses hormônios (cortisol e adrenalina, bem como hormônios tireoidianos e sexuais) podem ajudá-lo a controlar a ameaça imediata, mas se forem liberados de modo consistente ao longo do tempo, eles suprimem o sistema imunológico — e um sistema imunológico enfraquecido produz menos linfócitos para combater potenciais infecções. Essa é uma das razões pelas quais você pode se sentir tão esgotado fisicamente e drenado emocionalmente quando está estressado.

Meditação, visualização e ioga restaurativa são maneiras eficazes de atenuar o estresse. Além disso, as sequências de automassagem que têm o cérebro como alvo, no capítulo 4, ajudaram muitos dos meus clientes a atingir um estado mental mais calmo. Descobri que essas sequências aumentam a energia, melhoram a função cognitiva e nos ajudam a nos sentirmos mais alertas e concentrados. Ao limparmos a estagnação dentro e ao redor da cabeça, talvez sintamos como se um véu invisível tivesse sido levantado; essa clareza confere maior capacidade de foco. Os meus clientes descrevem a sensação como a de ligar o limpador de para-brisa: de repente, eles se sentem limpos e lúcidos. Todos esses sentimentos e sintomas positivos são evidências de que eles fizeram mudanças benéficas e profundas no corpo deles, curando a si mesmos de fora para dentro e de dentro para fora.

Sobre os *chakras*

Cada *chakra* tem uma emoção e uma cor correspondentes. Você pode se conectar com os *chakras* ao fazer uma automassagem visualizando a cor ou meditando sobre as emoções associadas a cada região.

Sobre os *chakras*

1º chakra: *Muladhara*, chakra raiz
Localizado na base da coluna e do assoalho pélvico.
- **Emoções:** segurança, sobrevivência, sensação de segurança, alicerce, segurança financeira.
- **Cor:** vermelho

2º chakra: *Swadhisthana*, chakra sacral
Localizado logo abaixo do umbigo.
- **Emoções:** criatividade, sensibilidade, intimidade, energia sexual, autoexpressão.
- **Cor:** laranja.

3º chakra: *Manipura*, chakra do plexo solar
Localizado entre o umbigo e o esterno.
- **Emoções:** autoconfiança, autoestima, empoderamento, confiança.
- **Cor:** amarelo.

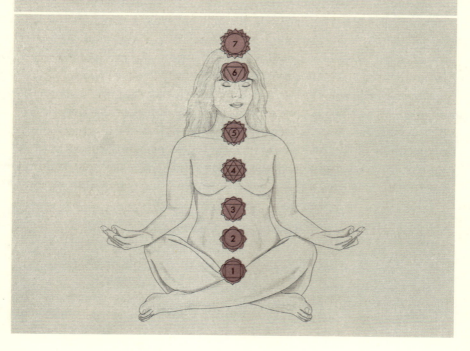

Sobre os *chakras*

4º chakra: *Anahata*, chakra do coração
Localizado no centro do peito.
- **Emoções:** capacidade de dar e receber amor, compaixão, empatia, amor-próprio, cura.
- **Cor:** verde.

5º chakra: *Visuddha*, chakra da garganta
Localizado na base da garganta até o centro dos olhos.
- **Emoções:** autoexpressão, comunicação, verdade.
- **Cor:** azul.

6º chakra: *Ajna*, chakra do terceiro olho
Localizado no centro da testa, entre as sobrancelhas.
- **Emoções:** sabedoria, intuição, consciência superior, imaginação.
- **Cor:** roxo.

7º chakra: *Sahasrara*, chakra da coroa
Localizado acima da cabeça, como uma coroa.
- **Emoções:** conecta você ao seu eu superior e ao propósito mais elevado, pureza, iluminação, conexão espiritual.
- **Cor:** roxo/violeta.

Saúde linfática = saúde respiratória

OS ADULTOS FAZEM CERCA DE QUINZE A VINTE RESPIRAÇÕES POR minuto. Os bebês inspiram e expiram o dobro dessa quantidade. Embora a respiração seja automática – uma função do nosso sistema nervoso parassimpático –, na verdade é um processo complexo e a linfa desempenha um papel fascinante na sua função.

O diafragma, um músculo fino encontrado sob os pulmões, move-se incessantemente – assim como o coração se contrai o tempo todo enquanto bombeia o sangue – para manter os pulmões funcionando. Quando inspiramos, os pulmões absorvem oxigênio do ar. Quando expiramos, os pulmões se comprimem para remover o dióxido de carbono do ar que inalamos. Esse processo é chamado de troca gasosa. Se a respiração for muito superficial, o dióxido de carbono se acumulará dentro do corpo; e se isso for muito grave e crônico, pode levar à insuficiência respiratória.

Ao respirar profundamente algumas vezes ao longo do dia, você leva oxigênio aos pulmões e melhora o sistema respiratório pulmonar e a digestão. Quando você respira assim, as contrações no diafragma alteram a pressão no peito que impulsiona a linfa da metade inferior do corpo pelo ducto torácico de volta ao coração. Além disso, concentrar-se na respiração é uma forma de meditação que demonstrou aumentar a resposta parassimpática de repouso e digestão, o estado em que o corpo repara a si mesmo e ocorre a cura.

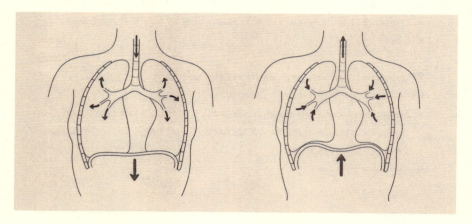

Os pulmões têm um mecanismo de defesa especial que os protege de toxinas e bactérias: os cílios, que revestem os brônquios, que parecem pelos muito curtos. Os cílios ondulam para a frente e para trás, espalhando muco na garganta para que possa ser dissipado pelo corpo. Isso limpa os pulmões e os livra de poeira, germes e quaisquer outros itens indesejados que possam ir parar ali.

O sistema linfático nos pulmões monitora as partículas transportadas pelo ar e drena o excesso de fluido contendo patógenos para os linfonodos mediastinais encontrados no esterno. Quando estimula a drenagem linfática ao redor dos pulmões, seja por meio de exercícios de respiração profunda, seja por meio de automassagem, você ajuda o corpo a remover o excesso de toxinas e a drenar o líquido acumulado para recirculação dentro do sistema venoso.

As vias de drenagem linfática dos pulmões, muito complicadas, movem-se por meio de dois conjuntos de vasos linfáticos interconectados, chamados de troncos broncomediastinais. Os linfonodos dentro dos pulmões e do mediastino (a partição membranosa entre os pulmões) fazem o seu trabalho de filtragem e, em seguida, a linfa retorna ao sangue por meio desses vasos.

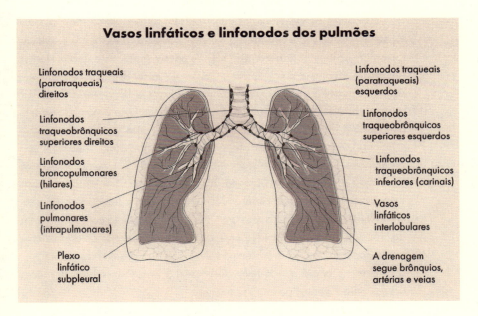

A função essencial da linfa nos pulmões é um tópico intrigante para os pesquisadores. Estudos recentes mostraram que as alterações no sistema linfático são evidentes em quase todas as doenças pulmonares. De acordo com o artigo "Lymphatics in Lung Disease", publicado pelos Institutos Nacionais de Saúde em 2008:

> A circulação linfática parece ser um componente vital na biologia pulmonar, tanto na saúde quanto na doença. (...) Compreender o papel dos linfáticos na doença pulmonar humana parece contribuir para o entendimento da patogênese da doença e o desenvolvimento de novos alvos terapêuticos.

Desde que a Covid-19 se tornou uma pandemia global no início de 2020, as pessoas têm prestado muito mais atenção à saúde pulmonar. As infecções pulmonares são causadas por vírus (que são difíceis de tratar, pois os medicamentos antivirais costumam ser inúteis), bactérias (que costumam responder aos antibióticos), organismos fúngicos ou toxinas, como o amianto. Uma infecção grave, como a gripe ou a Covid-19, pode levar à pneumonia, que é uma infecção que ataca os sacos de ar dos pulmões, ou alvéolos, os quais ficam espessos com muco ou fluido quando inflamados, dificultando a respiração.

Algumas das pessoas mais afetadas pela Covid-19 são aquelas com condições de saúde subjacentes, como diabetes, asma, doenças autoimunes, exposição a produtos químicos, enfisema, pneumonia e doença pulmonar obstrutiva crônica (DPOC). Fumantes crônicos e sobreviventes do câncer de mama que receberam radiação perto dos pulmões também são considerados mais vulneráveis. Aqueles que sobrevivem à Covid-19 podem enfrentar uma recuperação difícil, especialmente com a sua função respiratória e cicatrizes no tecido pulmonar. Até o momento em que este livro foi escrito, cientistas de todo o mundo vêm analisando os níveis de linfócitos no sangue de pacientes com Covid-19 e como esse novo vírus afeta a produção de linfócitos na sua resposta imunológica. Estudos demonstraram níveis baixos de linfócitos sanguíneos, uma condição chamada linfopenia, em pacientes com Covid-19 grave. Uma contagem baixa de linfócitos coloca o indivíduo em maior risco de infecção e normalmente está associada ao desenvolvimento de câncer, AIDS e repetidas infecções. Desvendar o papel que a linfa desempenha nesse vírus pode fornecer novos conhecimentos para o tratamento.

Os pesquisadores estão investigando como o sistema linfático neutraliza os patógenos inatamente, produzindo anticorpos. O dr. Ziv Shulman, pesquisador do Departamento de Imunologia do Instituto de Ciência Weizmann, em Rehovot, Israel, é um especialista em como o corpo produz anticorpos como parte da resposta imunológica para qualquer infecção. (Depois de ter anticorpos, você está protegido contra o desenvolvimento da mesma doença novamente – a base de como as vacinas funcionam.) De acordo com um artigo na revista *BioSpectrum*, publicado em abril de 2020:

> Ele e seu laboratório foram os primeiros no mundo a visualizar todas as células formadoras de anticorpos em linfonodos intactos. (...) Essa conquista, que lançou uma nova luz sobre o "como, o que, quando e onde"

da produção de anticorpos protetores, revelou os nichos de linfonodos – bolsos nos quais os anticorpos passam por uma seleção rigorosa, de modo que apenas os mais adequados são enviados ao alvo e se ligam a patógenos invasores.

A esperança é de que anticorpos sintéticos sejam criados – imitando os linfócitos do corpo – para poder lutar melhor contra patógenos letais, incluindo a Covid-19.

Até que isso aconteça ou que medicamentos antivirais eficazes sejam desenvolvidos, lembre-se diariamente do papel inestimável que os seus pulmões desempenham na sua saúde. O meu melhor conselho é que você cuide da sua saúde imunológica. Otimize a vitalidade dos seus pulmões e seu sistema imunológico para que permaneçam fortes. Você pode tomar medidas simples para preservar a saúde celular e os níveis de oxigênio: uma dieta focada em alimentos anti-inflamatórios é uma maneira barata de alterar a composição dos seus pulmões. Muitas ervas contêm antioxidantes e têm propriedades antibacterianas e antivirais. Também o encorajo a ler sobre os benefícios do eucalipto no capítulo 5; é uma ótima maneira de limpar o muco dos pulmões e abrir as passagens de ar. Além disso, desenvolvi a sequência de automassagem "Abertura de coração e pulmão", que ajudará na motilidade da sua caixa torácica, com base no conhecimento atual da linfática pulmonar. Também há muitas informações sobre como respirar na sequência "Respiração diafragmática profunda", que aumentará o fluxo de oxigênio no seu corpo.

Como usar a automassagem linfática após a recuperação da Covid-19

Uma das minhas clientes virtuais, Sunny, uma mulher na casa dos cinquenta anos, entrou em contato comigo três meses depois de se recuperar da Covid-19. Sua saúde geral se estabilizara, porém ela ainda apresentava alguns sintomas persistentes, incluindo exaustão e excesso de muco no peito. Seu cardiologista afastara a possibilidade de problemas pulmonares, mas Sunny vinha procurando estratégias para ajudar a manter a saúde do sistema linfático.

> Expliquei a ela como o sistema linfático elimina a congestão nas membranas mucosas e o papel que desempenha na saúde respiratória, e lhe disse que a massagem linfática tinha sido originalmente desenvolvida para aliviar resfriados comuns e vírus. Recomendei a sequência "Abertura do coração e pulmão", bem como as sequências "Sinusite e alergias" e "Massagem abdominal". Também sugeri um vapor de eucalipto, banhos regulares com sal de Epsom* e ervas anti-inflamatórias. Sunny escreveu-me dois meses depois, contando que estava fazendo as sequências de automassagem de três a quatro vezes por semana e que as minhas recomendações foram fundamentais para limpar os restos estagnados do vírus. Todas as práticas que recomendei se tornaram um pilar do seu arsenal de saúde.
>
> * O sal de Epsom, também conhecido como sulfato de magnésio, é um mineral que possui propriedade anti-inflamatória, antioxidante e relaxante. Ele pode ser adicionado ao banho, ingerido ou diluído em água com diversos objetivos. (N. da T.)

Agora que adquiriu uma compreensão mais profunda da natureza sistêmica do fluxo linfático – como ele se conecta a todos os sistemas e órgãos no corpo e seu papel essencial de facilitar a imunidade e a remoção do excesso de inflamação –, você está pronto para aprender os princípios da automassagem. Lembre-se de que essas sequências estão enraizadas na ciência. Ao trabalhar o sistema linfático, você também está trabalhando o sistema imunológico. Como a minha educação une múltiplas perspectivas culturais sobre a cura do corpo como um todo, eu o convido a incorporar imagens terapêuticas específicas com as quais você se conecta nas sequências de automassagem. Quando adota uma abordagem multidisciplinar da saúde, você promove seu bem-estar físico, mental e espiritual de dentro para fora.

Parte II

AUTOMASSAGEM PARA FLUXO INTERNO E BRILHO EXTERNO

CAPÍTULO 3
Como começar: os princípios da massagem linfática

A AUTOMASSAGEM LINFÁTICA UTILIZA AS MESMAS TÉCNICAS DE massagem que um profissional usaria, mas permite que você comece a cura usando as suas próprias mãos. Este é o momento de cuidar de si mesmo, de se conectar internamente e estabelecer a intenção de concentrar a energia de cura no seu corpo. As sequências são baseadas na ciência, mas há uma montanha de pesquisas mostrando que qualquer indivíduo é capaz de usar o toque para a autocura. A ciência mostra que o fluxo linfático aumenta durante a massagem linfática. Graças à sofisticada imagem de linfangiografia, chamada imagem de fluorescência no infravermelho próximo (NIR), que é alimentada por um corante fluorescente verde (indocianina verde, ou ICG), é possível mapear o aumento da captação linfática em tempo real durante a massagem de drenagem linfática manual.

O toque é usado para estimular pessoas em quase todas as culturas; normalmente, não pensamos em usá-lo em nós mesmos. Se você já ninou o seu filho para dormir, segurou a mão de alguém que estava com medo ou abraçou um amigo em luto, conhece o poder do toque. A automassagem linfática conectará a sua intuição ao seu processo biológico inato de cura *para você mesmo*. Lembre-se de que o toque ajuda a aliviar a ansiedade e o estresse, e melhora o funcionamento do sistema imunológico, o sono, a dor, a náusea, a fadiga e os efeitos colaterais da quimioterapia. O toque pode ajudar a cicatrizar feridas mais rapidamente e aliviar os sintomas de doenças crônicas, como fibromialgia, lúpus e muitas outras.

Deixe esses fatos serem absorvidos no seu coração e na sua mente antes de começar. Permita-se cuidar de si mesmo! As suas sessões de automassagem são atos meditativos de amor-próprio e autocuidado. Quanto mais praticar essa arte, mais você desenvolverá confiança, intuição e uma sensibilidade para as necessidades do seu corpo.

Os movimentos de automassagem que você fará seguem padrões específicos em relação aos linfonodos para reduzir a inflamação. Essas sequências produzem uma *sensação semelhante a uma onda* no seu corpo, que cria o efeito de vácuo de absorção de fluidos, limpando as toxinas e desintoxicando todo o seu sistema. A sua rede linfática está tão intimamente interconectada que quando você trabalha em uma área do corpo pode afetar a circulação linfática em partes de longo alcance do sistema. O motivo pelo qual o meu método funciona tão bem é que você estará estimulando os seus linfonodos – seus drenos linfáticos – antes de fazer qualquer outra coisa.

Comparo isso a um anel de sujeira em volta da banheira. Se vai limpá-la, qual é a primeira coisa que você faz? A maioria das pessoas começa a esfregar o anel. Outros abrem a torneira. Na verdade, o que você precisa fazer *primeiro* é tirar o cabelo do ralo. Caso contrário, o que acontecerá quando você colocar água na banheira e esfregar o anel sujo? Ela voltará com fluido carregado de germes.

O mesmo vale para os seus linfonodos. Quando você os estimula *antes* de empurrar o fluido na direção deles, torna-os prontos para sugar o fluido dos seus tecidos. É por isso que incentivo as pessoas a massagear os linfonodos antes da escovação a seco. Lembre-se de que a maioria deles está localizada nas articulações do seu corpo, o que parece projetado para protegê-los e para que os gânglios recebam o máximo de movimento possível para funcionar.

Vamos dar uma olhada nas noções básicas de como fazer a automassagem.

Princípios da automassagem

ESSES PRINCÍPIOS ORIENTADORES PERMITIRÃO QUE VOCÊ ENTRE de forma profunda e segura no mundo sensorial da linfa enquanto aprende a automassagem linfática. Lembre-se de que o fluido linfático se move dos linfonodos em direção ao coração. Mantenha em mente os princípios dos linfótomos ao fazer as sequências e você sempre moverá o fluido na direção certa.

DICAS PARA INICIAR UMA SEQUÊNCIA

1. **MASSAGEIE PRIMEIRO OS LINFONODOS.** Fazer isso é como enviar um sinal para o seu corpo de que você está prestes a eliminar as toxinas dele. Eu brinco com os meus clientes dizendo que isso é como o "*Om*" que você diz antes de começar uma prática de ioga! *A linfa está em toda parte*; ela é sistêmica. Ao estimular pela primeira vez os seus linfonodos, como os do pescoço ou das axilas, você está preparando essa área para receber o fluido linfático. Isso é chamado "limpar os drenos". A maioria das sequências também termina massageando os linfonodos. Finalizar trabalhando os gânglios define o movimento da linfa; o seu objetivo é que ela atinja o pico no meio e reforce os padrões de drenagem. É por isso que você repetirá certas etapas enquanto trabalha o seu caminho de volta para os gânglios que estimulou no início. Eventualmente, você pode até sentir os efeitos em diferentes áreas do corpo; por exemplo, os seus braços e a sua barriga ao mesmo tempo. Você saberá que atingiu o ponto ideal quando ouvir um gorgolejo no estômago, quando a sensibilidade em determinada parte do corpo suavizar ou quando começar a sentir a calma tomar conta de você.

2. **MASSAGEIE SUAVEMENTE! A AUTOMASSAGEM LINFÁTICA DEVE SER *MUITO* LEVE.** O peso da pressão deve ser um pouco maior do que o de uma pena, mas não maior do que uma moeda. Se conseguir sentir os seus músculos, está muito forte, muito profundo. Se você já jogou hóquei de ar, pense em como o disco se move pela mesa: a massagem linfática é dessa maneira. Deixe os seus movimentos deslizarem pela superfície logo abaixo da pele; esse é o plano mágico onde muitos dos seus vasos linfáticos coletam o excesso de fluido. No início, pode parecer que você não está fazendo muito; é *exatamente* como deve se sentir. (As exceções são sobre o abdômen e áreas de celulite, onde você pode usar mais pressão.) Se já experimentou o toque da terapia craniossacral (uma forma de terapia que usa um toque leve para aliviar a compressão na cabeça, coluna e sacro por causa dos sintomas causados pelo sistema nervoso central), você sabe como as suas mãos precisam ser

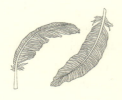
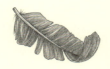

leves. Ir muito fundo não o prejudicará, mas você não colherá os benefícios de um toque leve.

3. **CULTIVE UM TOQUE SUAVE E ESTIMULANTE.** Use a palma das mãos para *esticar a pele horizontalmente*. Este é o segredo para alcançar um toque reconfortante e estimulante. Talvez você já tenha sido massageado por alguém usando os nós dos dedos ou cotovelos durante uma massagem de tecido profunda e mais pesada. Isso é o oposto do que você deve fazer aqui. Em vez de pressionar para baixo, como a maioria das massagens faz, tente trabalhar paralelamente à pele para criar um movimento sistêmico em forma de onda. Imagine que você está movendo a espuma do seu *cappuccino* com a mão inteira, sem pressioná-la no líquido.

4. **NÃO MASSAGEIE EM MOVIMENTOS CIRCULARES.** O seu objetivo é massagear em *uma direção* até os linfonodos. Você já viu como uma lagarta se move? Ela avança centímetros, segmento por segmento. Essa é a técnica que você aplicará para garantir que continua impulsionando o fluido linfático de maneira adequada. Se você se massagear em círculo, estará apenas colocando o fluido de volta no ponto onde começou. Em vez disso, cada movimento deve ser um semicírculo, o que gosto de chamar de "lua crescente", ou movimento em *C*, em homenagem à forma. O seu objetivo é esticar *levemente* a pele – apenas alguns centímetros – e, em seguida, fazer uma ligeira volta no final do movimento, como se estivesse desenhando a letra *C*. É assim que você evita fazer um círculo completo.

Contraindicações para automassagem

A massagem linfática de qualquer tipo é contraindicada se você tiver certas condições graves de saúde. Consulte o seu médico antes de fazer qualquer sequência descrita neste livro se você sofre de sangramento ativo ou coágulos sanguíneos, insuficiência cardíaca congestiva aguda, infecção aguda, insuficiência renal aguda, celulite, trombose venosa profunda (TVP), embolias ou câncer não tratado.

> Precauções também devem ser tomadas e a autorização do seu médico deve ser obtida se você tiver alguma dessas condições: aneurisma da aorta abdominal, doença de Alzheimer e/ou qualquer outra condição que requeira o consentimento médico ou psiquiátrico, uma doença autoimune, asma brônquica, edema cardíaco ou outras doenças cardíacas, diabetes, diverticulite, hipersensibilidade do seio carotídeo, hipotensão, esclerose múltipla, paralisia, áreas flebíticas,* gravidez, presença de dispositivos de prevenção de coágulos, cirurgia recente e/ou formação de cicatriz intra-abdominal após cirurgia, arteriosclerose grave, disfunção tireoidiana (doença de Graves, hipertireoidismo), inflamação das veias e/ou dor com inchaço.

5. **TRABALHE DEVAGAR.** O seu sistema linfático se move pelo corpo em um ritmo de caracol. As paredes dos vasos se abrem e fecham para impulsionar a linfa cerca de *seis a doze vezes por minuto*. Os seus movimentos de massagem precisam ser lentos e leves. Trabalhando nesse ritmo, você acessará o fluido linfático acima do leito muscular. É o que torna a massagem linfática extremamente relaxante e eficaz, permitindo que o seu corpo entre no modo parassimpático de repouso e digestão. Muitas vezes gosto de balançar o meu corpo para a frente e para trás quando estou me dando uma massagem, imitando o oceano e criando uma sensação de algas marinhas ondulando nas ondas.

6. **SAIBA EM QUE DIREÇÃO SEGUIR.** Verifique primeiro o mapa de linfótomos! Certifique-se de quais linfonodos drenam a área que você planeja massagear. Entenda quais territórios do seu corpo correspondem a qual conjunto de linfonodos antes de iniciar uma sequência.

7. **USE O CONTATO PELE A PELE TANTO QUANTO POSSÍVEL.** Coloque as mãos diretamente na sua pele. Você pode estimular os linfonodos sobre as roupas, mas quando toca a sua pele nua, conhece a sua paisagem interna, os picos e vales do seu corpo e os pontos pegajosos nele. Você sentirá a consistência

---

* Áreas flebíticas são locais que sofreram trombose e que podem sofrer sequelas, como edema residual, varizes secundárias e dor crônica. (N. da T.)

da sua mudança de fluido enquanto trabalha. A sua pele contém terminações nervosas que fornecerão um *feedback* valioso. Não é preciso usar óleo; você obterá um alongamento melhor da pele sem ele. (As exceções são as sequências "Melhore a celulite", e "Lesões atléticas, recuperação pré e pós-operatória e tecido cicatricial").

8. **FIQUE CONFORTÁVEL.** Para a maioria das sequências, esteja você sentado, deitado ou em pé, certifique-se de que está confortável. Específico em qual posição estar apenas se for essencial para aquela sequência em particular. Recomendo massagear diretamente a sua pele, mas o melhor tipo de roupa para vestir é algo solto e confortável com um tecido respirável. Se você for mulher, certifique-se de se livrar do arame do sutiã ou do *top* esportivo quando estiver trabalhando em si mesma.

9. **RESPIRE PROFUNDAMENTE.** Ao respirar profundamente, você cria contrações mais profundas no diafragma. Isso atua como uma pressão externa no maior vaso linfático – o seu ducto torácico –, que leva o fluido linfático da metade inferior do corpo e dos membros para o coração. É tão simples quanto expandir a barriga ao inspirar e relaxar a barriga ao expirar.

10. **HIDRATE-SE!** O nosso corpo é aproximadamente 70% água; somos basicamente aquários! Aumentar a quantidade de água que você bebe ajudará a circular as células do sistema imunológico, nutrirá a vasculatura linfática e eliminará as toxinas. A hidratação adequada também ajuda a pele a brilhar. Tome pelo menos nove copos de 250 mL de água por dia, ainda mais quando estiver calor. O chá de ervas está incluído nessa contagem.

Outra maneira de calcular o quanto você deve se hidratar é multiplicando seu peso por quinze a trinta mililitros de água para cada quilo que você pesa. Portanto, se você pesa 68 quilos, deve beber entre 1,5 litro e 3 litros de água. Beba sempre água limpa e filtrada. Recomendo começar o dia bebendo um copo de água morna com um limão espremido. Continue bebendo bastante água ao longo do dia, especialmente se você estiver praticando a automassagem linfática. A água ajudará a remover os detritos dos seus tecidos.

11. **FAÇA ANOTAÇÕES DO SEU PROGRESSO.** À medida que você prossegue na sua prática de automassagem, o encorajo a tentar novas sequências e a manter um diário para anotar como se sente depois. Você pode perceber uma mudança nas suas emoções e na sua perspectiva. Lembre-se do que eu disse: *energeticamente, a linfa representa o fluxo da vida.* Quando você limpa o seu motor interno, pode notar o seu humor mudando. Costumo

DETOX LINFÁTICA

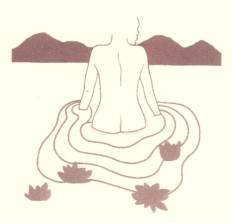

praticar uma sequência quando estou de mau humor ou me sentindo melancólica; é uma das maneiras mais rápidas que conheço de melhorar a minha saúde física e mental de maneira simultânea.

Sempre que possível, reserve um momento de silêncio para integrar o trabalho após a sequência. Algumas pessoas se sentem leves e radiantes depois, enquanto outras se sentem cansadas e esgotadas. Mover toxinas pelo corpo nem sempre é confortável no início. A linfa continuará a circular por um tempo depois que você termina. Não é incomum sentir os efeitos nos dias seguintes. Você está acessando a sua capacidade de curar e o seu sistema imunológico responderá.

Como a massagem linfática reduz o inchaço

Vários anos atrás, fui chamada para trabalhar em um senhor de cerca de setenta anos que havia sido diagnosticado com esclerose lateral amiotrófica (ELA, também conhecida como doença de Lou Gehrig). A doença progredira a ponto de ele ficar confinado a uma cadeira de rodas e precisar de cuidados vinte e quatro horas por dia. Como ele não estava mais andando, os pés ficaram muito inchados e roxos. A sua esposa, uma médica, achava que a drenagem linfática poderia ajudar a reduzir o inchaço. Quando me encontrei com ele pela primeira vez, decidi que seria melhor mantê-lo na cadeira de rodas e ensinar à esposa e ao cuidador a administrarem sequências de massagem linfática eles próprios.

Comecei ensinando-lhes a ciência de como a linfa flui. Massageei cada grupo de linfonodos regionais, o que chamo de "limpar os drenos", para estimular todo o sistema linfático de maneira sistemática. Primeiro, massageei os linfonodos direito e esquerdo do pescoço – os drenos principais. Em seguida, massageei os linfonodos axilares sob suas axilas. Então, fiz a sequência da respiração no abdômen. Por fim, trabalhei nos linfonodos inguinais na parte superior das coxas para onde o fluido dos pés e das

> pernas drena – e adivinhe o que aconteceu? A cor dos pés dele voltou ao normal! A cor roxa desapareceu diante dos nossos olhos! **Ao trabalhar os linfonodos primeiro, você cria um efeito de sucção para que o fluido linfático possa ser drenado facilmente.** Eu nem havia tocado nas pernas ou nos pés ainda, mas os pés tinham o mesmo tom de pele do resto do corpo. Felizmente, a esposa estava gravando a sessão no seu celular, porque ficamos todos bastante maravilhados.
>
> **Ao estimular os linfonodos antes de trabalhar na área do fluido que deseja mover, você engajará todo o seu sistema.**

Movimentos básicos para automassagem linfática

OS MOVIMENTOS ESPECÍFICOS DA AUTOMASSAGEM LINFÁTICA são projetados para imitar as ondas de automotricidade, a pulsação fisiológica que impulsiona a linfa. O seu objetivo é esticar a pele de maneira estimulante. Existem vários tipos de movimentos para a automassagem linfática.

Com todos os seus movimentos, você deve buscar uma pressão de ação e uma pressão de repouso para evitar massagear a si mesmo em um círculo.

A **pressão de ação** é o movimento ativo da sua mão – a sua pegada e o alongamento da pele.

Quando você solta o aperto, a pele se recupera sozinha. Essa é a **pressão de repouso**.

A exceção é quando você está trabalhando no seu abdômen.

→ O MOVIMENTO EM C

Com esse movimento, você apenas estica a pele *levemente* – só alguns centímetros – e, em seguida, faz uma ligeira volta no final do movimento, desenhando um C ou lua crescente na pele. Ao massagear a si mesmo dessa forma, você garante que o fluido linfático se mova em direção aos drenos, em vez de criar o refluxo que ocorreria se você massageasse a pele em círculos.

DETOX LINFÁTICA

Outra maneira de pensar na lua crescente é que você está fazendo um movimento em *C* longo. Lembre-se de terminar o movimento direcionando o fluido para os linfonodos.

→ O MOVIMENTO EM J

Semelhante ao movimento em *C*, o movimento em *J* é um traço longo com uma pequena cauda que se curva no final, como a letra *J*. O movimento em *J* começa muitas das sequências de cabeça e pescoço com os passos que massageiam os linfonodos supraclaviculares (acima da clavícula) direito e esquerdo.

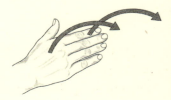

→ MOVIMENTOS EM C SOBREPOSTOS

Este movimento é principalmente para o seu abdômen, quando você pode fazer círculos completos com as mãos sobre o cólon e o umbigo.

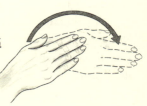

→ O MOVIMENTO ARCO-ÍRIS

Esse é o movimento em *C* invertido. Você o usará nos seios, tórax, braços e pernas. Os mesmos princípios se aplicam, e eu gostaria que você imaginasse que está se fundindo com a esperança e o otimismo que um arco-íris pode representar.

→ O MOVIMENTO DE BOMBEAMENTO

O movimento de bombeamento usa a palma da mão, entre o dedo indicador e o polegar. A maior parte da força dessa ação vem da palma e da base da palma da mão. Esse movimento é útil em membros e grandes áreas do corpo, como braços, axilas,

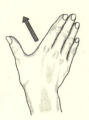

pernas e coxas. É uma maneira maravilhosa de mover amplamente uma grande faixa de fluido.

Pense na forma como as algas marinhas ondulam no oceano. Quando as ondas estão calmas, as algas podem se expandir sem esforço e se mover com liberdade. Quando as ondas aceleram, as algas ficam emaranhadas e permanecem estacionárias e estagnadas. Sempre se mova devagar, com intenção.

→ A SEQUÊNCIA "SPOCK"

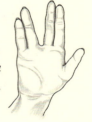

A sequência "Spock" é tão poderosa e usada em tantas sequências que merece uma atenção extra. Se você já viu *Jornada nas Estrelas*, sabe que a famosa saudação do personagem Spock, "Vida longa e próspera", é acompanhada por um gesto de mão em que ele separa os dedos entre o dedo médio e o anelar. Essa separação dos dedos é a base desse movimento. Coloque o dedo médio, o indicador e o polegar atrás da orelha e os dedos anelar e mindinho na frente da orelha. (Se for mais confortável, você pode separar os dedos entre o indicador e o médio.) Massageie *com suavidade* a parte da frente e a de trás da orelha ao mesmo tempo. Direcione o fluido para a parte de trás da cabeça e para baixo do pescoço simultaneamente, em direção aos linfonodos na base do seu pescoço. Isso ajudará a liberar o fluido que se acumula ao redor das orelhas. Esse movimento é muito poderoso para fazer antes e depois de um resfriado e para congestão de ouvido, ressaca, pressão nos seios da face e muito mais.

Engolir durante as sequências

A saliva não apenas umedece a comida para ajudá-lo a engolir, como também mata as bactérias na boca e inicia o processo digestivo. Quando você engole, o alimento e a saliva entram no esôfago, onde os movimentos dos músculos lisos (ou peristaltismo; você aprendeu sobre ele no capítulo 2) os movem em direção ao estômago.

A saliva é formada nas glândulas salivares dentro da bochecha e ao redor da mandíbula, da boca e dos dentes (as glândulas parótida, submandibular e sublingual). Na verdade, novas pesquisas científicas apontam para outro conjunto de glândulas salivares localizadas no lugar onde a cavidade nasal encontra a garganta; as glândulas conectam os ouvidos à garganta – os músculos envolvidos quando você engole. Você será encorajado a engolir quando fizer massagens ao redor da orelha para estimular as contrações do músculo liso associadas à drenagem do fluido dos seios da face da cabeça e do pescoço através do seu sistema linfático.

→ A ZONA LINFÁTICA DO COLARINHO DA CAMISA

Esta é a zona linfática onde fica a gola da camisa – a área na parte superior dos ombros. O padrão de drenagem linfática vai da parte de trás do pescoço e envolve a sua parte frontal, onde deságua nos linfonodos supraclaviculares (acima da clavícula) direito e esquerdo. Para estimular a zona linfática do colarinho da camisa, coloque ambas as mãos no topo dos ombros, no trapézio, os cotovelos apontando diretamente para a frente. Inspire, expire e abaixe os cotovelos, mantendo as pontas dos dedos sobre os ombros.

CAPÍTULO 4
Sequências de automassagem linfática

AGORA QUE VOCÊ SE FAMILIARIZOU COM O SISTEMA LINFÁTICO E o incrível impacto que ele exerce na sua saúde e no seu bem-estar, você está pronto para aprender como otimizar a função da sua linfa usando as suas próprias mãos com uma série de técnicas simples de massagem direcionadas para lidar com desequilíbrios específicos. As sequências deste capítulo foram elaboradas para capacitá-lo a ser o seu próprio estimulador e curador.

Você estimulará os linfonodos no início e no final de cada sequência, e será instruído a repetir os mesmos passos para criar um efeito de sucção, semelhante à maneira como você limparia um ralo. Certos movimentos também reaparecem em várias sequências porque os padrões de drenagem da linfa são semelhantes em todas as regiões do corpo. Este é o segredo das rotinas: primeiro, trabalhe os linfonodos, e, em seguida, mova o fluido para eles. É simples assim.

Lembre-se de que a maioria dos linfonodos reside nas articulações do corpo. Os linfonodos estão agrupados sob as axilas, no pescoço, no abdômen e nas dobras das coxas não apenas para proteção deles, mas também para que se beneficiem dos seus movimentos ao longo do dia, esteja você caminhando, virando o pescoço para olhar ao redor ou se esforçando para alcançar as coisas dezenas de vezes por dia. Eles são os seus drenos fundamentais. Você usará pelo menos um conjunto deles em cada sessão. Todos os pequenos movimentos nas sequências ajudam a impulsionar a linfa. Após familiarizar-se com o mapa linfático, a sua intuição poderá assumir o controle.

Depois de algumas tentativas, esses procedimentos serão absorvidos e você sentirá como se os tivesse feito a vida toda. Cada passo leva só alguns segundos e cada sequência, apenas alguns minutos. Gosto de me referir a imagens da natureza – arco-íris, cachoeiras, luas crescentes, oceanos de algas marinhas e raios de sol – para que você possa plantar essas visões calmantes na sua mente enquanto se dedica ao autocuidado.

Lembre-se de que o seu corpo está saturado em linfa: você tem cerca de duas vezes mais dela do que de sangue. Ao praticar essas técnicas de automassagem, tente sentir os rios de linfa banhando as suas células e os seus tecidos com um bactericida benigno. Imagine que você está submerso em um revestimento branco protetor de saúde. Também o encorajo a aumentar os benefícios da sua nova rotina bebendo bastante água, fazendo escolhas alimentares saudáveis e praticando com regularidade exercícios de que gosta. Esses hábitos permitirão que a sua linfa continue fluindo, que você elimine as toxinas e aumente a função imunológica.

No final de cada sequência, você verá uma série de ícones que correspondem aos remédios holísticos e exercícios que constam no capítulo 5. Adicionar esses elementos de suporte à sua rotina de autocuidado o ajudará a alcançar um equilíbrio ideal de eliminação de impurezas e a evitar a sobrecarga do seu sistema linfático. Adotar uma abordagem multimodal é a melhor maneira de alcançar a saúde linfática e de desfrutar dos seus muitos benefícios regenerativos.

OBSERVAÇÃO: A menos que seja declarado de maneira específica, todos os passos devem ser feitos em qualquer posição que seja mais confortável para você – sentado, em pé, reclinado, deitado em uma esteira ou em um colchonete de ioga.

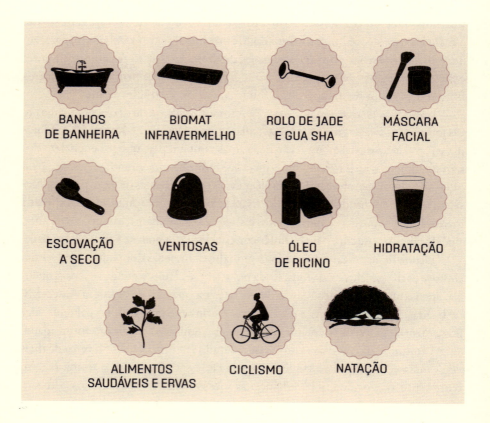

SEQUÊNCIAS DE AUTOMASSAGEM LINFÁTICA

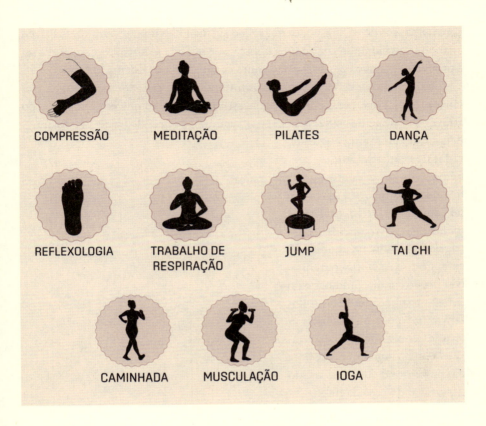

Sintomas de gripe

CONGESTÃO/DOR DE GARGANTA
DOR DE OUVIDO
DOR DE CABEÇA
SINUSITE E ALERGIAS

→ CONGESTÃO/DOR DE GARGANTA

Você já percebeu como a sua garganta é vulnerável a doenças, principalmente durante a mudança das estações ou logo antes de você pegar um resfriado? Talvez

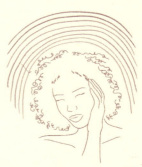

você tenha sentido os linfonodos no pescoço inchar. Eles muitas vezes são palpáveis quando se está lutando contra uma infecção – e quando isso acontece, costuma ser a primeira vez que as pessoas se dão conta de que têm um sistema linfático.

Existem cerca de cem a duzentos linfonodos na cabeça e no pescoço; eles são a primeira defesa no combate às bactérias e aos vírus que entram no corpo através da boca e do nariz. A boca, por exemplo, é cheia de bactérias. As amígdalas, que são grandes aglomerados de células linfáticas (também conhecidas como órgãos linfoides, como você aprendeu no capítulo 1), estão localizadas na faringe e desempenham um papel importante na imunidade, garantindo que corpos estranhos não penetrem nos pulmões e no sistema respiratório. Elas produzem anticorpos para combater os vírus e depois os eliminam através da linfa. Também existe linfa nas raízes dos dentes e no tecido superficial da base da língua.

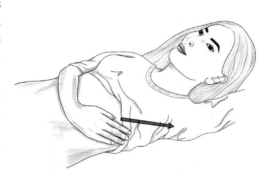

Usando ayurveda para congestão/dores de garganta

Em ayurveda existe um conceito chamado **ama**. *Ele se refere a resíduos não metabolizados, um acúmulo de toxinas que podem obstruir e enfraquecer os canais do corpo. Diz-se que quando o* **ama** *não é regularmente limpo e eliminado, ele se torna a causa da doença. Embora diferentes* doshas *manifestem a desarmonia com sintomas variados, um acúmulo de* **ama** *no trato digestivo ou no sistema respiratório torna o indivíduo suscetível a resfriados, catarro e muco nos pulmões e seios da face. O acúmulo de fluidos pode afetar os ouvidos, o nariz, a garganta, os pulmões e os movimentos intestinais. Se você pegar um resfriado e estiver se sentindo lento e esgotado, preste atenção especial à sua dieta; você verá uma lista de alimentos para comer* nas páginas 258-61, *uma lista de ervas anti-inflamatórias, na* página 264, *e uma lista de alimentos a evitar* nas páginas 261-63 *(especialmente laticínios, carne e glúten).*

SEQUÊNCIAS DE AUTOMASSAGEM LINFÁTICA

Eu uso essa sequência comigo mesma e a tenho ensinado aos meus clientes há anos. Ela é mais eficaz quando sentimos um resfriado chegando, quando um tumor ou herpes se desenvolve ou quando estamos começando a tossir e espirrar e a garganta está dolorida. Desenvolvi este protocolo para nos manter saudáveis e melhorar as funções naturais de limpeza e proteção do corpo.

Uma das minhas clientes, uma senhora de quase oitenta anos com uma vida social mais ativa que a minha, vive em constante risco de pegar um resfriado ou gripe devido à exposição a outras pessoas, porém ela raramente adoece. Ela sempre me diz que é porque é diligente em fortalecer a sua imunidade com autocuidado linfático.

As evidências mostram que o estresse é um fator que contribui para a enfermidade. Todos nós ficamos doentes de vez em quando, então, quando isso acontecer, veja o que o está esgotando. Se notar o inchaço dos linfonodos no seu pescoço, pense sobre as tensões que vem sofrendo e onde você pode minimizar a pressão que está sentindo. Quando há coisas demais acontecendo conosco, fica fácil nos sentirmos oprimidos e pensarmos que não podemos encontrar tempo para cuidar de nós mesmos. Certifique-se de dormir o suficiente! Essa é uma das maneiras mais simples e acessíveis de beneficiar o seu sistema imunológico.

Quando você começar a sentir aquelas pequenas coceiras na garganta ou se estiver ingerindo muito açúcar, bebendo muito álcool ou exagerando em comidas e bebidas menos saudáveis de outra forma, use esta sequência para limpar os resíduos e estimular as enzimas antibacterianas na saliva para manter o ecossistema da boca em equilíbrio. Eu pratico essa sequência duas ou três vezes por dia quando estou me sentindo esgotada; essa sensação é um indicador precoce de que o meu corpo precisa de apoio. Quanto mais você praticar a automassagem, mais em sintonia estará com o seu corpo e será capaz de sentir quando ele precisar de um impulso. Esta sequência é tão eficaz que espero que você a incorpore na sua rotina quando o tempo começar a mudar ou depois que tiver uma gripe, para limpar o muco e a congestão.

OBSERVAÇÃO: Não faça esta sequência se você tiver uma infecção aguda ou linfonodos inchados como resultado da infecção. Espere até que ela desapareça antes de se massagear e consulte o seu médico antes de fazer isso. Se você tiver linfonodos inchados no pescoço que não desapareçam, consulte o seu médico. Alguns linfonodos permanecem inchados por longos períodos devido a infecções dentárias anteriores, condições crônicas subjacentes (como herpes) ou trauma no local. Faça uma radiografia da área se o seu médico considerar necessário.

Passo 1

Estimule os linfonodos supraclaviculares (logo acima da clavícula) direito e esquerdo na base do pescoço. Pressione a ponta dos dedos nas cavidades acima da clavícula. Faça um movimento em **J** enquanto pressiona **levemente** para **baixo** e para **fora** em direção aos ombros. Repita dez vezes.

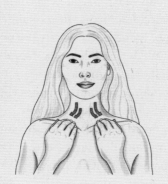

Passo 2

Execute a sequência "Pescoço". São três etapas:

1. Coloque a palma das mãos na base do pescoço. Pulse a pele **suavemente** enquanto **desce** em direção à clavícula. Repita dez vezes.
2. Posicione as mãos mais para cima para que os dedos mínimos repousem no encaixe atrás das orelhas, a ponta dos dedos apontando diagonalmente em direção às orelhas. Use a palma das mãos para esticar a pele para **baixo** em direção ao pescoço. Repita cinco vezes.

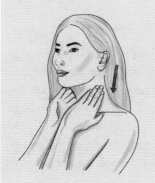 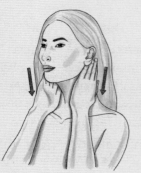 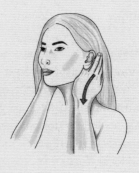

3. Faça leves pinceladas por trás das orelhas até o pescoço. Repita cinco vezes. Engula uma vez.

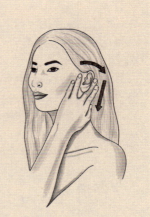

Passo 3

Execute a sequência "Spock": separe os dedos entre o dedo médio e o anelar (como o Spock). Coloque os dedos médio e indicador atrás das orelhas, no encaixe da cartilagem, e os dedos anelar e mínimo na frente das orelhas. Massageie **suavemente** para **trás** e para **baixo** fazendo um movimento em **C**. Repita dez vezes. Isso estimula os linfonodos pré e retroauriculares das orelhas. Esse deve ser um movimento rítmico e estimulante. Engula uma vez.

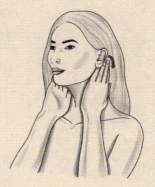

Passo 4

Coloque as mãos atrás das orelhas, os dedos mínimos apoiados no encaixe da cartilagem. **Com suavidade**, deslize as bases das mãos **para baixo** fazendo um movimento em **C**. Repita dez vezes.

Passo 5

Estimule a sua zona linfática do colarinho da camisa: coloque as mãos sobre os ombros, os cotovelos apontando para a frente. Inspire e depois abaixe os cotovelos ao expirar, mantendo a ponta dos

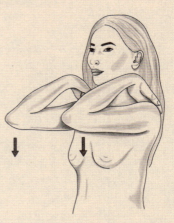

dedos sobre os ombros. Repita cinco vezes. Isso ajuda a mover o fluido linfático da nuca para os drenos acima da clavícula.

Passo 6

Repita o passo 3, a sequência "Spock". Engula uma vez.

Passo 7

Coloque a ponta dos dedos na base do crânio, na crista occipital. Com os dedos se tocando, passe a ponta dos dedos ao longo dessa crista **com suavidade**, depois **deslize-as** pelo pescoço, como uma cachoeira desce uma montanha. Repita dez vezes.

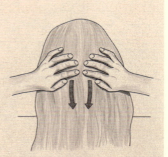

Passo 8

Repita o passo 5: estimule a sua zona linfática do colarinho da camisa.

Passo 9

Com a ponta dos dedos, massageie fazendo movimentos em **C** sobrepostos do queixo aos lóbulos das orelhas. Esse é o padrão de drenagem para os dentes (linfonodos submentais), glândulas salivares, boca, lábios e língua (linfonodos submandibulares). Essa área também contém as zonas de reflexologia para o cólon e estômago, que costumam ficar congestionados quando estamos resfriados. Repita três vezes.

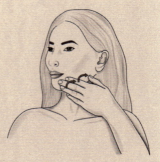

Passo 10

Com a ponta dos dedos, massageie fazendo movimentos em **C** horizontalmente do topo das bochechas até as orelhas. Isso estimulará os linfonodos parotídeos (que drenam a cavidade nasal) e os linfonodos tonsilares (que drenam as amígdalas). É também a área reflexa para o cólon e o coração, a qual pode se beneficiar se houver algum acúmulo de **ama**. Repita cinco vezes.

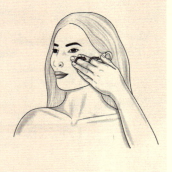

Passo 11

Coloque a ponta dos dedos médios em cada lado das narinas. Segure **levemente** por alguns segundos; em seguida, usando a ponta de todos os dedos, passe sob a maçã do rosto até as orelhas. Essa é a área reflexa dos pulmões. Repita cinco vezes.

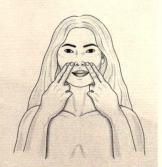

Passo 12

Faça leves pinceladas ao longo do rosto: das bochechas às orelhas, do topo do nariz até a testa e dali até as orelhas. Repita três vezes.

Passo 13

Massageie cinco vezes da ponta do nariz, subindo pela testa até a linha do cabelo. Essa é a área reflexa do fígado e da vesícula biliar.

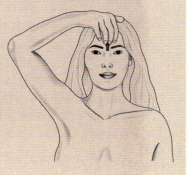

Passo 14

Passe os dedos ao longo da linha do cabelo até as têmporas cinco vezes. Em seguida, massageie fazendo movimentos em **C** nas têmporas. Repita cinco vezes.

Passo 15

Abra bem a boca. Respire fundo. Expire com um forte "Ruuuu" (o **R** soando suave). Este é o som associado ao estômago e baço. Repita três vezes.

Passo 16

Repita o passo 3, a sequência "Spock", para limpar o congestionamento dentro e ao redor das orelhas. Engula uma vez.

Passo 17

Incline a cabeça em direção ao ombro direito. Mantenha a posição por três segundos, inspirando e expirando. Incline a cabeça em direção ao ombro esquerdo. Mantenha a posição por três segundos, inspirando e expirando. Repita duas vezes. Se você se sentir confortável, faça pequenos círculos com a cabeça, rolando-a sobre os ombros. Inverta a direção. Respire. Engula duas vezes. O alongamento do pescoço eliminará a tensão e a estagnação ali que podem estar interferindo no fluxo linfático.

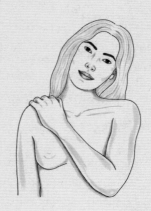

Passo 18

Repita o passo 2, a sequência "Pescoço".

Passo 19

Repita o passo 7: massageie a crista occipital na base do crânio.

Passo 20

Repita o passo 5: estimule a zona linfática do colarinho da camisa.

Passo 21

Repita o passo 1: estimule os linfonodos supraclaviculares direito e esquerdo na base do pescoço.

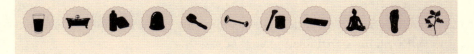

→ DOR DE OUVIDO

Se você tem tendência a sofrer de dores de ouvido, alergias ou a desenvolver acúmulo de cera ou fluido nos ouvidos, esta sequência é para você. Se superou um resfriado recentemente, estes passos removerão o fluido extra que está obstruído dentro dos ouvidos. No verão, quando costumo nadar bastante, esta é a minha sequência para limpar qualquer resíduo de fluido.

Os meus clientes adoram essa etapa pela clareza que ela traz para a audição. Ela também ajuda a eliminar problemas de sinusite e alivia os sintomas da disfunção da articulação temporomandibular (ATM), um aperto na mandíbula que pode causar dor e dificuldade para comer. Ela é sutil, mas poderosa. Os especialistas em perda auditiva dirão que o estresse desempenha um papel na diminuição da audição porque perturba a circulação sanguínea. Saiba também que os ouvidos são a localização do sistema de controle motor (vestibular) do corpo, os quais mantêm o equilíbrio e a postura, e permite que andemos sem cair. Os canais de fluidos no ouvido interno estão envolvidos na movimentação dos músculos e das articulações e até mesmo em experimentar as sensações nas mãos e nos pés.

Os padrões de drenagem linfática do ouvido acabam indo para os linfonodos supraclaviculares direito e esquerdo. A linfa das orelhas drena para os gânglios pré-auriculares e retroauriculares na frente e atrás das orelhas – é por isso que eu amo tanto a sequência "Spock". É importante estimular a crista occipital na base do crânio e atrás do pescoço para estimular o fluxo linfático na nuca.

Por fim, ao olhar para o aspecto emocional deste trabalho, pense no barulho do mundo externo em comparação com a sua voz interna. Como você pode ser mais compassivo consigo mesmo? Eu o convido a ouvir o seu eu interior enquanto faz esta sequência. Sintonizar-se à sua voz interna pode ajudá-lo a se sentir mais lúcido.

Se você usa brincos, evite puxá-los. Talvez seja melhor removê-los antes de executar esta sequência. Descobri na minha prática que algumas pessoas desenvolvem alergias a metais à medida que envelhecem. Observe se isso é algo que talvez esteja acontecendo com você.

OBSERVAÇÃO: Se você tiver dores de ouvido crônicas ou múltiplas, consulte o seu médico ou um otorrinolaringologista.

Como resolver uma dor de ouvido e ATM ao mesmo tempo

Um cliente virtual chamado Zion me procurou porque tivera uma infecção no ouvido havia pouco tempo. Embora a infecção aguda tivesse desaparecido, ele continuou sofrendo de dores de ouvido ao longo do dia, que começavam pela manhã depois que ele acordava. Ele também me disse que estava convivendo com dores no maxilar fazia anos devido à ATM, por ranger os dentes durante o sono, apesar de usar placa para bruxismo. Além disso, Zion havia feito recentemente alguns procedimentos dentários dolorosos e estava inchado e com dificuldades para abrir a mandíbula. Eu lhe mostrei os caminhos de drenagem linfática ao redor e atrás da orelha e para baixo no pescoço (que estão localizados nas articulações que abrem e fecham a mandíbula). Ensinei como fazer a sequência "Dor de ouvido" e mantivemos contato por e-mail. Depois de alguns meses de prática consistente de automassagem, ele me disse que estava mais do que maravilhado: não apenas a dor de ouvido crônica passara, como também a mandíbula estava melhor, pois a massagem linfática tinha ajudado a liberar a tensão muscular que estava impedindo o fluxo linfático. Muitas pessoas são ensinadas a massagear os músculos da mandíbula profundamente quando há ATM, mas isso pode desencadear a resposta oposta e criar mais inflamação. Quando você faz uma abordagem suave da musculatura do rosto, pode criar um ambiente mais harmonioso para os músculos se suavizarem enquanto mantém a linfa fluindo. Depois de fazer essa sequência de automassagem, Zion conseguiu abrir a mandíbula de maneira completa outra vez e a sua dor foi significativamente reduzida. Ele me mandou a seguinte mensagem de texto: "Estou de queixo caído com isso!"

Passo 1

Estimule os linfonodos supraclaviculares (logo acima da clavícula) direito e esquerdo na base do pescoço. Pressione a ponta dos dedos nas cavidades acima da clavícula. Faça um movimento em **J** enquanto pressiona **levemente** para **baixo** e para **fora** em direção aos ombros. Repita dez vezes.

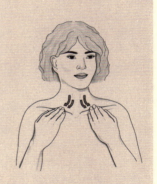

Passo 2

Execute a sequência "Pescoço". São três etapas.

1. Coloque a palma das mãos na base do pescoço. Pulse a pele **suavemente** enquanto **desce** em direção à clavícula. Repita dez vezes.
2. Posicione as mãos mais acima para que os dedos mínimos repousem no encaixe atrás das orelhas, a ponta dos dedos apontando

DETOX LINFÁTICA

diagonalmente em direção às orelhas. Use a palma das mãos para esticar a pele **para baixo** em direção ao pescoço. Repita cinco vezes.

3. Faça leves pinceladas por trás das orelhas até o pescoço. Repita cinco vezes. Engula uma vez.

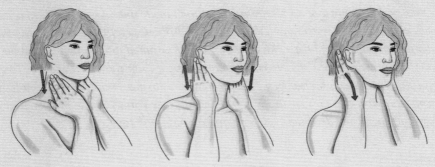

Passo 3

Execute a sequência "Spock": separe os dedos entre o dedo médio e o anelar (como o Spock). Coloque os dedos médio e indicador atrás das orelhas, no encaixe da cartilagem, e os dedos anelar e mínimo na frente das orelhas. Massageie **suavemente** para **trás** e para **baixo** fazendo um movimento em **C**. Repita dez vezes. Isso estimula os linfonodos pré e retroauriculares das orelhas. Esse deve ser um movimento rítmico e estimulante. Engula uma vez.

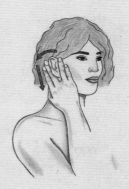

Passo 4

Coloque as mãos atrás das orelhas, os dedos mínimos apoiados no encaixe da cartilagem. **Com suavidade**, deslize a base das mãos **para baixo** fazendo um movimento em **C**. Repita dez vezes.

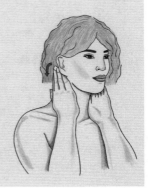

Passo 5

Coloque a ponta dos dedos na base do crânio, na crista occipital. Com os dedos se tocando, passe com a ponta dos dedos ao longo dessa crista **com suavidade**, depois **deslize-os** pelo pescoço, como uma cachoeira desce uma montanha. Repita dez vezes.

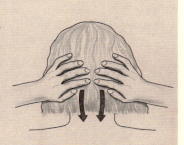

Passo 6

Repita o passo 3, a sequência "Spock". Engula uma vez.

Passo 7

Faça leves pinceladas por trás das orelhas para baixo do pescoço. Repita três vezes.

Passo 8

Estimule a zona linfática do colarinho da camisa: coloque as mãos sobre os ombros, os cotovelos apontando para a frente. Inspire e depois abaixe os cotovelos ao expirar, mantendo a ponta dos dedos sobre os ombros. Repita cinco vezes. Isso ajuda a mover o fluido linfático da nuca para os drenos acima da clavícula.

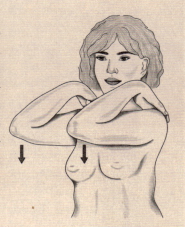

Passo 9

Alongamento dos ombros: coloque a mão no ombro oposto, descansando o antebraço diagonalmente sobre o peito. Abaixe o cotovelo enquanto estica o pescoço em direção à orelha, respirando profundamente. Repita cinco vezes. Faça também do outro lado cinco vezes.

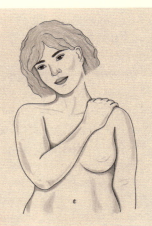

Passo 10

Repita o passo 3, a sequência "Spock". Engula uma vez.

Passo 11

Dê puxões de orelha:

1. Com o dedo indicador e o polegar, alongue **suavemente** a cartilagem dentro do lóbulo da orelha para **baixo** e para **fora**, em direção à parte de trás da cabeça. Mantenha por dez segundos, respirando profundamente. Solte a orelha, abra e feche a boca duas vezes e engula uma vez.

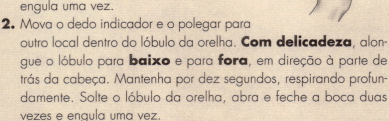

2. Mova o dedo indicador e o polegar para outro local dentro do lóbulo da orelha. **Com delicadeza**, alongue o lóbulo para **baixo** e para **fora**, em direção à parte de trás da cabeça. Mantenha por dez segundos, respirando profundamente. Solte o lóbulo da orelha, abra e feche a boca duas vezes e engula uma vez.
3. Continue trabalhando ao longo de todo o lóbulo até o topo da orelha. **Com delicadeza**, alongue a cartilagem em cada lugar para **fora**, em direção à parte de trás do couro cabeludo, e

segure por dez segundos. (Se você estiver usando brincos, tome cuidado.)

4. Faça pequenos movimentos em **C** bem no topo da orelha, onde a cartilagem é fina. Continue massageando para **baixo** e para **fora**, direcionando o fluido para longe do rosto.

5. Com o dedo indicador dentro da orelha, segure a pequena saliência cartilaginosa na frente da orelha, onde ela encontra a bochecha, chamada trágus. Puxe-a em direção à sua bochecha. Segure por dez segundos. Mova o nódulo para cima, para baixo e para trás em direção à bochecha outra vez. Solte a orelha, abra e feche a boca duas vezes e engula uma vez.

6. Coloque os dedos na parte superior da maçã do rosto, em frente à orelha. Faça pequenos movimentos em **C** em direção à linha do cabelo, sobre a orelha e, em seguida, para baixo no pescoço. Repita cinco vezes.

Passo 12

Repita o passo 11 na orelha oposta.

Passo 13

Faça leves pinceladas ao longo do rosto, do queixo à orelha, da bochecha à orelha e da testa à orelha. Repita três vezes.

Passo 14

Repita o passo 3, a sequência "Spock".

Passo 15

Repita o passo 5: massageie a crista occipital na base do crânio.

Passo 16

Faça leves pinceladas na nuca em direção à clavícula. Repita cinco vezes.

Passo 17

Repita o passo 9 e alongue o pescoço: incline a orelha em direção ao ombro. Inspire e expire profundamente enquanto mantém o alongamento por dez segundos antes de soltar. Repita no lado oposto do pescoço. Faça duas vezes de cada lado. Movimente o pescoço em círculos, se for confortável.

Passo 18

Repita o passo 2, a sequência "Pescoço".

Passo 19

Repita o passo 1: estimule os linfonodos supraclaviculares direito e esquerdo na base do pescoço.

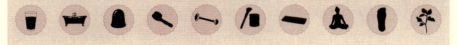

→ DOR DE CABEÇA

Desenvolvi essa sequência depois de aprender sobre a descoberta inovadora do sistema glinfático no cérebro. Estudos recentes mostram que os vasos linfáticos que circundam o cérebro desempenham um papel importante nas doenças neuroinflamatórias e nas infecções cerebrais. O sistema glinfático – cujo nome deriva das células gliais e do sistema linfático que ele imita –, explica como o sistema linfático funciona com o líquido cefalorraquidiano para limpar o excesso de fluidos, solutos e resíduos do cérebro por meio dos vasos linfáticos quando dormimos.

Os neurocientistas descobriram que os vasos linfáticos do cérebro ajudam a limpar a placa amiloide (os aglomerados de proteínas que ocorrem em quantidades anormais em pacientes com Alzheimer e que são responsáveis pela interrupção da função celular), o que faz uma boa noite de sono ser ainda mais imperativa. Com o tempo, esses vasos linfáticos se estreitam, tornando mais difícil para eles limpar os resíduos dos neurônios para que possam funcionar e se comunicar com eficácia.

Não posso enfatizar o suficiente a importância desta descoberta. Os diretores dos NIH acreditam que a cura para distúrbios neurológicos virá do estudo da ligação entre o sistema glinfático e a limpeza dos restos celulares no cérebro. Uma boa saúde linfática é essencial para uma boa saúde cerebral!

Enquanto os pesquisadores desenvolvem maneiras de tratar o estreitamento das passagens linfáticas, você pode fazer a sua parte com a automassagem, já que conhece os princípios de como os vasos linfáticos respondem ao toque e ao movimento. Você notará que as suas dores de cabeça, tonturas e névoa mental melhoram com essa sequência, porque você está aumentando a taxa de absorção e transporte de resíduos celulares. Tive resultados maravilhosos aplicando este protocolo em clientes que sofrem de enxaquecas, dores de cabeça por estresse, enfermidades, como a doença de Lyme, e condições autoimunes como o lúpus, que desencadeiam dores de cabeça.

Antes de começar, lembre-se de que o lado direito da cabeça drena para os linfonodos supraclaviculares direitos, e o lado esquerdo da cabeça drena para os gânglios à esquerda. Conforme você se move seguindo esta sequência, imagine o fluido limpando os detritos de modo semelhante a como a água varre as folhas nas calhas de chuva, criando um caminho para que a água limpa flua sem esforço.

DETOX LINFÁTICA

Passo 1

Estimule os linfonodos supraclaviculares direito e esquerdo na base do pescoço, logo acima da clavícula. Pressione a ponta dos dedos nas cavidades acima da clavícula. Faça um movimento em **J** enquanto pressiona **levemente** para **baixo** e para **fora** em direção aos ombros. Repita dez vezes.

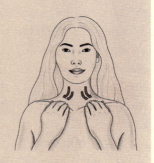

Passo 2

Execute a sequência "Pescoço". São três etapas:

1. Coloque a palma das mãos na base do pescoço. Pulse a pele **suavemente** enquanto **desce** em direção à clavícula. Repita dez vezes.
2. Posicione as mãos mais acima para que os dedos mínimos repousem no encaixe atrás das orelhas, a ponta dos dedos apontando diagonalmente em direção às orelhas. Use a palma das mãos para esticar a pele para **baixo** em direção ao pescoço. Repita cinco vezes.
3. Faça leves pinceladas por trás das orelhas até o pescoço. Repita cinco vezes. Engula uma vez.

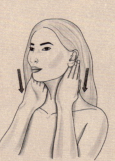

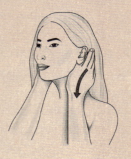
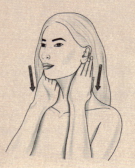

Passo 3

Execute a sequência "Spock": separe os dedos entre o dedo médio e o anelar (como o Spock). Coloque os dedos médio e indicador atrás das orelhas, no encaixe da cartilagem, e os dedos anelar e mínimo na frente das orelhas. Massageie **suavemente** para **trás** e para **baixo** fazendo um movimento em **C**. Repita dez vezes. Isso estimula os linfonodos pré e retroauriculares das orelhas. Este deve ser um movimento rítmico e estimulante. Engula uma vez.

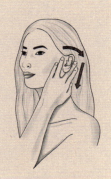

Passo 4

Alongue o pescoço: incline a orelha em direção ao ombro. Inspire e expire profundamente enquanto mantém o alongamento por dez segundos antes de soltar. Faça também no lado oposto do pescoço. Repita duas vezes em cada lado. Faça círculos com o pescoço, se for confortável.

Passo 5

Inspire, apertando os ombros até as orelhas. Expire, soltando os ombros. Repita cinco vezes.

Passo 6

Coloque a ponta dos dedos na base do crânio, na crista occipital. Com os dedos se tocando, passe com a ponta dos dedos ao longo dessa crista **com suavidade** e, em seguida, **deslize-os** pelo pescoço, como uma cachoeira desce uma montanha. Repita dez vezes.

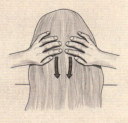

DETOX LINFÁTICA

Passo 7

Estimule a zona linfática do colarinho da camisa: coloque as mãos sobre os ombros, os cotovelos apontando para a frente. Inspire e depois abaixe os cotovelos ao expirar, mantendo a ponta dos dedos sobre os ombros. Repita cinco vezes. Isso ajuda a mover o fluido linfático da nuca para os drenos acima da clavícula.

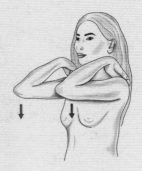

Passo 8

Escove levemente o rosto com os dedos, do queixo às orelhas. Faça pinceladas longas das bochechas às orelhas e da testa às orelhas. Repita três vezes.

Passo 9

Massageie o couro cabeludo com a ponta dos dedos, como se estivesse passando xampu no cabelo. Massageie toda a cabeça em direção à nuca para estimular o sistema glinfático do cérebro. Visualize o cérebro como uma luz clara e brilhante.

Passo 10

Faça um arco-íris no couro cabeludo. São três etapas:

1. Coloque a mão direita no topo da cabeça, no centro do couro cabeludo. Faça um arco-íris com a palma da mão descendo pelo lado direito do couro cabeludo para mover o fluido em direção à nuca. Pare atrás da orelha direita. Faça isso cinco vezes. Repita no lado esquerdo cinco vezes.

2. Coloque a mão direita um pouco mais para baixo no couro cabeludo e mais perto da orelha. Faça um arco-íris com a palma da mão voltada para **baixo** em direção à nuca, cinco vezes. Repita no lado esquerdo cinco vezes.
3. Coloque ambas as mãos no topo da cabeça, mais perto da crista occipital, na base do crânio. Com a base das mãos, faça movimentos em **C** descendo pela nuca, cinco vezes.

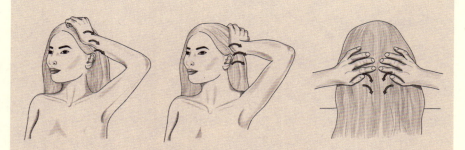

Passo 11

Coloque as mãos atrás das orelhas, os dedos mínimos apoiados no encaixe da cartilagem. Deslize suavemente a base das mãos para baixo fazendo um movimento em **C**. Repita dez vezes.

Passo 12

Repita o passo 3, a sequência "Spock".

Passo 13

Massageie fazendo pequenos movimentos em **C** nas têmporas, o local onde as pessoas esfregam quando têm dor de cabeça. Você pode encontrá-lo abrindo e fechando a boca para que os seus dentes se toquem: o músculo do lado da sua testa se moverá. Esta é uma área maravilhosa para massagear se você range os dentes e tem ATM, mas, por favor, seja gentil e amoroso aqui! Repita dez vezes. Engula uma vez.

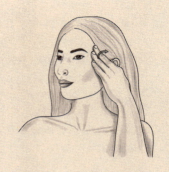

Passo 14

Repita o passo 10: faça um arco-íris no couro cabeludo.

Passo 15

Repita o passo 9: massageie o couro cabeludo com a ponta dos dedos, como se estivesse passando xampu no cabelo.

Passo 16

Repita o passo 6: massageie a crista occipital na base do crânio. Engula duas vezes.

Passo 17

Repita o passo 8: faça leves pinceladas ao longo da linha do cabelo, da testa e do rosto.

Passo 18

Repita o passo 4: alongue o pescoço.

SEQUÊNCIAS DE AUTOMASSAGEM LINFÁTICA

Passo 19

Faça movimentos circulares com a cabeça lentamente, em cada direção. Se você tem tendência a vertigem, pule esse passo.

Passo 20

Faça elevações de ombro: levante os ombros em direção às orelhas. Inspire, prenda a respiração por três segundos, depois expire e relaxe os ombros. Repita cinco vezes.

Passo 21

Esfregue a palma das mãos vigorosamente. Depois de aquecidas, coloque-as sobre os olhos. Mantenha-as assim por dez segundos enquanto respira profundamente. Ao soltar as mãos, pressione as palmas nas maçãs do rosto.

Passo 22

Repita o passo 7: estimule a zona linfática do colarinho da camisa.

Passo 23

Repita o passo 1: estimule os linfonodos supraclaviculares direito e esquerdo na base do pescoço três vezes.

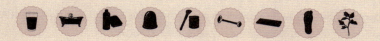

→ SINUSITE E ALERGIAS

Sinusite e alergias são muito comuns. Os seios da face são cavidades no crânio e os ossos do rosto são cobertos por uma fina camada de muco, parte do trato respiratório que se estende do nariz à garganta. Eles são bolsas cheias de ar, espaços vazios que filtram e limpam o ar que flui para o nariz, sobe pelos seios da face e desce para os pulmões. Não importa se você lutou com problemas de sinusite por anos ou se desenvolveu sintomas mais tarde na vida: como os seios da face estão conectados ao cérebro, é essencial manter as passagens livres de infecções.

Os seios da face são encontrados no rosto e até mesmo na parte de trás da cabeça. Os **seios maxilares** são encontrados em ambos os lados das narinas, perto das maçãs do rosto. Acima dos olhos, perto da testa, incluindo as sobrancelhas, estão os **seios frontais**. Em cada lado da ponte do nariz, perto dos olhos, estão os **seios etmoidais**. Atrás dos etmoides estão os chamados **seios esfenoidais** e é por isso que você massageará ao longo da linha na base do seu crânio (a crista occipital).

Os seios da face precisam ser capazes de drenar livremente. Alergias, infecções (que produzem muco extra) e outras irritações podem inflamar o tecido dessa região e estreitar as passagens de ar, causando dor. A inflamação pode afetar os seios frontais ao redor dos olhos e a ponte do nariz, o que explica por que às vezes você pode ter dores de cabeça de sinusite.

Se os seus problemas de sinusite são resultado de alergias, você pode se beneficiar de um teste para identificar a fonte da sua resposta alérgica. O culpado pode ser transportado pelo ar, como por exemplo o pólen, ou pode ser algo na sua dieta ou no seu ambiente. Os sintomas da sinusite também podem ser o resultado de um desvio de septo no nariz, o que restringe a respiração.

Seja qual for a causa dos seus problemas de sinusite, esta sequência é projetada para abrir a cavidade sinusal, drenar o excesso de muco e limpar o caminho linfático de drenagem pelo pescoço. Eu o encorajo a engolir durante algumas das sequências para estimular as contrações do músculo liso que ocorrem quando você drena o líquido na cabeça e no pescoço.

Ao massagear certos pontos da cabeça, você pode aliviar qualquer pressão e dor que possa sentir ao redor das maçãs do rosto, da mandíbula e do pescoço. Alguns dos meus clientes notam que os seus problemas de sinusite surgem de situações diferentes da exposição ambiental que eles não conseguem explicar. Costumo lhes perguntar se fizeram tratamento dentário recentemente, porque as bactérias na boca podem chegar aos seios da face. Eu também os incentivo a fazer um inventário das suas paisagens emocionais. Os seus pensamentos são formados no córtex pré-frontal do cérebro, que fica logo acima da cavidade sinusal. Com frequência, o estresse mental cria tensão muscular que sobrecarrega essa área – o que pode ressoar em você se descobrir que, energeticamente falando, os seus pensamentos estão sufocando a sua imaginação.

Passo 1

Estimule os linfonodos supraclaviculares (logo acima da clavícula) direito e esquerdo na base do pescoço. Pressione a ponta dos dedos nas cavidades acima da clavícula. Faça um movimento em **J** enquanto pressiona **levemente** para **baixo** e para **fora** em direção aos ombros. Repita dez vezes.

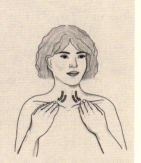

Passo 2

Execute a sequência "Pescoço". São três etapas:

1. Coloque a palma das mãos na base do pescoço. Pulse a pele **suavemente** enquanto **desce** em direção à clavícula. Repita dez vezes.
2. Posicione as mãos mais alto para que os dedos mínimos repousem no encaixe atrás das orelhas, a ponta dos dedos apontando diagonalmente em direção às orelhas. Use a palma das mãos para esticar a pele para **baixo** em direção ao pescoço. Repita cinco vezes.
3. Faça leves pinceladas por trás das orelhas até o pescoço. Repita cinco vezes. Engula uma vez.

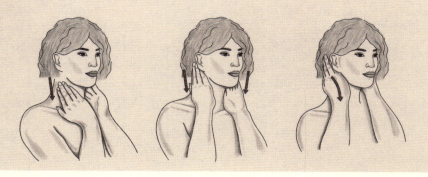

Passo 3

Execute a sequência "Spock": separe os dedos entre o dedo médio e o anelar (como o Spock). Coloque os dedos médio e indicador atrás das orelhas, no encaixe da cartilagem, e os dedos anelar e mínimo na frente das orelhas. Massageie **suavemente** para **trás** e para **baixo** fazendo um movimento em **C**. Repita dez vezes. Isso estimula os linfonodos pré e retroauriculares da orelha. Engula uma vez.

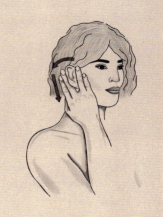

Passo 4

Coloque a ponta dos dedos na base do crânio, na crista occipital. Com os dedos se tocando, passe a ponta dos dedos ao longo dessa crista **com suavidade** e, em seguida, **deslize-os** pelo pescoço, como uma cachoeira desce uma montanha. Repita dez vezes.

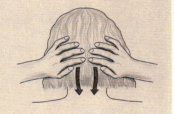

Passo 5

Estimule a zona linfática do colarinho da camisa: coloque as mãos sobre os ombros, os cotovelos apontando para a frente. Inspire, e depois abaixe os cotovelos ao expirar, mantendo a ponta dos dedos sobre os ombros. Repita cinco vezes. Isso ajuda a mover o fluido linfático da nuca para os drenos acima da clavícula.

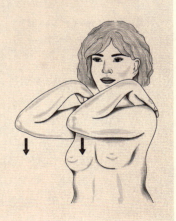

Passo 6

Escove **levemente** o rosto com os dedos, do queixo às orelhas, das bochechas às orelhas, da ponte do nariz à testa e dali até as orelhas. Repita três vezes.

Passo 7

Com a ponta dos dedos, massageie fazendo movimentos em **C** sobrepostos, do queixo aos lóbulos das orelhas. Esse é o padrão de drenagem para os dentes (linfonodos submentais), glândulas salivares, boca, lábios e língua (linfonodos submandibulares). Repita três vezes.

Passo 8

Com a ponta dos dedos, massageie fazendo movimentos em **C** das bochechas às orelhas. Isso estimulará os linfonodos parotídeos (que drenam a cavidade nasal) e os linfonodos tonsilares (que drenam as amígdalas). Repita três vezes.

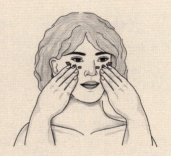

Passo 9

Coloque a ponta dos dedos médios em cada lado das narinas, onde estão localizados os seios da face. Pressione **levemente** para **baixo** e para **fora**. Isso drenará o fluido da cavidade nasal. Por favor, seja muito gentil ao tocar o fluido logo abaixo da pele. Resista ao impulso de pressionar de maneira muito profunda. Respire profundamente, inspirando e expirando pelo nariz (se você não estiver muito congestionado). Repita cinco vezes.

Passo 10

Coloque os dedos um pouco mais acima na lateral do nariz. Pressione **levemente** para **baixo** e para **fora**, segurando a extensão da pele por dez segundos e respirando profundamente. Repita três vezes.

Passo 11

Com a ponta dos dedos, bata **com suavidade** do nariz às maçãs do rosto e dali até as orelhas. Repita cinco vezes.

Passo 12

Faça leves pinceladas da base do nariz e das bochechas até as orelhas.

Passo 13

Coloque a ponta dos dedos sob os olhos, abrindo-as em leque. Pressione **levemente** na pele e segure por três segundos, respirando profundamente. Você sentirá o topo das maçãs do rosto. Pressione **com suavidade** ao longo da linha superior das maçãs do rosto até as orelhas. Repita cinco vezes.

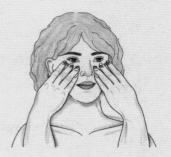

Passo 14

Bata a ponta dos dedos no topo das maçãs do rosto em direção às têmporas. Repita cinco vezes.

Passo 15

Com a ponta dos dedos, massageie **levemente** fazendo movimentos em **C** ao longo do osso temporal, onde o topo das maçãs do rosto e as orelhas se encontram. Repita cinco vezes. Engula uma vez.

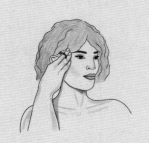

Passo 16

Massageie o centro das sobrancelhas na testa, onde estão o terceiro olho e o sexto *chakra*, o centro da intuição. Este é um ótimo ponto para os seios da face e alergias (e a linha do botox!). Repita cinco vezes.

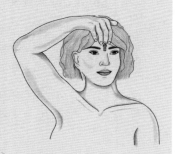

Passo 17

Coloque os dedos médios na extremidade interna de cada sobrancelha. Aperte e levante as sobrancelhas **suavemente**. Segure por dez segundos. Repita duas vezes.

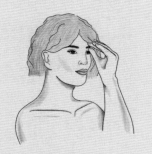

Passo 18

Aperte e levante mais dois pontos nas suas sobrancelhas: o meio e a extremidade externa. Repita duas vezes.

Passo 19

Faça pinceladas suaves ao longo das sobrancelhas para mover o fluido em direção ao topo das orelhas. Repita três vezes.

Passo 20

Massageie cada lado da testa em direção às orelhas. Massageie o topo da testa, na altura do couro cabeludo. Repita cinco vezes.

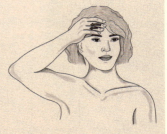

Passo 21

Repita o passo 15: massageie as têmporas **suavemente** fazendo movimentos em **C**. Repita dez vezes.

Passo 22

Repita o passo 6: escove **levemente** o rosto com os dedos, do queixo às orelhas, das bochechas às orelhas, da ponte do nariz à testa e dali até as orelhas. Repita três vezes.

Passo 23

Repita o passo 4: massageie a crista occipital na base do crânio. Em seguida, faça leves pinceladas atrás das orelhas e para baixo no pescoço.

Passo 24

Repita o passo 3, a sequência "Spock".

Passo 25

Repita o passo 2, a sequência "Pescoço".

Passo 26

Repita o passo 1: estimule os linfonodos supraclaviculares direito e esquerdo na base do pescoço.

OBSERVAÇÃO: Recomendo o uso de vaporizador facial, irrigação nasal ou compressa de pano quente depois dessa sequência.

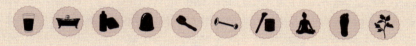

Saúde digestiva

RESPIRAÇÃO DIAFRAGMÁTICA PROFUNDA
MASSAGEM ABDOMINAL

PROBLEMAS DIGESTIVOS

Da comida que ingerimos ao estresse que estamos sofrendo e aos medicamentos que tomamos, a nossa saúde gastrointestinal muitas vezes é vítima das realidades da vida moderna. Contudo, manter um intestino equilibrado é essencial para uma boa saúde imunológica, bem como uma digestão ideal e uma pele brilhante.

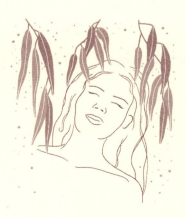

Inchaço e problemas digestivos são uma das principais preocupações para a maioria dos meus clientes e provavelmente a opção mais marcada no meu formulário de admissão de novos clientes. Conforme discutido no capítulo 2, a inflamação intestinal é prevalente nos dias de hoje. Isso se deve, em grande parte, ao fato de consumirmos alimentos, produtos químicos e antibióticos de baixa qualidade, embora o estresse também prejudique a nossa barriga. Os meus clientes costumam dizer: "A maior parte da minha comida é orgânica, mas ainda assim eu vivo inchado". Quase todos admitem estar cronicamente estressados, o que costuma ser a causa oculta dos seus problemas digestivos.

A cultura ocidental vê o massagear do abdômen como um tabu, o que é uma pena, pois a maioria dos nossos órgãos vitais e vários órgãos linfoides estão localizados na barriga, que é a fonte da qual todos nós surgimos. Nós literalmente nos desenvolvemos para fora do nosso cordão umbilical. Intestino delgado, cólon, fígado, baço, estômago e vesícula biliar têm movimento e motilidade intrínseca, chamados peristaltismo, necessários para o ótimo funcionamento deles. Esses órgãos podem sofrer impactos e ficar lentos por causa do estresse, da alimentação e do estilo de vida. Muitas pessoas sofrem de prisão de ventre ou irregularidade e preocupação.

Quando fui para a faculdade, a minha digestão tornou-se muito sensível devido às mudanças hormonais, ao estresse e a alimentos pouco saudáveis que consumia na lanchonete do dormitório. Eu ficava inchada, não importava o que comesse. Se ousasse olhar para um chocolate, sentia ter engordado três quilos. Uma das razões pelas quais me tornei uma profissional linfática foi o alívio que obtive com os tratamentos de drenagem linfática na escola de massagem. Eles não apenas reduziram o inchaço no meu intestino, como minha acne também desapareceu. Após os tratamentos linfáticos, me senti imediatamente mais leve, com mais energia e vitalidade.

Ao longo da minha carreira, ajudei muitos clientes a lidar com a inflamação crônica usando técnicas de drenagem linfática no abdômen. Como o fígado, a vesícula biliar, o baço, o cólon e o intestino delgado desempenham um papel na eliminação, é crucial que você desenvolva uma compreensão da sua anatomia para harmonizar o fluxo linfático nessa área. As técnicas de automassagem nesta sequência são projetadas para aliviar a tensão que se adere ao seu intestino, promover o funcionamento saudável do trato digestivo, aumentar a absorção de gordura, reduzir a inflamação e acalmar o estresse e a ansiedade.

Como se livrar do inchaço na barriga

Maxine, uma mulher na casa dos trinta anos, veio me ver por recomendação de um médico integrativo com quem ela se consultava, porque acreditava que o seu estresse no trabalho era a causa da sua constipação e do seu inchaço. Ela admitiu que não seria capaz de mudar de emprego tão cedo e sabia que precisava resolver os seus problemas digestivos. Também admitiu que guarda muito estresse e emoções na barriga. Maxine me disse que costumava ter prisão de ventre no ensino médio, antes das provas. E ela experimentou dores de estômago em grandes reuniões sociais e no local de trabalho.

Embora Maxine tenha lutado contra a constipação por décadas, mesmo depois de mudar a dieta, ela começou a se perguntar se havia uma conexão entre os seus níveis de estresse e a sua digestão, porque percebeu que o estômago não a incomodava quando ela estava de férias ou quando ela não se via sobrecarregada com responsabilidades. Depois de cada uma das nossas sessões, Maxine me mandava uma mensagem com um emoji de cocô feliz, exclamando de alegria quando o seu intestino se movia. Ensinei Maxine a fazer a respiração diafragmática e a massagear a barriga para que ela pudesse fazer isso sozinha entre as consultas. Também me certifiquei de que ela bebesse bastante água ao longo do dia para que não desidratasse as vias linfáticas. Poucos meses depois, ela me contou que a prisão de ventre tinha desaparecido e que tinha até perdido alguns quilos! O seu inchaço também se dissipara e costumava usar as técnicas de respiração que eu havia ensinado a ela. Com essas ferramentas, Maxine me falou que se sentiu mais bem preparada para lidar com o estresse que enfrentava no trabalho.

→ RESPIRAÇÃO DIAFRAGMÁTICA PROFUNDA

A maioria dos meus clientes não está respirando. É claro que eles respiram, mas não estão realmente **r e s p i r a n d o**. A respiração torácica superficial – o que a maioria de nós está acostumado a fazer – não é a mesma coisa que a respiração diafragmática. Como você leu no início do livro, a respiração diafragmática profunda é uma das coisas mais eficazes que você pode fazer para ajudar a mover o rio de linfa da metade inferior do corpo e das pernas pelo ducto torácico em direção ao coração. Os linfonodos lombares estão localizados entre o diafragma e a pelve. Esses linfonodos drenam os órgãos pélvicos e a parede abdominal. Tente visualizar os vasos linfáticos no seu trato gastrointestinal limpando, absorvendo gordura e eliminando resíduos enquanto pratica a técnica de respiração profunda.

DETOX LINFÁTICA

Para estimular a motilidade do sistema digestivo, siga estes passos simples. Esta sequência o ajudará a se sentir mais calmo e em paz em questão de minutos.

Passo 1

Deite-se em uma posição confortável. Coloque as mãos no abdômen. Certifique-se de que os cotovelos estão relaxados. Se você tiver espaço, coloque travesseiros sob os braços para que não haja absolutamente nenhuma tensão no seu corpo. Relaxe a mandíbula, garganta e testa.

Passo 2

Respire longa e profundamente, expandindo a barriga nas suas mãos como se estivesse enchendo um balão. Conte até cinco ao inspirar. Conforme você expira, conte regressivamente a partir de cinco e deixe o estômago relaxar. Inspire outra vez. Ao expirar, sinta a parte de trás do corpo amolecer na superfície abaixo de você. Repita cinco vezes.

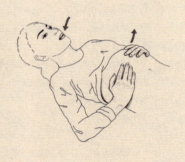

Passo 3

Respire pelas laterais do torso. Sinta a sua respiração encher ambos os lados das costelas com ar. Expire e sinta as costelas suavizarem. Repita cinco vezes.

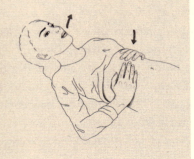

Passo 4

Inspire mais alto agora, levando a respiração até o peito. Permita que a sua respiração levante a frente do estômago até o esterno. Sinta a expansão no seu coração e esterno. Imagine as cores do terceiro e quarto *chakras* – amarelo e verde – enchendo o seu peito. Expire lentamente e pense em deixar ir tudo o que não lhe serve mais. Repita cinco vezes.

Passo 5

Inspire até os ombros, enchendo o coração e os pulmões de ar. Expire lentamente, permitindo que a parte de trás do seu corpo relaxe suavemente na superfície abaixo de você. Repita cinco vezes.

Passo 6

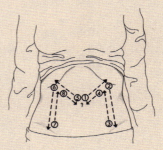

A respiração M e a técnica da espiral: você vai respirar em nove lugares no seu abdômen. Você fará duas inspirações e expirações completas para cada posição da mão. Ao expirar, espiralize os dedos na barriga. Você usará uma pressão firme – mais profunda do que nas massagens anteriores – e a ação será vertical, não horizontal. As nove posições das mãos formarão um **M** na sua barriga, o que ajudará a liberar o ***ama*** no seu cólon.

1. A primeira posição da mão é bem no umbigo. Inspire profundamente e expanda a respiração no umbigo. Ao expirar, faça círculos em espiral com os dedos diretamente para baixo na barriga. Siga a sua respiração para baixo. Repita uma vez.

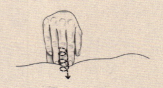

2. A segunda posição da mão: mova a mão sob a caixa torácica esquerda (região do estômago e baço). Inspire para esse local. Ao expirar, circule os dedos profundamente nesse lugar. Repita uma vez.

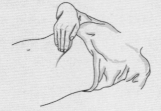 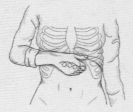

3. A terceira posição da mão é na frente do quadril esquerdo (localização do cólon descendente). Empurre a respiração para cima na sua mão o máximo possível, depois expire e circule os dedos até o ponto macio na frente do quadril. À medida que você fica mais acostumado a respirar dessa maneira, pode oferecer resistência com as mãos na inspiração e fazer uma espiral mais profunda em direção à coluna na expiração. Repita uma vez.

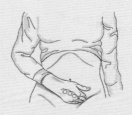

4. A quarta posição da mão é sob a caixa torácica esquerda outra vez. Repita a etapa 2: resista à respiração ao inspirar e, ao expirar, faça círculos em espiral descendo para o abdômen sob a caixa torácica esquerda. Repita uma vez.

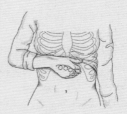

5. A quinta posição da mão é sobre o umbigo novamente. Repita a etapa 1: respire com resistência no seu umbigo; ao expirar, espiralize os dedos para baixo em direção ao estômago. Repita uma vez.

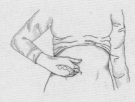

6. A sexta posição da mão é sob a caixa torácica direita (localização do fígado e vesícula biliar). Inspire aqui e resista à sua respiração com a mão. Ao expirar, faça círculos com os dedos no abdômen, logo abaixo das costelas da direita. Repita uma vez.

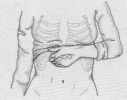

7. A sétima posição da mão é na frente do quadril direito (localização do cólon ascendente). Empurre o ar na direção da mão o máximo possível e, em seguida, expire, circulando os dedos até o ponto macio na frente do seu quadril. Ofereça resistência com as mãos ao inspirar e espiralize mais profundamente em direção à coluna ao expirar. Repita uma vez. Você sentirá a inspiração crescendo agora. Você pode sentir sensibilidade ao expirar enquanto espiraliza as pontas dos dedos no abdômen.

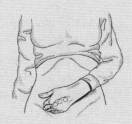

8. A oitava posição da mão é na caixa torácica direita de novo. Repita a etapa 6: resista à respiração ao inspirar e, ao expirar, faça círculos em espiral descendo para o abdômen sob a caixa torácica direita. Repita uma vez.

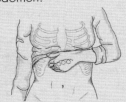

9. A última posição da mão é no umbigo mais uma vez. Repita a etapa 1: expanda a respiração para o umbigo. Ao expirar, faça círculos em espiral com os dedos na direção da barriga. Siga a sua respiração para baixo. Repita uma vez.

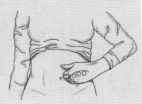

Passo 7

Faça algumas respirações normais de purificação. Relaxe os músculos da testa. Sinta os olhos recuarem para as órbitas. Permita que os seus ossos afundem fortemente na superfície abaixo de você. **Sorria.**

Pode ser difícil mover a respiração por todo o corpo, no início. Não desanime. Quanto mais você dedicar tempo para cuidar dessa área, mais sentirá o vento suave da sua respiração saudá-lo.

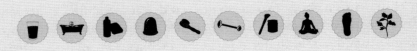

→ **MASSAGEM ABDOMINAL**

Eu criei esta sequência para beneficiar a sua digestão. Quanto mais você praticar essa técnica, mais ela aliviará o inchaço e o processo inflamatório, para que você possa ter aquela sensação de "três quilos mais leve".

O inchaço pode ser causado por muitos fatores, incluindo uma dieta abaixo do ideal, estresse, hormônios, doenças, ciclo menstrual, medicamentos, deficiência de vitaminas, alergias alimentares, falta de sono e um desequilíbrio na microbiota intestinal. Pílulas dietéticas e diuréticos não são úteis, porque o sistema linfático requer hidratação para circular. Os diuréticos são desidratantes, o que pode causar tecidos estagnados e congestionados e uma linfa lenta.

A barriga é uma região que não costuma receber toques de praticamente ninguém, na nossa fase adulta. Entretanto, quando o estômago dói ou se comemos demais, instintivamente agarramos a barriga para tentar obter alívio. Acredito que essa seja uma indicação de que precisamos de toque!

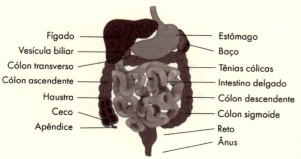

Com a automassagem linfática, você poderá harmonizar o seu trato digestivo estimulando o peristaltismo no intestino a fim de que ele tenha o movimento necessário para absorver nutrientes, secretar (o pâncreas, o fígado e a vesícula biliar secretam hormônios como insulina, enzimas e bile para ajudar na digestão) e funcionar de maneira ideal. Como você leu no capítulo 2, os linfáticos no seu intestino constituem 70% do seu sistema imunológico; portanto, cuidar do seu intestino também promove uma boa saúde imunológica.

Estresse e tensão podem se alojar na barriga. A Teoria Chinesa dos Cinco Elementos afirma que cada órgão tem uma emoção correspondente: fígado (raiva), vesícula biliar (irritabilidade, indecisão), estômago e baço (preocupação), pulmões (tristeza, pesar), coração (alegria) e rins (medo e criatividade). Olhar para a saúde do ponto de vista da mente/corpo/espírito agora faz parte da maioria das práticas holísticas. Quando você integra as suas emoções à cura, pode ver o preço que as emoções negativas cobram do seu corpo.

Estudei técnicas de massagem visceral de várias culturas e incorporei esses conceitos a esta sequência para ajudá-lo a equilibrar as suas emoções e a lidar com o seu desconforto físico. Esta sequência o ajudará a aliviar a constipação, a minimizar o inchaço e o refluxo ácido e a fortalecer a sua imunidade. Assim como uma massagem nas costas, alguns movimentos simples de massagem linfática podem derreter a tensão nas suas vísceras e estimular um ambiente ideal para a eliminação de resíduos.

Um dos presentes mais valiosos que você pode dar a si mesmo é nutrir o amor-próprio e a aceitação. Esfregar a sua barriga faz parte do autocuidado.

Passo 1

Estimule os linfonodos supraclaviculares (logo acima da clavícula) direito e esquerdo na base do pescoço. Pressione a ponta dos dedos nas cavidades acima da clavícula. Faça um movimento em **J** enquanto pressiona **levemente** para **baixo** e para **fora** em direção aos ombros. Repita dez vezes.

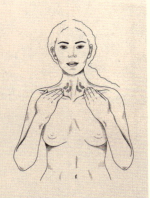

Passo 2

Estimule os linfonodos inguinais: coloque as mãos no topo da parte interna das coxas. Massageie fazendo movimentos em **C** para **cima** até a dobra na parte superior das coxas. Repita dez vezes. Faça também na parte externa das coxas.

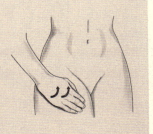

Passo 3

Deite-se para se sentir confortável. Você pode colocar um travesseiro sob os joelhos para suavizar o abdômen e relaxar os músculos das costas. Coloque as mãos espalmadas sobre o estômago. Respire profundamente três vezes. Ao inspirar,

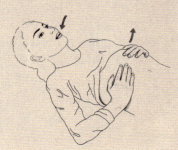

sinta o estômago subir. Ao expirar, sinta a barriga cair. Visualize a anatomia da sua digestão. O cólon tem a forma de um **C** espelhado. Você massageará o abdômen com a mão inteira em círculos seguindo as linhas de eliminação. O cólon ascendente vai do quadril 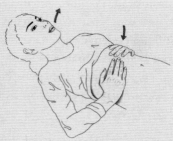 direito até a caixa torácica direita. O cólon transverso cruza acima do umbigo, da caixa torácica direita até a caixa torácica esquerda. O cólon descendente vai da caixa torácica esquerda até o quadril esquerdo. Em seguida, o cólon dá uma leve volta sob o umbigo antes de descer para o reto.

Passo 4

Com a palma da mão, faça círculos sobrepostos ao redor do cólon: suba pelo lado direito, cruze o abdômen e desça pelo lado esquerdo. Use um pouco mais de pressão aqui, mais ou menos a quantidade que você usaria ao estender a massa para fazer *pizza*.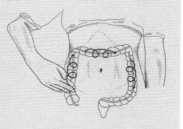
Faça círculos sob o umbigo em direção ao quadril esquerdo para continuar o movimento. Imagine que está desenhando sóis e luas por todo o seu abdômen. Visualize um céu claro em sua barriga, radiante com a luz da lua e do sol. Permita que os seus traços sejam estimulantes e simples. Use o máximo possível da palma e dos dedos. Massageie a pele como um gato faz com suas patas. Sinta o terreno. Observe para onde as suas mãos devem ir e onde elas desejam evitar. Libere o julgamento ou o desejo de trabalhar agressivamente em direção a um resultado. Mude o seu foco para o amor-próprio e a aceitação, suavizando a paisagem. Traga conforto para a área com mãos amorosas, gentis e compassivas. Atraia aceitação e conscientização. Permita que este seja um convite à abertura. Sinta o

tecido ao redor começar a derreter sob as suas mãos. Circule o seu abdômen pelo menos dez vezes.

Passo 5

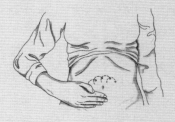

Massageie pequenos círculos sobrepostos ao redor da circunferência do umbigo. Certifique-se de massagear ao redor do abdômen pelo menos dez vezes, mas você pode fazer mais se desejar. Você pode usar um pouco mais de pressão, pois é aqui que reside a sua rede linfática mais profunda. Se você encontrar áreas estreitas, passe algum tempo estimulando a si mesmo com qualidade ali.

Passo 6

Faça leves pinceladas dos quatro cantos do abdômen até o centro dele dez vezes, de cada canto até o umbigo.

Passo 7

Repita o passo 4: massageie o seu cólon cinco vezes.

Passo 8

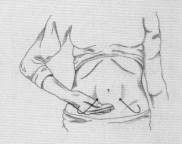

Com a mão em forma de concha e usando a borda externa da mão, deslize-a na frente dos ossos do quadril em direção ao umbigo. Comece na frente do osso do quadril direito. É lá que estão localizados o ceco, o íleo, a válvula ileocecal e o início do cólon ascendente. É também a área onde o intestino delgado se funde com o intestino grosso (cólon). Aqui pode estar sensível ou tenso se você já teve constipação crônica por um longo período. Use a palma da mão para deslizar da frente do quadril direito em direção ao umbigo. Em seguida, deslize na frente do osso do quadril esquerdo em direção ao umbigo. Este é o final do cólon descendente, onde o cólon sigmoide encontra o reto. Este lado pode estar sensível se você teve prisão de ventre recentemente, então seja gentil. Cuidado para não esticar a pele – isso pode ser doloroso! Você pode criar flacidez na pele empurrando primeiro em direção ao quadril, depois massageando para **baixo** a barriga e, por fim, o umbigo. Repita cinco vezes de cada lado.

Passo 9

Usando a borda externa da mão, faça uma concha deslizando-a dos dois lados da caixa torácica em direção ao umbigo. O fígado e a vesícula biliar estão localizados sob o lado direito da caixa torácica, perto de onde o cólon ascendente se curva para se tornar o cólon transverso. **Delicadamente**, crie uma folga na pele primeiro, depois deslize para **baixo** e para **fora** da caixa torácica em direção ao umbigo, da mesma forma

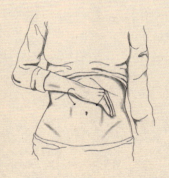

que no passo 8. Seu estômago e baço estão localizados sob o lado esquerdo da caixa torácica. Isso é próximo à flexura esplênica ou curva do cólon transverso ao cólon descendente. Contorne a palma da mão sob a caixa torácica e bombeie para **baixo** e para **fora** em direção ao umbigo. Repita cinco vezes de cada lado.

Passo 10

Repita o passo 4: massageie o cólon três vezes.

Passo 11

Faça puxões em torno do umbigo. Isso é maravilhoso para ajudar a aliviar pequenas tensões e desalinhamentos no abdômen causados por padrões que sobrecarregam os músculos e órgãos. Com a ponta dos dedos de uma das mãos, puxe **suavemente** as bordas do umbigo para **fora**. Use as pontas dos dedos que forem mais confortáveis para você. Para começar, puxe para **cima** como se o seu umbigo fosse um relógio e o horário fosse 12h (esse ponto corresponde ao coração). Estique e segure a pele por pelo menos um minuto em cada ponto enquanto inspira e expira. Em seguida, vá para 3h (rim esquerdo), 6h (bexiga e órgãos genitais), 9h (rim direito) e qualquer outro "horário" que precise da sua atenção; por exemplo, 1h (estômago e baço), 5h (intestinos), 7h (intestinos), 11h (fígado e vesícula biliar). Você pode sentir uma liberação em outras partes da barriga. Gosto de passar muito tempo nessa área quando tenho disponibilidade. É o meu passo favorito nesta sequência e é muito eficaz para suavizar todo o abdômen, pois libera a tensão e a energia emocional que se acumulam quando o tecido conjuntivo ao redor dos órgãos fica rígido.

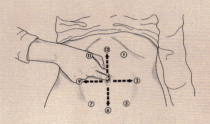

Passo 12

Repita o passo 5: massageie pequenos círculos ao redor do umbigo, integrando as extensões do umbigo à sua massagem do cólon. Repita cinco vezes. **Respire fundo.**

Passo 13

Repita os passos 8 e 9: com as mãos em forma de concha, deslize-as na frente dos ossos do quadril e da caixa torácica.

Passo 14

Massageie o cólon ascendente, transversal e descendente outra vez, como no passo 4. Revisite todas as áreas que achar que precisam de mais atenção. Faça algumas pinceladas em todo o estômago e tome algumas respirações purificadoras.

Passo 15

Repita o passo 2: estimule os seus linfonodos inguinais.

Passo 16

Repita o passo 1: estimule os linfonodos supraclaviculares direito e esquerdo na base do pescoço.

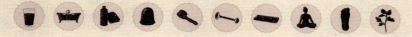

Beleza

PELE BRILHANTE
MELHORE A CELULITE
DIMINUA A CINTURA

→ **PELE BRILHANTE**

Como o maior órgão do corpo e o único externo, a pele é um reflexo direto do estado interno de saúde – físico, mental e emocional. É através dela que nós nos mostramos para o mundo e muitas vezes é a primeira coisa pela qual somos julgados por muitos, incluindo por nós mesmos.

SEQUÊNCIAS DE AUTOMASSAGEM LINFÁTICA

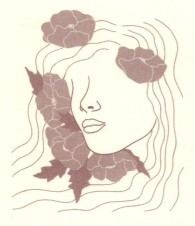

Os muitos músculos e linfonodos da cabeça e do pescoço estão constantemente absorvendo, reagindo e processando estímulos. Usamos a cabeça para pensar, falar, cheirar, sentir, saborear e experimentar o mundo. A boca, as orelhas, o nariz e a garganta são vulneráveis a toxinas ambientais. Se houver estagnação sob a superfície da pele como resultado de cerrar a mandíbula ou ficar olhando para uma tela o dia todo, o fluxo de nutrientes vitais e oxigênio terá dificuldade em chegar às células. A capacidade dos vasos linfáticos de remover resíduos também pode ser prejudicada pela tensão muscular.

Para manter um brilho saudável por fora, você precisa cuidar do seu interior. Quando as toxinas se acumulam, elas aparecem na pele. O álcool e os cigarros, por exemplo, dilatam os vasos sanguíneos, o que leva à retenção de líquidos na forma de edema e inchaço.

Desequilíbrios no intestino também podem se manifestar como problemas de pele. Uma microbiota doente e uma inflamação nos intestinos, unidos com o estresse emocional, rompem a barreira antimicrobiana da pele; quanto menos a sua pele puder se defender das bactérias, maior será a probabilidade de você ter reações cutâneas na forma de inflamação e acne. Sempre que um cliente reclama de problemas digestivos e de pele crônicos, recomendo que ele dê uma olhada na sua dieta e no seu estilo de vida. É por isso que, no final desta seção, você será encaminhado para a "Massagem abdominal", na página 116. Recomendo fazer a sequência "Pele brilhante" com a sequência "Massagem abdominal" em dias alternados por algumas semanas para obter os melhores resultados.

A automassagem linfática também pode ser muito benéfica para aqueles que lutam contra eczema. Há algum tempo, uma cliente que sofria disso havia mais de um ano veio me ver quando teve uma erupção na base do pescoço e orelhas. Ela estava fazendo acupuntura e *hot* ioga,[*] mas o seu eczema persistia. A cliente me disse que também desenvolveu erupções intermitentes na pele, nas dobras dos cotovelos, nas axilas e no topo das coxas – as principais áreas dos

---

[*] *Hot* ioga: uma aula de ioga de 60 ou 90 minutos, em uma sala aquecida entre 38°C e 40°C, com umidade controlada. O calor – mais confortável do que parece – ajuda a relaxar os músculos, deixando as articulações mais macias. Assim, os praticantes avançam nas posturas com mais facilidade e intensidade, sem tanto risco de lesões. (N. da T.)

linfonodos. Eu a vi mensalmente por alguns meses, ensinei-lhe a automassagem e recomendei-lhe que fizesse uma pausa na *hot* ioga, pois o calor poderia estar inibindo o seu sistema linfático. Ela era diligente na sua prática de autocuidado algumas vezes por semana e parou de aumentar o calor quando fazia ioga. Em poucos meses, a erupção desapareceu e o tom de pele ficou mais uniforme. Ela estava realmente maravilhada com o poder do seu sistema linfático em ação.

Na minha prática, tenho visto muitos pacientes com câncer se beneficiarem com essa sequência, já que a quimioterapia tende a drenar a cor do rosto. Se você já notou o tom de pele de alguém que tem uma doença crônica, percebeu que os resultados da sua carga linfática sobrecarregada devido ao combate a uma doença ou ao processamento de uma quantidade avassaladora de medicamentos são tangíveis.

No fim das contas, a linfa da face se esvazia no ângulo venoso da veia subclávia na clavícula. Esse processo drena as impurezas do rosto e pescoço, eliminando as bactérias presas, uma das principais causas das erupções. A acne é causada pela bactéria *Propionibacterium acnes* e pelos hormônios – é por isso que a massagem linfática deu ao meu corpo a desintoxicação de que precisava e curou as minhas espinhas! Essa sequência também afeta o nervo vago, o que o coloca no estado nervoso parassimpático, onde o corpo faz o melhor para se reparar e consegue colher os maiores benefícios.

Esta sequência é um golpe duplo poderoso. A sua pele receberá um impulso perceptível instantaneamente, e você ativará os vasos linfáticos no cérebro, o que ajudará a limpar o acúmulo de placa, que, como você aprendeu no capítulo 2, foi relacionado ao declínio cognitivo. Lembre-se de que você é o guardião do seu corpo. Toque o seu rosto com amor, positividade, compaixão e aceitação.

OBSERVAÇÃO: Para saber mais sobre cuidados com a pele, consulte o capítulo 5.

Passo 1

Estimule os linfonodos supraclaviculares (logo acima da clavícula) direito e esquerdo na base do pescoço. Pressione a ponta dos dedos nas cavidades acima da clavícula. Faça um movimento em **J** enquanto pressiona **levemente** para **baixo** e para **fora** em direção aos ombros. Repita dez vezes.

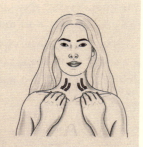

Passo 2

Execute a sequência "Pescoço". São três etapas:

1. Coloque a palma das mãos na base do pescoço. Pulse a pele **suavemente** enquanto **desce** em direção à clavícula. Repita dez vezes.
2. Posicione as mãos mais acima para que os dedos mínimos repousem no encaixe atrás das orelhas, a ponta dos dedos apontando diagonalmente em direção às orelhas. Use a palma das mãos para esticar a pele para **baixo** em direção ao pescoço. Repita cinco vezes.

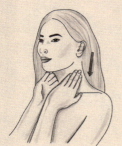 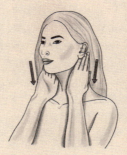 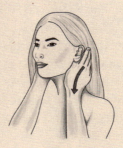

3. Faça leves pinceladas por trás das orelhas até o pescoço. Repita cinco vezes. Engula uma vez.

Passo 3

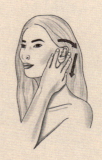

Execute a sequência "Spock": separe os dedos entre o dedo médio e o anelar (como o Spock). Coloque os dedos médio e indicador atrás das orelhas no encaixe da cartilagem, e os dedos anelar e mínimo na frente das orelhas. Massageie **suavemente** para **trás** e para **baixo** fazendo um movimento em **C**. Repita dez vezes. Isso estimula os linfonodos pré e retroauriculares das orelhas. Este deve ser um movimento rítmico e estimulante. Engula uma vez.

Passo 4

Coloque a ponta dos dedos na base do crânio, na crista occipital. Com os dedos se tocando, passe a ponta dos dedos ao longo dessa crista **com suavidade**, depois **deslize-os** pelo pescoço, como uma cachoeira desce pela montanha. Repita dez vezes.

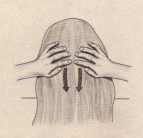

Passo 5

Estimule a zona linfática do colarinho da camisa: coloque as mãos sobre os ombros, os cotovelos apontando para a frente. Inspire e depois abaixe os cotovelos ao expirar, mantendo a ponta dos dedos sobre os ombros. Repita cinco vezes. Isso ajuda a mover o fluido linfático da nuca para os drenos acima da clavícula.

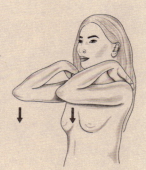

Passo 6

Escove **levemente** o rosto com a ponta dos dedos, do queixo às orelhas, das bochechas às orelhas, da ponte do nariz até o meio da testa e dali em direção às orelhas. Em seguida, escove ao longo das sobrancelhas até as orelhas. Repita três vezes.

Passo 7

Pressione o dedo **suavemente** no canto interno de cada olho. Segure por três segundos. Em seguida, mova o dedo até a parte interna das sobrancelhas. Fique assim por três segundos.

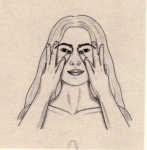

Depois, massageie ao longo das sobrancelhas em direção às têmporas. Repita três vezes.

Passo 8

Espalhe a ponta dos dedos sob os olhos. Você sentirá o topo das maçãs do rosto aqui. Pressione de maneira **bem suave** ao longo da linha superior das maçãs do rosto em direção às orelhas. Repita três vezes.

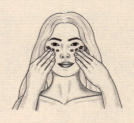

Passo 9

Repita o passo 7: pressione o canto interno dos olhos e massageie até os ossos das sobrancelhas, e então das sobrancelhas até as têmporas.

Passo 10

Coloque o polegar direito embaixo do olho direito e o dedo indicador na sobrancelha. **Com leveza**, levante o dedo indicador como se estivesse "abrindo" a órbita ocular. Seja leve como uma pena. Passe os dedos **com suavidade** das sobrancelhas em direção às têmporas três vezes. Repita no lado esquerdo três vezes.

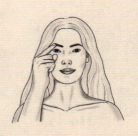

Passo 11

Com a ponta dos dedos, faça leves pinceladas das sobrancelhas até a linha do cabelo, depois alise a pele da testa até as têmporas.

DETOX LINFÁTICA

Este é o seu *chakra* do terceiro olho, o centro da intuição. Isso vai suavizar e desobstruir a sua testa franzida (o ponto do botox!). Repita dez vezes.

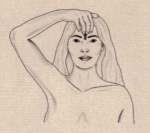
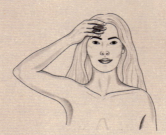

Passo 12

Começando pela borda interna das sobrancelhas, belisque **levemente** ao longo das sobrancelhas para fora em direção às têmporas. Repita três vezes.

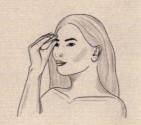

Passo 13

Com a ponta dos dedos, massageie os pés de galinha próximos aos olhos. **Muito suavemente**, massageie o número **8** ao redor da parte externa dos olhos, dez vezes.

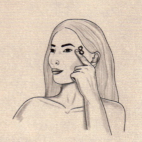

Passo 14

Com a ponta dos dedos, massageie fazendo pequenos movimentos em **C** nas têmporas, no local que as pessoas esfregam quando têm dor de cabeça. Você pode encontrá-lo abrindo e fechando a boca para que os seus dentes se toquem; o músculo do lado da testa

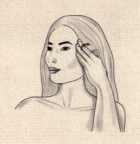

se moverá. Esta é uma área maravilhosa para massagear se você range os dentes ou tem ATM, mas por favor, seja gentil e amoroso aqui! Repita dez vezes. Engula uma vez.

Passo 15

Com a ponta dos dedos, massageie um padrão em forma de onda das têmporas até as orelhas, depois atrás das orelhas e desça pelo pescoço até a clavícula. Engula cada vez que os dedos alcançarem o pescoço. Isso ajudará a drenar o fluido linfático do rosto. Repita três vezes.

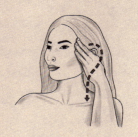

Passo 16

Massageie o couro cabeludo com a ponta dos dedos, como se estivesse passando xampu no cabelo. Massageie toda a cabeça em direção à nuca. Recomendo massagear o couro cabeludo por cerca de trinta segundos. Isso estimula o sistema glinfático no cérebro.

Passo 17

Coloque duas pontas dos dedos ao lado de cada narina, onde estão localizados os seios da face. Pressione **com leveza** para **baixo** e para **fora**. Isso drenará o fluido da cavidade nasal. Por favor, seja muito gentil ao tocar o fluido logo abaixo da pele. Resista ao impulso de pressionar muito profundamente. Repita cinco vezes.

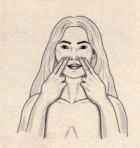

Passo 18

Com a ponta dos dedos, bata **com suavidade** do nariz às maçãs do rosto e dali às orelhas. Repita cinco vezes. Em seguida, faça leves pinceladas do nariz às orelhas.

Passo 19

Belisque **levemente** as bochechas, desde as maçãs do rosto até as orelhas. Repita cinco vezes.

Passo 20

Com a ponta dos dedos, massageie fazendo movimentos em **C** ou em arco-íris ao contrário na linha da mandíbula, do queixo às orelhas. Repita três vezes.

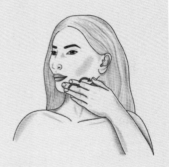

Passo 21

Repita o passo 6: com a ponta dos dedos, faça leves pinceladas do queixo às orelhas, das bochechas às orelhas e da testa às orelhas. Repita três vezes.

Passo 22

Repita o passo 15: com a ponta dos dedos, massageie um padrão ondulado das têmporas até as orelhas, depois atrás das orelhas e descendo pelo pescoço até a clavícula.

Passo 23

Repita o passo 3, a sequência "Spock".

Passo 24

Com a ponta dos dedos, massageie ao redor dos lábios. Massageie **suavemente** dos lábios até as orelhas fazendo um movimento em **C** espelhado.

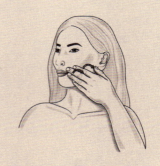

Passo 25

Com o polegar direito e o indicador, belisque **levemente** acima e abaixo dos lábios do lado direito. Belisque **com suavidade** ao longo da parte superior e inferior do lábio, do centro ao canto. Repita três vezes. Em seguida, repita três vezes no lado esquerdo.

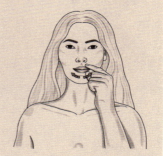

Passo 26

Repita o passo 20, mas desta vez use a palma da mão para massagear a linha da mandíbula, do queixo às orelhas. Repita três vezes.

Passo 27

Repita o passo 6: escove **levemente** o rosto com a ponta dos dedos, do queixo às orelhas, das bochechas às orelhas, da testa às orelhas, e desça do pescoço até a clavícula. Repita três vezes.

Passo 28

Repita o passo 4: massageie a crista occipital na base do crânio. Em seguida, faça leves pinceladas atrás da orelha e no pescoço.

Passo 29

Repita o passo 3, a sequência "Spock".

Passo 30

Repita o passo 2, a sequência "Pescoço".

Passo 31

Repita o passo 5: estimule a zona linfática do colarinho da camisa.

Passo 32

Repita o passo 1: estimule os linfonodos supraclaviculares direito e esquerdo na base do pescoço três vezes.

Passo 33

Esfregue a palma das mãos vigorosamente. Depois de aquecidas, coloque-as sobre os olhos. Mantenha-as assim por dez segundos enquanto respira profundamente. Ao soltar as mãos, pressione as palmas nas maçãs do rosto.

SEQUÊNCIAS DE AUTOMASSAGEM LINFÁTICA

Passo 34

Se você tem acne há muito tempo ou se a sua pele vem apresentando alguma irritação, recomendo que também faça a sequência "Massagem abdominal", na página 116, para ajudar a limpar quaisquer problemas intestinais que possam estar afetando a sua pele.

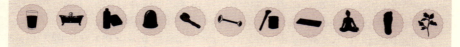

→ **MELHORE A CELULITE**

A celulite ocorre quando as células de gordura ficam presas por faixas de tecido conjuntivo próximas à superfície da pele. As fibras conectivas sob a pele se rompem, as toxinas se acumulam e os fios finos da pele perdem elasticidade, o que cria protuberâncias cheias de gordura. Esses aglomerados ou depósitos de gordura endurecem e aderem ao tecido conjuntivo, ou fáscia. Isso leva a um ciclo de acúmulo de gordura, má circulação e alterações na textura da pele. Quando a relação entre o tecido conjuntivo sob a pele e a camada de gordura é comprometida, surgem covinhas e protuberâncias incômodas.

A celulite geralmente está localizada nas nádegas, no abdômen, nos quadris, nas coxas ou nos braços. Existem três graus:

- **GRAU 1, MACIO.** Não é dolorosa ao toque. Frequentemente referida como consistência de "casca de laranja". A pele pode ser macia e com aparência flácida. Se você a pressionar com a ponta dos dedos, verá depressões superficiais. Essa é a mais fácil de ser afetada com a massagem.
- **GRAU 2, MODERADO.** Esse estágio significa uma combinação de retenção de líquidos (edema) e tecido conjuntivo aderido à pele. A circulação insuficiente pode levar ao acúmulo de depósitos de gordura nos tecidos sob a pele. Se você pressionar com a ponta dos dedos, sentirá que as depressões da pele são mais profundas e podem ser dolorosas ao toque.
- **GRAU 3, GRAVE.** Normalmente crônica, essa celulite pode ser dura e dolorida ao toque. Ela costuma ser chamada de aparência de "colchão".

O movimento do fluido sob a pele é severamente limitado. Quando a celulite fica fibrótica, leva mais tempo para ser tratada.

A celulite pode aparecer independente do quanto você pesa ou de quanto o seu peso flutua. Também pode ser causada por oscilações hormonais, gravidez ou estresse – que podem fazer com que o tecido conjuntivo e os músculos ao redor se contraiam, interrompendo a circulação e impedindo a eliminação adequada –, bem como por má digestão. A quantidade de celulite que você tem também pode variar dependendo da sua dieta e dos exercícios físicos.

Algumas pessoas sofrem de uma doença chamada **lipedema**, que não muda muito nem mesmo quando elas comem bem e se exercitam com regularidade. Acredita-se que o lipedema esteja ligado a um gene hereditário porque tende a ocorrer na família. Com frequência, as pessoas acometidas desse problema são ignoradas pelos médicos e a sua condição não é validada nem compreendida. Existe todo um campo da terapia do linfedema dedicado a estratégias para clientes com lipedema que sofrem de depósitos persistentes de gordura na pele. Minha recomendação é que você trabalhe com um terapeuta especializado em lipedema.

Pele flácida, covinhas e ganho de peso desconfortável são todos sinais de fluido linfático estagnado. Esta sequência pode ajudar a diminuir o aparecimento da celulite ao longo do tempo e trazer de volta a microcirculação sanguínea saudável para melhorar a circulação venosa e linfática. Não é uma solução imediata. Para muitos, o aparecimento de celulite é frustrante, embora seja, em grande parte, um fato da vida: cerca de 80% a 90% das mulheres a experimentarão em algum grau. Além de ajudar a diminuir a aparência da celulite, a automassagem também pode promover um melhor fluxo linfático nas áreas afetadas.

Como a gordura é armazenada nos tecidos e no sistema linfático, ao se concentrar na eliminação das toxinas presas você pode ajudar na desintoxicação da área, o que melhorará o tom da sua pele. Além de tratamentos linfáticos, escove a seco diariamente e faça as ventosas linfáticas (consulte "Como fazer ventosas linfáticas", na página 277). O que também ajudará a sustentar essa desintoxicação é reduzir a ingestão de laticínios e glúten, aumentar a ingestão de água e vegetais e praticar exercícios com regularidade. O treinamento de força isométrica direcionado[*] é particularmente benéfico, especialmente ao redor do abdômen, das pernas e nádegas. Isso enrijecerá os seus músculos e criará o consumo extra de

---

[*] Treinamento de força isométrica direcionado: é um tipo de treino em que um estímulo ativa as placas motoras (fibras nervosas associadas ao tecido muscular) e há uma contração muscular (ele fica tensionado), mas as articulações não se movem.

oxigênio necessário para usar essa gordura. Também adoro usar esfoliantes e óleos que contenham cafeína; a cafeína pode desidratar temporariamente as células de gordura, mas os seus efeitos superficiais na pele duram apenas algumas horas.

Esta sequência limpa os gânglios e as vias linfáticas para primeiro eliminar as toxinas e, depois, se concentrar no descongestionamento do tecido adiposo teimoso com uma pressão mais profunda, usando técnicas de rolar as mãos e dobrar os dedos para atingir pontos insistentes e liberar bloqueios. Combine esta sequência com a de "Membros doloridos: pernas", na página 213, para um impacto máximo.

OBSERVAÇÃO: Você pode usar um pouco de óleo firmador de pernas nesta sequência para celulite, se assim o desejar. Nesse caso, procure um que contenha cafeína e/ou óleo de linhaça, que pode ser encontrado na maioria das lojas onde são vendidos produtos para a pele.

Passo 1

Sente-se em uma posição confortável. Comece fazendo uma respiração abdominal profunda. Isso aumentará a taxa de absorção e transporte linfático. Coloque as mãos no abdômen e respire fundo, expandindo-o como se você estivesse enchendo um balão. Ao expirar, relaxe o abdômen. Repita dez vezes.

Passo 2

Coloque uma das mãos no abdômen e a outra no coração. Visualize o seu ducto torácico, que vai do abdômen ao coração. Ao inspirar, visualize o tronco de uma árvore subindo pela linha média do seu umbigo, os galhos se estendendo pelos seus pulmões e pelo seu coração. Ao expirar, visualize as folhas da árvore balançando ao vento. Repita dez vezes.

Passo 3

Estimule os seus linfonodos inguinais: duas posições com a mão. Coloque a mão no topo da parte interna da coxa. Massageie fazendo movimentos em **C** para **cima** até a dobra na parte superior da coxa. Repita dez vezes. Faça na parte externa da coxa.

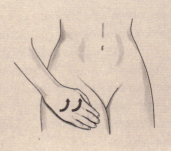

Passo 4

Levante cada perna seis vezes. Este movimento estimula os linfonodos inguinais.

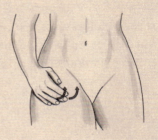

Passo 5

Massageie a parte superior da coxa direita. Você pode usar uma ou ambas as mãos.

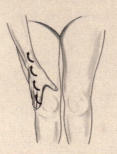 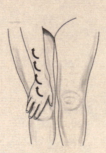 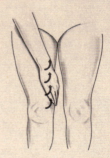

1. Parte externa da coxa: massageie fazendo movimentos em **C** sobrepostos, da parte externa do joelho **subindo** em direção aos linfonodos inguinais ao longo do lado externo da coxa. Repita dez vezes.

2. Centro da coxa: massageie fazendo movimentos em **C** sobrepostos do centro do joelho **subindo** até o meio da perna e os linfonodos inguinais. Repita dez vezes.

3. Parte interna da coxa: massageie fazendo movimentos em **C** sobrepostos da parte interna do joelho **subindo** até o topo da parte interna da coxa. Repita dez vezes.

4. Parte posterior da coxa: dobre a perna para que você possa alcançar a parte de baixo da coxa. Com ambas as mãos, varra o fluido dos músculos isquiotibiais para a frente da perna e para os linfonodos inguinais. Repita dez vezes. Bombeie os seus linfonodos inguinais novamente três vezes.

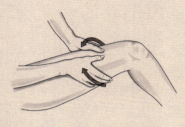

Passo 6

Repita o passo 5 na parte superior da coxa esquerda.

Passo 7

Massageie o joelho direito:

1. Coloque a palma da mão direita sob o joelho. Bombeie para cima diretamente na parte de trás do joelho; você tem linfonodos aí (a fossa poplítea). Repita dez vezes.

2. Coloque uma mão em cada lado da patela. Agarre a pele de ambos os lados do joelho e faça movimentos em **C** para **cima**. Repita dez vezes.

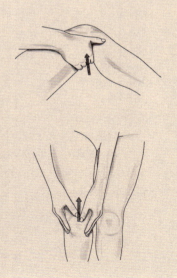

3. Coloque a mão direita no topo da patela. Movimente a pele para **cima** e **sobre** o joelho. Repita dez vezes.

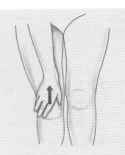

Passo 8

Repita o passo 7 no joelho esquerdo.

Agora que você retirou a linfa estagnada da área, pode realizar os próximos movimentos específicos para a redução da celulite. Eles podem ser mais profundos do que os movimentos normais da massagem linfática, porque agora você está se concentrando na camada de gordura.

Passo 9

Encontre uma área de celulite concentrada. Espalhe uma pequena quantidade de óleo anticelulite sobre o local. Em seguida, aperte uma pequena área de pele entre a ponta dos dedos. Com mais pressão do que na típica automassagem linfática, agarre e levante a sua pele e, em seguida, role-a **em direção** aos linfonodos inguinais. Esta é a técnica secreta dos aparelhos contra celulite: eles levantam e rolam a pele. Repita dez vezes. Encontre outra área de celulite por perto e continue levantando e rolando a pele em direção aos linfonodos inguinais.

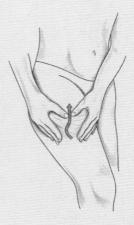

Passo 10

Faça uma massagem com os nós dos dedos: com a mão fechada em um punho relaxado, sobre uma parte com celulite role sobre a pele com os nós dos dedos fazendo movimentos em **C** sobrepostos em direção aos linfonodos inguinais. Repita dez vezes.

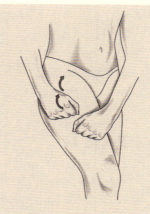

Passo 11

Amasse a pele com as mãos em três linhas verticais. Repita cada linha dez vezes como se estivesse amassando uma massa. A celulite nas mulheres é organizada verticalmente, portanto, trabalhe assim em direção aos seus linfonodos inguinais.

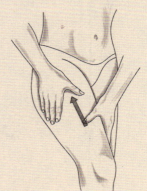

Passo 12

Faça espirais com os dedos: com o polegar ou os outros dedos sobre uma área menor, concentre-se em alisar a pele como faria com um pedaço de papel amassado. Agora faça movimentos menores, mais curtos. Isso pode ser mais sensível ou doloroso, porque você está usando um pouco mais de pressão do que em outras sequências ao trabalhar para quebrar os depósitos de gordura. Faça um inventário da textura e da cor da sua pele.

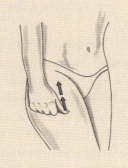

Você não quer ficar com uma marca roxa. À medida que você leva mais sangue para a área, a cor da sua pele pode mudar temporariamente. Se isso persistir, diminua a velocidade e descanse um pouco para que a sua pele volte ao normal.

DETOX LINFÁTICA

Passo 13

Repita o passo 5: massageie a parte superior da coxa direita. Repita na coxa esquerda.

Passo 14

Repita o passo 7: massageie abaixo do joelho, depois sobre ele e, a seguir, faça o mesmo no outro joelho. Massageie as laterais do joelho até a coxa.

Passo 15

Repita o passo 3: estimule os linfonodos inguinais.

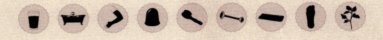

→ **DIMINUA A CINTURA**

O segredo de uma cintura mais fina é o que gosto de chamar de "tripla ameaça": dieta, massagem e exercícios. Como você aprendeu nos capítulos 1 e 2, o sistema linfático ajuda a manter o equilíbrio de fluidos no corpo e absorve o excesso de gordura no intestino. A massagem linfática é famosa por ajudar as pessoas a atingirem uma cintura mais esguia. Para evitar o excesso de peso, você precisará fazer alguns exercícios que o ajudarão a aumentar a circulação linfática. Você pode encontrar uma lista deles começando na página 294. Também é essencial manter-se hidratado para estimular o transporte de resíduos linfáticos através da vasculatura. Você encontrará listas de alimentos para comer e alimentos para evitar a partir da página 258 que o ajudarão a manter uma barriga mais magra.

Por fim, recomendo que você massageie o abdômen com regularidade, pelo menos três ou quatro vezes por semana. Aumentar o peristaltismo dos órgãos internos o ajudará a eliminar resíduos congestionados, soltar o tecido conjuntivo tenso e manter os movimentos intestinais regulares. Essa é a maneira linfática de perder alguns centímetros e mantê-los longe.

Também recomendo a sequência "Massagem abdominal" na página 116.

A sua paisagem interna

ACALME A ANSIEDADE
ENERGIA E CLAREZA MENTAL
REMÉDIO PARA RESSACA
ABERTURA DE CORAÇÃO E PULMÃO
UM BOM SONO

→ ACALME A ANSIEDADE

Muitos de nós experimentamos algum grau de ansiedade. O nosso mundo está repleto de situações e fatores estressantes que tentamos administrar o tempo todo, e o valor atribuído à produtividade e às realizações faz muitas pessoas se sentirem cronicamente ansiosas sobre se estão ou não "fazendo o suficiente". Uma pesquisa mostrou que atender ao ciclo de notícias vinte e quatro horas por dia, sete dias por semana – que piorou ainda mais com as redes sociais –, está cobrando um preço ainda maior da nossa saúde mental.

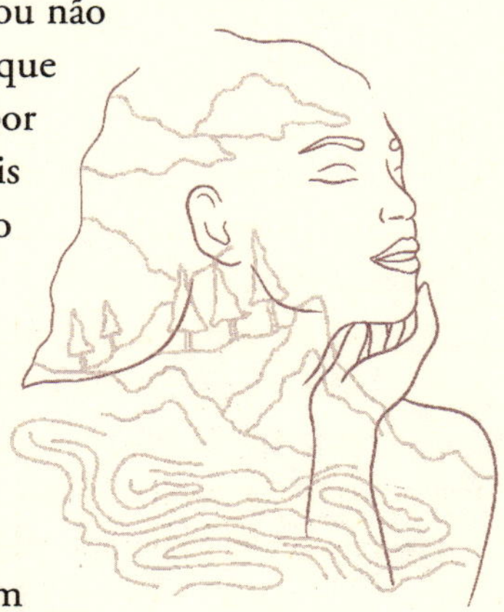

Na minha clínica, todos os dias vejo como a ansiedade se manifesta no corpo e causa inflamação. Eu o encorajo a fazer um relato das forças internas e externas presentes na sua vida que o deixam ansioso. Quais coisas que estão lhe causando estresse e preocupação desnecessários podem ser deixadas de lado? Reservar um tempo para fazer uma séria autoavaliação das pressões que vêm pesando sobre você é tão importante para mitigar a ansiedade quanto a automassagem. Também recomendo experimentar a técnica de meditação descrita na página 288, pois ela é uma forma comprovada de ajudar a acalmar o corpo e reduzir a ansiedade.

Um dos motivos pelos quais a ansiedade nos afeta fisiologicamente é que a nossa respiração muda de maneira drástica quando estamos sob estresse. Quando estamos nervosos ou desconfortáveis, tendemos a prender a respiração ou respirar de modo superficial. Sem que você perceba, a tensão fica presa nos ombros ou cria um aperto no peito, na caixa torácica e no diafragma, o que pode afetar os pulmões e até mesmo a digestão. De maneira similar, pode parecer que a garganta está fechando, o que leva a uma incapacidade temporária de falar ou de se expressar. Isso pode criar um ciclo paralisante de ansiedade. Como a respiração é parte integrante do bombeamento da linfa, essa sequência de massagem inclui respiração abdominal para abrir as vias respiratórias ao longo do esterno e levar mais oxigênio para os pulmões.

O plexo solar – a casa do terceiro *chakra* (autoestima e poder pessoal), que está localizado próximo ao timo, órgão linfoide que amadurece e produz as células T, lutadoras que protegem contra doenças – também terá um papel nessa sequência. Ela vai estimular a circulação linfática, desbloquear a congestão, aliviar a ansiedade, acalmar o sistema nervoso central e tirar você da sua cabeça, colocando-o no seu coração.

Passo 1

Para começar, sente-se para ficar confortável. Estimule os linfonodos supraclaviculares direito e esquerdo na base do pescoço. Eles estão localizados logo acima da clavícula. Pressione a ponta dos dedos nas cavidades acima da clavícula. Faça um movimento em **J** enquanto pressiona **levemente** para **baixo** e para **fora** em direção aos ombros. Repita dez vezes.

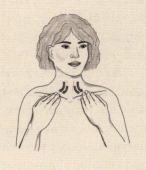

Passo 2

Estimule os linfonodos axilares (nas suas axilas). Comece estimulando a axila direita com a mão esquerda. São três etapas:

1. Coloque a mão por entre a axila, o dedo indicador descansando **suavemente** no encaixe dela. Pulse para **cima** na axila. Repita dez vezes.
2. Mova a mão para **baixo** ao lado do torso. Essa região contém tecido mamário, que é essencial que seja drenado. Com a palma da mão, faça movimentos em **C subindo** pela lateral do torso até a axila. Repita dez vezes.
3. Levante o braço e coloque a mão na axila. Bombeie para **baixo** sobre a axila dez vezes. Solte o braço.

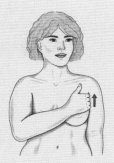 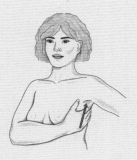 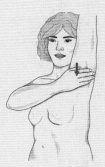

Passo 3

Repita o passo 2 na axila esquerda.

Passo 4

Estimule a zona linfática do colarinho da camisa: coloque as mãos sobre os ombros, os cotovelos apontando para a frente. Inspire e depois abaixe os cotovelos ao expirar, mantendo a ponta dos dedos sobre os ombros. Repita cinco vezes. Isso ajuda a mover o fluido linfático da nuca para os drenos acima da clavícula. Também ajuda a relaxar o músculo trapézio, que fica tenso de ansiedade e preocupação.

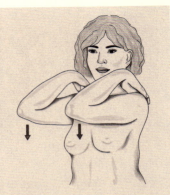

Passo 5

Coloque a palma da mão direita acima do seio esquerdo, as pontas dos dedos voltada para a axila. **Com suavidade**, massageie fazendo movimento em **C** por cima do topo do seio em direção à axila esquerda. Repita cinco vezes.

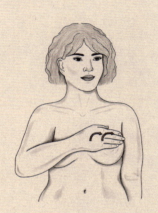

Passo 6

Repita o passo 5 no lado direito.

Passo 7

Coloque a palma da mão no centro do peito sobre o esterno. Massageie fazendo movimentos em **C** espelhado, como se estivesse desenhando um arco-íris sobre o coração e os pulmões. Respire lenta e profundamente. Conte até três em cada inspiração, e de três a um ao expirar. A cada inspiração, sinta o peito subir até a sua mão. Ao expirar, permita que o peito relaxe e suavize. Repita pelo menos três vezes,

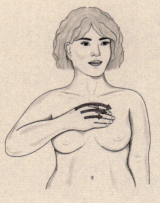

mas sinta-se à vontade para fazer esta etapa quantas vezes forem necessárias para liberar a tensão.

Passo 8

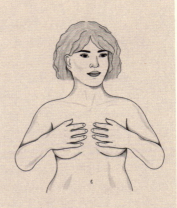

Coloque a ponta dos dedos de ambas as mãos ao longo do esterno. Os sulcos nesse caso ficam próximos aos músculos intercostais, que o ajudam a respirar. Com **muita suavidade**, pressione para **dentro** e para **fora** dez vezes. Como você está trabalhando apenas na camada de fluido, resista ao impulso de pressionar profundamente.

Passo 9

Repita o passo 7: coloque a palma da mão no centro do peito sobre o esterno. Fazendo o arco-íris, massageie sobre o peito enquanto respira fundo cinco vezes. Balance o corpo para a frente e para trás. Esse movimento de balanço imita o ritmo ondulante da drenagem linfática, que acalma todo o seu estado de ser. Repita cinco vezes.

Passo 10

Repita os passos 5 e 6: massageie fazendo movimentos em **C** sobre cada seio em direção às axilas.

Passo 11

Faça respiração abdominal: coloque as mãos no abdômen. Respire fundo no abdômen. A cada inspiração, expanda-o nas mãos como um balão. Ao expirar, deixe-o relaxar. Repita cinco vezes. Isso impulsionará a linfa da metade inferior do corpo e ativará o sistema nervoso parassimpático de repouso e digestão, onde ocorre a cura.

Passo 12

Coloque uma das mãos no abdômen e a outra no coração. Imagine que há discos de energia correndo da sua barriga para o coração. Ao inspirar, visualize a cor laranja no seu segundo *chakra*, logo abaixo do umbigo. Leve a respiração à altura dos pulmões até o terceiro *chakra* e visualize a cor amarela, como um sol radiante. Quando a sua respiração alcançar o coração, o quarto *chakra*, imagine a cor verde brilhante no seu peito. Ao expirar, permita que o abdômen relaxe. Repita três vezes. Esse é o caminho que o ducto torácico percorre para devolver o fluido linfático à circulação sanguínea. Essa respiração potente pode ser feita a qualquer momento que você precisar liberar a ansiedade e acessar um estado de ser mais calmo.

Passo 13

Com uma das mãos ainda sobre o coração e a outra sobre o abdômen, respire profundamente no abdômen enquanto massageia fazendo movimentos em **C** sobre o coração. Diga "Reeeeee" (o R suave, soando do fundo da garganta) em voz alta enquanto expira. Esse som ajuda a equilibrar os centros de energia do corpo, desde a parte inferior do umbigo até o coração. Repita cinco vezes.

Passo 14

Bata **levemente** a ponta dos dedos sobre o seu esterno. Visualize o som da batida nas suas células. É nesse local, acima do coração, que se localiza o timo, que amadurece as células T. O timo armazena glóbulos brancos imaturos e os prepara para se tornarem células T ativas, que montam uma resposta imunológica para destruir células infecciosas e nefastas. Ao bater no peito, imagine todos os benefícios do seu timo.

Passo 15

Repita os passos 2 e 3: estimule os linfonodos axilares (nas suas axilas) três vezes.

Passo 16

Repita o passo 4: estimule a sua zona linfática do colarinho da camisa.

Passo 17

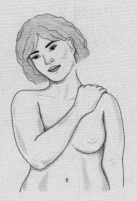

Alongue o pescoço para liberar a tensão. Olhando para a frente, incline a orelha direita em direção ao ombro. Mantendo a posição, inspire e expire três vezes. Repita no lado esquerdo.

Passo 18

Circule a cabeça três vezes em cada direção. (Se você tem tendência a ficar tonto ou sofre de vertigem, pule esta etapa.)

Passo 19

Levante os ombros e comprima-os em direção às orelhas. Mantenha a posição por três segundos, inspirando e expirando. Solte os ombros. Repita três vezes.

DETOX LINFÁTICA

Passo 20

Faça leves pinceladas no rosto, das bochechas às orelhas, do queixo às orelhas, da ponte do nariz à testa e da testa às orelhas. Repita três vezes.

Passo 21

Massageie o couro cabeludo com a ponta dos dedos como se estivesse lavando o cabelo com xampu pelo tempo que leva para cantar "Parabéns pra você".

Passo 22

Coloque a ponta dos dedos na base do crânio, na crista occipital. Com os dedos se tocando, passe a ponta dos dedos ao longo dessa crista **com suavidade**, depois **deslize-os** pelo pescoço, como uma cachoeira desce pela montanha. Repita dez vezes.

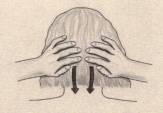

Passo 23

Faça leves pinceladas na parte frontal do pescoço até os linfonodos direito e esquerdo nas clavículas. Repita cinco vezes. Engula duas vezes.

Passo 24

Esfregue a palma das mãos vigorosamente. Depois de aquecidas, coloque-as sobre os olhos. Mantenha-as assim por alguns segundos enquanto respira profundamente. Imagine a cor violeta desde o topo da cabeça até os dedos dos pés. Relaxe a testa, os olhos, o rosto e a garganta. Ao abrir os olhos, pressione as palmas ao longo das maçãs do rosto em direção às orelhas.

Passo 25

Repita o passo 4: estimule a zona linfática do colarinho da camisa.

Passo 26

Repita os passos 2 e 3: estimule os linfonodos axilares (nas axilas) três vezes.

Passo 27

Repita o passo 1: estimule os linfonodos supraclaviculares direito e esquerdo na base do pescoço.

Passo 28

Engula duas vezes. Coloque as mãos no colo e sorria. Examine o corpo para ver como você se sente.

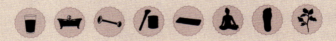

→ ENERGIA E CLAREZA MENTAL

Energia

Quando os clientes vêm para uma sessão, sempre pergunto como estão se sentindo e peço que avaliem o seu nível de energia, de um a dez. Com muita frequência, o número que declaram é menor do que cinco: eles estão se sentindo exaustos e esgotados. Alguns se sentem cansados demais para se exercitar – ou até mesmo cansados demais para *pensar* em se exercitar, embora saibam que isso lhes dará mais energia.

    O que é energia e onde a sentimos? Você reconhece quando tem ou apenas quando não tem? Posso dizer que, ao trabalhar com a sua linfa, a sua energia mudará. Isso é perceptível imediatamente. Muitos dos meus clientes relatam que se sentem "mais leves", "mais lúcidos" e têm menos dor. Às vezes, eles experimentam sensações associadas à desintoxicação, semelhantes à maneira como é possível se sentir no terceiro dia de uma purificação – um pouco tonto e muito cansado. Essa é uma sensação comum que pode ocorrer quando você começa a remover os resíduos presos nos tecidos.

    Esta série oferece uma combinação de exercícios curtos projetados para mover a energia estagnada e aumentar o fluxo linfático. Se você já fez acupuntura, sabe que a medicina chinesa é baseada no conceito de *chi*, a energia vital que flui através de certos meridianos do corpo. Agulhas de acupuntura inseridas em vários pontos meridianos podem liberar esse *chi*, da mesma forma que a automassagem linfática pode liberar o acúmulo de toxinas nos espaços intersticiais. Essa sequência move a energia estagnada por todo o corpo, limpando a mucosidade e os detritos que fazem você ter a sensação de preguiça, impedindo-o de sentir-se melhor.

    A maneira mais rápida de obter mais energia é estimulando todos os drenos – as regiões dos linfonodos – no pescoço, axila, timo, barriga e virilha. Esta sequência incorpora alguns movimentos de *qigong* (semelhante ao *tai chi*, com movimentos lentos e concentrados e com ênfase na respiração) e ioga para ativar as articulações do corpo onde os linfonodos se agrupam, servindo como uma descarga completa das toxinas a fim de melhorar a energia e restaurar a clareza mental.

Clareza mental

Você já se esqueceu de uma reunião ou de um telefonema importante, mesmo estando anotado na sua agenda? Ou lutou para lembrar os detalhes de uma conversa? Esqueceu onde estavam as suas chaves? A névoa mental pode interferir na sua vida de forma insignificante, mas também pode turvar o seu julgamento, tornando difícil tomar decisões ou saber o caminho certo a seguir.

Muitas vezes é desafiador identificar a causa da névoa mental, pois ela pode resultar de dieta pobre, falta de sono, medicamentos, desequilíbrios hormonais ou fatores de saúde mental. Se você já se referiu a si mesmo como "cabeça de vento", "cérebro de ostra", "desligado", "avoado", "aquele que não funciona sem uma xícara de café" ou "cérebro de escuta seletiva", esta sequência é para você.

Conforme discutido no capítulo 2, as vias glinfáticas que ajudam a limpar a drenagem do cérebro são estimuladas nesta sequência para ajudar a eliminar a estagnação que interfere na clareza de pensamento e no sentir-se vibrante. Como essa sequência se concentra na cabeça, no pescoço, na mandíbula e na respiração, você criará uma onda linfática sistêmica para ajudar a liberar a tensão no rosto e estimular a absorção e a recirculação dos fluidos.

Passo 1

Em uma posição confortável – sentado ou em pé –, estimule os linfonodos supraclaviculares (logo acima da clavícula) direito e esquerdo na base do pescoço. Pressione a ponta dos dedos nas cavidades acima da clavícula. Faça um movimento em **J** enquanto pressiona **levemente** para **baixo** e para **fora** em direção aos ombros. Repita dez vezes.

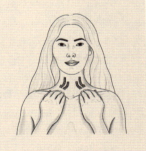

Passo 2

Execute a sequência "Pescoço". São três etapas.

1. Coloque a palma das mãos na base do pescoço. Pulse a pele **suavemente** enquanto **desce** em direção à clavícula. Repita dez vezes.
2. Posicione as mãos mais acima para que os dedos mínimos repousem no encaixe atrás das orelhas, a ponta dos dedos posicionada diagonalmente em direção às orelhas. Use a palma das mãos para esticar a pele para **baixo** em direção ao pescoço. Repita cinco vezes.
3. Faça leves pinceladas por trás das orelhas até o pescoço. Repita cinco vezes. Engula uma vez.

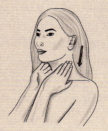 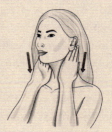 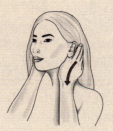

Passo 3

Execute a sequência "Spock": separe os dedos entre o dedo médio e o anelar (como o Spock). Coloque os dedos médio e indicador atrás das orelhas, no encaixe da cartilagem, e os dedos anelar e mínimo na frente das orelhas. Massageie **suavemente** para **trás** e para **baixo** em movimento em **C**. Repita dez vezes. Isso estimula os linfonodos pré e retroauriculares das orelhas. Esse movimento deve ser rítmico e estimulante. Engula uma vez.

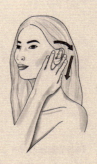

Passo 4

Faça leves pinceladas no rosto, do queixo às orelhas, das bochechas às orelhas e da testa às orelhas.

Passo 5

Coloque a ponta dos dedos na base do crânio, na crista occipital. Com os dedos se tocando, passe a ponta dos dedos ao longo dessa crista **com suavidade**, depois **deslize-os** pelo pescoço, como uma cachoeira desce pela montanha. Repita dez vezes.

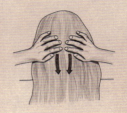

Passo 6

Massageie o couro cabeludo com a ponta dos dedos, como se estivesse lavando o cabelo com xampu. Massageie toda a cabeça em direção à nuca e ao pescoço. Isso estimula o sistema glinfático no cérebro.

Passo 7

Estimule a zona linfática do colarinho da camisa: coloque as mãos sobre os ombros, os cotovelos apontando para a frente. Inspire e depois abaixe os cotovelos ao expirar, mantendo a ponta dos dedos sobre os ombros. Repita cinco vezes. Isso ajuda a mover o fluido linfático da nuca para os drenos acima da clavícula.

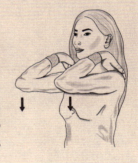

Passo 8

Estimule os gânglios axilares. Coloque a mão dentro da axila, o dedo indicador descansando suavemente no encaixe dela. Pulse para **cima** para dentro da axila. Repita dez vezes.

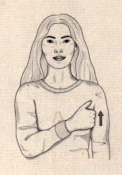

Passo 9

Repita o passo 8 na axila oposta.

Passo 10

Dê um tapinha no timo: coloque a palma de uma das mãos no peito e, com a ponta dos dedos, bata **levemente** na área do timo no seu esterno. Parte do fluido mamário é drenado para a cadeia mamária dos linfonodos nesse local. É também onde as células T ativas, que combatem as infecções, amadurecem. Repita dez vezes.

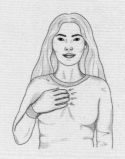

Passo 11

Faça respiração abdominal: coloque as mãos no abdômen. Ao inspirar, expanda o abdômen nas mãos como um balão. Ao expirar, deixe o abdômen relaxar. Repita cinco vezes. Isso estimula a cisterna do quilo e o ducto torácico a mover a linfa da metade inferior do corpo.

Passo 12

Estimule os linfonodos inguinais: coloque a mão direita no topo da parte interna da coxa direita, na dobra da coxa. É nesse local que os seus linfonodos inguinais estão localizados. Levante a perna seis vezes. Massageie fazendo movimentos em **C** para **cima** na dobra da coxa. Repita cinco vezes.

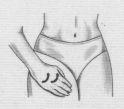

Passo 13

Repita o passo 12 na coxa esquerda.

Passo 14

Se você estiver sentado, levante-se. Alongue o pescoço, inclinando a orelha direita em direção ao ombro. Respire profundamente enquanto mantém o alongamento por dez segundos antes de soltar. Repita no lado esquerdo. Faça isso duas vezes. Essa é uma maneira simples de liberar alguma tensão no *chakra* laríngeo.

Passo 15

Faça lentamente cinco círculos com o pescoço em cada direção. Se você tem tendência a vertigem, pule esse passo.

Passo 16

Faça elevações de ombro: levante os ombros em direção às orelhas. Inspire, prenda a respiração por três segundos, depois expire e relaxe os ombros. Repita cinco vezes.

Passo 17

Faça uma rotação de torso: coloque as mãos sobre os ombros. Enquanto respira, gire o tronco de um lado para o outro, mantendo as mãos nos ombros. Repita dez vezes. Essa é uma ótima maneira de fazer com que um pouco de energia flua através dos *chakras* do coração e do plexo solar.

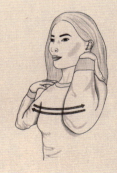

Passo 18

Dobre um pouco os joelhos. Junte os cotovelos na frente do rosto. Se você não conseguir fazer os cotovelos se tocarem, não tem problema mantê-los ligeiramente separados. Com os cotovelos dobrados, inspire e olhe para cima enquanto estica os braços o máximo que puder para os lados, e empine o bumbum para trás. Expire e gire os cotovelos, os quadris e as nádegas de volta ao centro do corpo e olhe para baixo na direção dos cotovelos. Aumente gradualmente a velocidade para que você se mova para a frente e para trás com rapidez. (Isso é semelhante à postura do gato ou da vaca na ioga, só que você está de pé.) Repita vinte vezes rapidamente. Isso traz movimento para o assoalho pélvico e o *chakra* raiz.

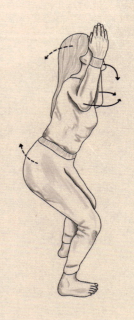

Passo 19

Com os braços relaxados, gire todo o corpo de um lado para o outro como a Mulher Maravilha. Permita que as suas mãos atinjam a parte de trás do corpo na altura dos ombros, da cintura e do quadril. Repita vinte vezes.

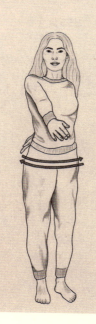

Passo 20

Coloque as mãos nos quadris. Faça círculos de quadril dez vezes em cada direção.

Passo 21

Dobre os joelhos e feche as mãos em punhos frouxos. Usando as costas das mãos, bata **levemente** na região lombar, na altura dos rins. Isso vai estimular e despertar os rins e as suprarrenais. Repita vinte vezes.

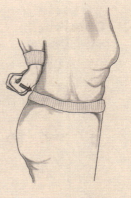

Passo 22

Coloque as mãos nos joelhos. Faça dez círculos com os joelhos em cada direção.

Passo 23

Acerte a sua postura. Levante os braços para os lados e sobre a cabeça em direção ao céu, reunindo nova energia e força vital por todo o caminho até que as palmas se toquem. Em seguida, leve as mãos ao coração em oração ou posição Namastê. Repita cinco vezes.

Passo 24

Esfregue com vigor a palma das mãos. Assim que elas aquecerem, coloque-as sobre os olhos enquanto respira profundamente. Ao soltar as mãos, pressione as palmas nas maçãs do rosto.

Passo 25

Sorria. Respire fundo e, ao expirar, sorria e diga "Rá" como se estivesse rindo. Faça isso pelo menos cinco vezes. Assim ativará os seus órgãos internos; então fique à vontade para rir o quanto quiser!

Observação: Quando estou com pouco tempo, costumo fazer apenas parte de movimentos desta sequência. Não há problema em pular a abertura dos drenos se estiver com pressa. Mas se tiver tempo para fazer toda a etapa, você notará uma grande mudança no seu nível de energia e uma melhora na sua clareza mental.

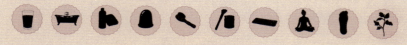

→ **REMÉDIO PARA RESSACA**

Acontece. Muitos artigos foram escritos e receitas folclóricas ensinadas sobre a melhor forma de lidar com a ressaca. A automassagem linfática pode ser extremamente útil para acelerar o processo de desintoxicação, porque, afinal, é função do sistema linfático limpar o excesso de toxinas dos tecidos.

Lembre-se de que desintoxicar está na raiz de eliminar uma ressaca. Quantas vezes você já ouviu falar que uma das melhores maneiras de se livrar da ressaca é suando? Isso porque o suor ajuda a liberar as toxinas do corpo e a aumentar o fluxo sanguíneo.

Além disso, o excesso de ingestão de álcool pode limitar a capacidade do estômago de destruir bactérias nocivas, o que permitirá que elas entrem no intestino delgado superior. Em termos do sistema linfático, isso pode prejudicar as células do muco que protegem a parede do estômago de ser danificada por ácido e enzimas digestivas, causando inflamação. Essa é a razão pela qual o estômago fica inchado depois de tantas taças de vinho ou martínis.

Tenho que admitir que fiz esta sequência em mim mesma muitas vezes – e funciona. É uma mistura da sequência "Dor de ouvido" com a da "Dor de cabeça", com uma curta massagem abdominal só por precaução. Ela é projetada especificamente para ajudar na recuperação, livrar da dor de cabeça, suprimir a inflamação, restaurar a energia e fazer você se sentir mais animado. Certifique-se de beber muita água depois. Um banho de sal de Epsom também ajudará a eliminar toxinas e acelerar a sua recuperação.

Às vezes, começo essa sequência imediatamente após beber uma taça de vinho durante um jantar ou antes de ir para a cama. Não se preocupe se você não for tão organizado, pois ainda pode usar esta sequência no dia seguinte. Como o fígado está envolvido no processamento do álcool e também é suscetível à inflamação com o uso prolongado dele, recomendo que você também experimente a sequência "Massagem abdominal" e passe algum tempo estimulando o fígado a liberar a carga tóxica.

Passo 1

Estimule os linfonodos supraclaviculares (logo acima da clavícula) direito e esquerdo na base do pescoço. Pressione a ponta dos dedos nas cavidades acima da clavícula. Faça um movimento em **J** enquanto pressiona **levemente** para **baixo** e para **fora** em direção aos ombros. Repita dez vezes.

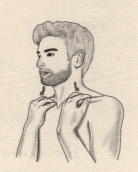

Passo 2

Execute a sequência "Pescoço". São três etapas:

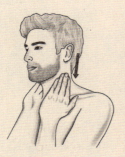 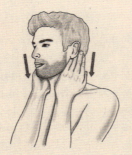 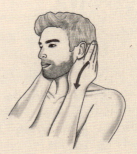

1. Coloque a palma das mãos na base do pescoço. Pulse a pele **suavemente** enquanto **desce** em direção à clavícula. Repita dez vezes.

2. Posicione as mãos mais acima para que os dedos mínimos repousem no encaixe atrás das orelhas, a ponta dos dedos posicionada diagonalmente em direção às orelhas. Use a palma das mãos para esticar a pele para **baixo** em direção ao pescoço. Repita cinco vezes.
3. Faça leves pinceladas por trás das orelhas até o pescoço. Repita cinco vezes. Engula uma vez.

Passo 3

Execute a sequência "Spock": separe os dedos entre o dedo médio e o anelar (como o Spock). Coloque os dedos médio e indicador atrás das orelhas, no encaixe da cartilagem, e os dedos anelar e mínimo na frente das orelhas. Massageie **suavemente** para **trás** e para **baixo** em movimento em **C**. Repita dez vezes. Isso estimula os linfonodos pré e retroauriculares das orelhas. Esse movimento deve ser rítmico e estimulante. Engula uma vez.

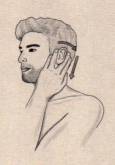

Passo 4

Coloque a ponta dos dedos na base do crânio, na crista occipital. Com os dedos se tocando, passe a ponta dos dedos ao longo dessa crista **com suavidade**, depois **deslize-os** pelo pescoço, como uma cachoeira desce pela montanha. Repita dez vezes.

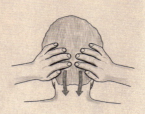

Passo 5

Estimule a zona linfática do colarinho da camisa: coloque as mãos sobre os ombros,

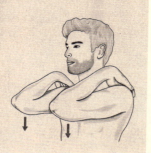

os cotovelos apontando para a frente. Inspire e depois abaixe os cotovelos ao expirar, mantendo a ponta dos dedos sobre os ombros. Repita cinco vezes. Isso ajuda a mover o fluido linfático da nuca para os drenos acima da clavícula.

Passo 6

Escove **levemente** o rosto com os dedos, do queixo às orelhas, das bochechas às orelhas, da ponte do nariz à testa e, em seguida, até as orelhas. Repita três vezes.

Passo 7

Massageie o couro cabeludo com a ponta dos dedos, como se estivesse lavando o cabelo com xampu. Massageie toda a cabeça em direção à nuca. Isso estimula o sistema glinfático no cérebro.

Passo 8

Faça um arco-íris no couro cabeludo. São três etapas:

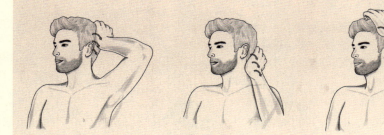

1. Coloque a mão direita sobre a cabeça, no centro do couro cabeludo. Faça um arco-íris com a palma da mão descendo pelo lado direito do couro cabeludo para mover o fluido em direção à nuca.

Pare atrás da orelha direita. Repita cinco vezes. Faça no lado esquerdo cinco vezes.
2. Coloque a mão direita um pouco mais para baixo no couro cabeludo e mais perto da orelha. Faça um arco-íris com a palma da mão voltada para **baixo** em direção à nuca. Repita cinco vezes. Faça no lado esquerdo cinco vezes.
3. Coloque ambas as mãos no topo da cabeça, mais perto da crista occipital, na base do crânio. Com a palma das mãos, faça movimentos em **C** descendo pela nuca. Repita cinco vezes.

Passo 9

Coloque as mãos atrás das orelhas, os dedos mínimos apoiados no encaixe da cartilagem. Deslize **suavemente** a base das mãos para **baixo** fazendo um movimento em **C**. Repita dez vezes.

Passo 10

Repita o passo 3, a sequência "Spock".

Passo 11

Escove **levemente** do centro da testa até as orelhas, da linha do cabelo às orelhas e do pescoço até a clavícula. Repita três vezes.

Passo 12

Repita o passo 1: estimule os linfonodos supraclaviculares direito e esquerdo na base do pescoço. Engula uma vez.

Passo 13

Dê puxões de orelha:

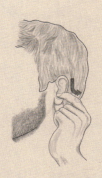

1. Com o dedo indicador e o polegar direitos, alongue **suavemente** a cartilagem dentro do lóbulo da orelha para **baixo** e para **fora** em direção à nuca. Segure por dez segundos, respirando profundamente. Solte a orelha, abra e feche a boca duas vezes e engula uma vez.
2. Mova o dedo indicador e o polegar para outro ponto dentro do lóbulo da orelha. **Com delicadeza**, alongue o lóbulo para **baixo** e para **fora**, em direção à nuca. Segure por dez segundos, respirando profundamente. Solte o lóbulo da orelha, abra e feche a boca duas vezes e engula uma vez.
3. Continue trabalhando ao longo de todo o lóbulo até o topo da orelha. **Com delicadeza**, alongue a cartilagem em cada lugar para **fora**, em direção à parte de trás do couro cabeludo, e segure por dez segundos. (Se você estiver usando brincos, tome cuidado para evitá-los.)

Passo 14

Repita o passo 13 na orelha esquerda.

Passo 15

Repita o passo 8: faça um arco-íris no couro cabeludo.

Passo 16

Escove **levemente** do centro da testa às orelhas, das sobrancelhas às orelhas, das bochechas às orelhas, do queixo às orelhas, das orelhas ao pescoço e cada lado da cabeça na parte de trás do pescoço.

Passo 17

Repita o passo 5: estimule a zona linfática do colarinho da camisa.

Passo 18

Repita o passo 1: estimule os linfonodos supraclaviculares direito e esquerdo na base do pescoço. Engula uma vez.

Passo 19

Faça uma massagem abdominal. Isso ajudará a desintoxicar o fígado e a eliminar qualquer tensão armazenada no abdômen. Com a palma da mão, faça círculos sobrepostos ao redor do cólon: suba pelo lado direito, cruze o abdômen e desça pelo lado esquerdo. Faça círculos abaixo do umbigo em direção ao quadril esquerdo. Permita que os seus movimentos sejam estimulantes e simples. Use o máximo possível da palma da mão e dos dedos. Circule o abdômen pelo menos dez vezes.

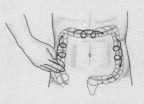

Passo 20

Massageie, fazendo pequenos círculos, ao redor da circunferência do umbigo. Você pode usar um pouco mais de pressão nesse local, pois é onde reside a sua rede de linfa mais profunda. Se você encontrar algumas áreas estreitas, passe algum tempo estimulando-as.

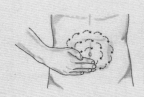

Passo 21

Repita o passo 19: faça uma massagem abdominal, massageando a barriga alegremente como um gato ronronando. Revisite todas as áreas que precisam de mais atenção.

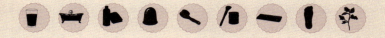

→ **ABERTURA DE CORAÇÃO E PULMÃO**

Os pulmões são lindos órgãos em forma de cone que ficam de cada lado do coração. Conectados à traqueia, eles se estendem logo abaixo da clavícula até a sexta costela. Os linfonodos brônquicos e pulmonares recebem fluido linfático dos pulmões. A respiração diafragmática profunda estimula o ducto torácico, que move a linfa das extremidades inferiores e do abdômen de volta para o coração. A respiração profunda também aumenta a capacidade pulmonar e tem um efeito positivo na resposta parassimpática de repouso e digestão. A maioria das grandes cirurgias em que a anestesia é administrada exige que os pacientes apresentem capacidade pulmonar estável, medida com um oxímetro de pulso, antes de terem alta do hospital. Manter uma boa saúde respiratória permitirá que você se defenda contra infecções, reoxigene as células e expila dióxido de carbono. Os linfonodos lombares – que drenam os órgãos pélvicos e a parede abdominal – estão localizados entre o diafragma e a pelve.

Desde o início da pandemia da Covid-19, mais atenção tem sido dada à importância de manter a função pulmonar saudável. Alguns sobreviventes da Covid-19 apresentaram cicatrizes significativas nos pulmões; outros infectados com frequência eram assintomáticos e não sabiam que os seus níveis de oxigênio estavam perigosamente baixos até o vírus causar graves danos aos pulmões; e aqueles que antes haviam recebido radiação na área do tórax (em virtude de tratamento de câncer) ou tinham doença pulmonar preexistente correram maior risco de desenvolver danos a longo prazo. Por outro lado, as pessoas que conseguiam respirar profundamente descobriram que isso ajudava na recuperação.

Como você leu no capítulo 2, a drenagem dos pulmões é complexa. Nesta sequência, você cultivará uma prática de respiração profunda para construir a sua capacidade pulmonar de modo a aumentar os seus níveis de oxigênio e apoiar e manter os movimentos musculares intrínsecos que bombeiam a sua linfa. Você também estimulará vários conjuntos de linfonodos que ativam as vias envolvidas na drenagem do excesso de resíduos ao redor da pleura dos pulmões (os sacos de fluido ao redor dos pulmões) e da camada que amortece o trato respiratório, o que reduz o atrito entre os pulmões, as costelas e a cavidade torácica. Quanto mais mobilidade você estimular no peito, menos fluido se acumulará e mais você aliviará a inflamação, as aderências e a estagnação.

Como a minha mãe teve câncer de pulmão, sempre foi uma das minhas principais prioridades dar aos meus pulmões um pouco de capacidade pulmonar total (CPT) extra, e isso inclui cuidar do trauma emocional dessa perda. Costumo recorrer à Teoria Chinesa dos Cinco Elementos, bem como à ioga, para equilibrar os meus *chakras* quando me sinto oprimida pelas minhas emoções. A medicina tradicional chinesa (MTC) oferece uma maneira de superar os bloqueios físicos e emocionais, e a respiração diafragmática é o pilar disso. Vejo isso como a interseção entre a MTC e a saúde linfática. O trabalho de respiração infrarregula o sistema nervoso ativo e promove um estado de cura. Na MTC, os pulmões estão associados à tristeza e ao luto. Sempre que estou me sentindo melancólica ou é o aniversário da morte ou do nascimento da minha mãe, faço a sequência "Abertura de coração e pulmão", na página 167 (e assisto a um filme engraçado, porque rir é excelente para mover o diafragma). Ela abre o *chakra* cardíaco, onde a respiração fica presa e afeta a postura. Também descobri com os meus clientes que, quando você reconhece os seus sentimentos e dá espaço para vivenciá-los e passar por eles, é menos provável que as associações dolorosas se enraízem no seu corpo.

OBSERVAÇÃO: Não execute esta sequência se você tiver uma infecção pulmonar não tratada. Para obter os melhores resultados, evite fumar produtos que contenham nicotina e limite o consumo de cigarro eletrônico.

Passo 1

Estimule os linfonodos supraclaviculares (logo acima da clavícula) direito e esquerdo na base do pescoço. Pressione a ponta dos dedos nas cavidades acima da clavícula. Faça um movimento em **J** enquanto pressiona **levemente** para **baixo** e para **fora** em direção aos ombros. Repita dez vezes.

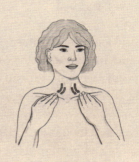

Passo 2

Execute a sequência "Pescoço". São três etapas:

1. Coloque a palma das mãos na base do pescoço. Pulse a pele **suavemente** enquanto **desce** em direção à clavícula. Repita dez vezes.
2. Posicione as mãos mais acima para que os dedos mínimos repousem no encaixe atrás das orelhas, a ponta dos dedos posicionadas diagonalmente em direção às orelhas. Use a palma das mãos para esticar a pele para **baixo** em direção ao pescoço. Repita cinco vezes.
3. Faça leves pinceladas por trás das orelhas até o pescoço. Repita cinco vezes. Engula uma vez.

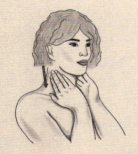 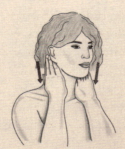 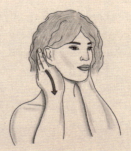

DETOX LINFÁTICA

Passo 3

Estimule os linfonodos axilares (nas axilas). São três etapas:

1. Coloque a mão na axila, o dedo indicador descansando **suavemente** no encaixe dela. Pulse para **cima** na axila. Repita dez vezes.
2. Mova a mão para **baixo** pelo torso. Essa região contém tecido mamário, que é essencial que seja drenado. Com a palma da mão, faça movimentos em **C subindo** pela lateral do tronco até a axila. Repita dez vezes.
3. Levante o braço e coloque a mão na axila. Bombeie para **baixo** sobre a axila dez vezes. Solte o braço.

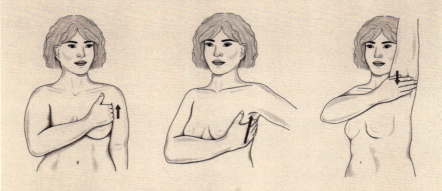

Passo 4

Repita o passo 3 na outra axila.

Passo 5

Faça grandes círculos com os braços para trás e para a frente para criar mobilidade ao redor do peito. Repita dez vezes de cada lado.

Passo 6

Parte do fluido linfático drena para os linfonodos intercostais do esterno na cavidade do tronco. O estímulo dos gânglios do esterno cria um efeito de vácuo. Coloque a ponta dos dedos sobre o peito, nos espaços intercostais ao longo do esterno. Você sentirá os recuos na sua caixa torácica. **Muito suavemente**, pressione para **dentro** e para **fora** ao longo das ranhuras dos intercostais. Inspire e expire profundamente. Isso ajudará a bombear o ar para fora dos pulmões. Concentre-se no tecido, não nos músculos. Não pressione muito profundo, pois a pele é fina nesse local, e você está trabalhando apenas na camada de fluido. É onde se encontra o seu *chakra* cardíaco; trate-o com aceitação, amor-próprio e ternura. Repita vinte vezes.

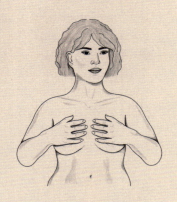

Passo 7

Faça um arco-íris sobre o peito: coloque a palma de uma das mãos no centro do peito, sobre o esterno. Respire lenta e profundamente e sinta o peito subindo até a sua mão. Expire lentamente. Inspire outra vez e sinta o peito subir na sua mão. Ao expirar, sinta o peito relaxar. Massageie fazendo movimentos em **C** espelhado sobre o coração e os pulmões. Ao inspirar, imagine um arco-íris majestoso no seu coração. Ao expirar, libere uma nuvem do seu peito. Repita dez vezes.

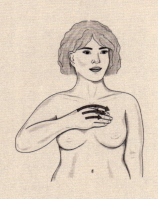

Passo 8

Bata **levemente** a ponta dos dedos de ambas as mãos sobre o esterno nos gânglios intercostais. Essa percussão pode soltar o muco estagnado. A terapia do som demonstrou ter benefícios de cura para o corpo. Visualize o som das batidas vibrando dentro das células. É nesse local, acima do coração, que se localiza o timo, responsável por amadurecer as células T. Ele armazena glóbulos brancos imaturos e os deixa prontos para se tornarem células T ativas para montar uma resposta imunológica que ajudará a destruir células infectadas e nefastas (incluindo câncer). É também a área onde parte do fluido mamário drena para os linfonodos mamários. Ao bater no peito, imagine todos os benefícios do seu timo.

Passo 9

Deite-se de barriga para cima. É mais fácil acessar sua caixa torácica assim. Levante o braço direito acima da cabeça, se for confortável. Recomendo colocar um travesseiro sob o braço para que ele possa relaxar completamente. Coloque a mão esquerda na caixa torácica, os dedos apontando para o lado da cintura. Você sentirá

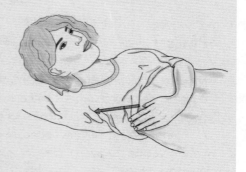

os espaços entre as costelas. Coloque os dedos entre tantas costelas quanto possível. Massageie **suavemente** fazendo movimentos em **C** para **dentro** e para **cima** na diagonal em direção à axila. Respire fundo e deixe a expiração escapar lentamente pela boca. Repita dez vezes.

Passo 10

Massageie o fluido do lado da cintura com movimentos em **C** sobrepostos **subindo** até a axila. Repita cinco vezes.

Passo 11

Repita os passos 3 e 4: estimule os linfonodos axilares nas duas axilas cinco vezes.

Passo 12

Repita os passos 9 a 11 no seu lado direito.

Passo 13

Coloque ambas as mãos embaixo dos seios, os dedos voltados uns para os outros. Você será capaz de sentir os espaços entre as costelas. Delicadamente, bombeie as mãos medialmente e para cima em direção ao centro do tórax. Esse é o segundo padrão de drenagem dos pulmões. Repita dez vezes.

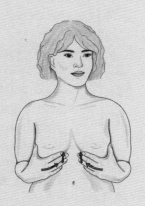

Passo 14

Repita o passo 7: faça o arco-íris sobre o peito.

Passo 15

Repita o passo 6: estimule os gânglios intercostais no esterno.

Passo 16

Repita o passo 8: bata levemente nos intercostais no esterno.

Passo 17

Faça respiração diafragmática profunda. Isso pode ser feito sentado, em pé ou deitado. Recomendo deitado, pois permite que você respire por mais tempo e com mais conforto. Este exercício é essencial para levar mais oxigênio aos pulmões, especialmente se você estiver se recuperando de problemas pulmonares. Coloque uma das mãos no peito e a outra no abdômen.

1. Inspire profundamente pelo nariz, expandindo o abdômen em suas mãos. Expire pela boca e deixe a barriga relaxar e retroceder em direção à coluna. Inspire outra vez. Use a respiração para colorir a circunferência do abdômen. Expire. Sinta a parte posterior (parte de trás) do seu corpo e a superfície abaixo de você. Esse é o seu *chakra* do plexo solar, entre o umbigo e o esterno.
2. Respire nas laterais do tronco, na lateral da cintura. Sinta a sua inspiração expandir a caixa torácica em ambos os lados.
3. Inspire mais acima agora, levando a respiração até o esterno. Sinta a expansão no coração e no esterno. Permita que a sua respiração erga a frente do seu corpo, do estômago ao peito. Expire lentamente e pense em deixar ir tudo o que não lhe serve mais. Repita três vezes.
4. Imagine que há uma bola de algodão no seu abdômen. Ao inspirar, deixe a bola de algodão subir, passar pelos pulmões e entrar no coração. Ao expirar, fazendo um arco-íris, massageie o peito com a mão de cima, enquanto visualiza a bola de algodão afundando de volta para o seu abdômen. Repita cinco vezes.
5. Inspire até os ombros, enchendo o coração e os pulmões de ar. Expire devagar, permitindo que a parte de trás do corpo relaxe suavemente na superfície abaixo de você. Repita três vezes.

Passo 18

Repita o passo 1: estimule os linfonodos supraclaviculares direito e esquerdo na base do pescoço.

Também é útil: Ingerir uma dieta rica em alimentos anti-inflamatórios e ervas, beber chá verde e incluir saunas e vapores faciais.

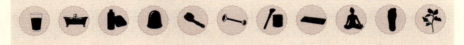

→ UM BOM SONO

Muitos dos meus clientes me contam que têm problemas para dormir. Isto é o que digo a eles: você vai melhorar todas as funções do seu corpo dormindo bem. Tal é a importância de uma boa noite de sono.

Todos nós sabemos que precisamos dormir bem, mas quantos de nós realmente dormem bem com regularidade? A privação do sono pode ser responsável por sintomas como perda de memória, ganho de peso, irritabilidade, flutuações hormonais, infertilidade, depressão, doenças respiratórias e cardíacas e pode levar a acidentes perigosos. Ter uma boa noite de sono também é essencial para a saúde imunológica. Conforme você leu no capítulo 2, os vasos glinfáticos no cérebro se estreitam com a idade, o que dificulta a eliminação adequada da placa. Com sono suficiente e drenagem linfática, é possível estimular uma desintoxicação cerebral saudável.

Esta sequência é estruturada em torno do nervo vago, o maior nervo craniano do corpo, que se estende do cérebro, passando pelo rosto, entrando no tórax e depois no abdômen. Ele transmite informações para a superfície do cérebro e dela para os órgãos do corpo, e é responsável por regular as funções dos órgãos internos, como frequência cardíaca, respiratória e até mesmo algumas ações reflexas, como tossir e espirrar. Ele faz parte do circuito dos sistemas digestivo e nervoso que liga o pescoço, o coração, os pulmões e o abdômen ao cérebro. Em latim, *vagus* significa "que vai a vários lugares". Essa é uma bela imagem para descrever o caminho sinuoso que o nervo vago percorre pelo corpo. Ele também está conectado às cordas vocais enquanto passa pelo lado direito da garganta, e é por isso que você vai cantarolar nesta sequência. Cantar, cantarolar ou entoar algo é uma maneira maravilhosa de estimular esse nervo.

Além disso, o nervo vago faz parte do sistema nervoso autônomo, que controla a resposta parassimpática de repouso e digestão. O tom vagal é medido monitorando a frequência cardíaca com a frequência respiratória. A frequência cardíaca acelera quando inspiramos e diminui quando expiramos. Quanto maior for a diferença entre elas, maior será o tônus vagal. O intuito é um tom vagal mais alto; isso significa que o corpo pode relaxar mais rapidamente após uma situação estressante. Essa é uma das razões de a respiração ser tão benéfica durante a meditação. Aumentar o tônus vagal do corpo é a chave para envolver o nervo vago, o que permitirá que você saia mais rapidamente do estado simpático de luta ou fuga e diminua para o estado parassimpático, que ativa a frequência cardíaca, a pressão arterial e a digestão para retornar à homeostase. Como resultado, será mais fácil adormecer e continuar dormindo.

Esta sequência foi projetada para ajudar o corpo a entrar no estado parassimpático e permitir que você descanse, restaure e processe todos os alimentos e emoções das suas atividades diárias de maneira adequada. A livre circulação da linfa e a remoção das toxinas e dos resíduos nos seus tecidos e no trato digestivo não apenas o ajudarão a dormir mais profundamente, como também beneficiarão a sua saúde imunológica.

Para esta sequência, recomendo que você se deite. Se estiver familiarizado com a ioga, poderá assumir a postura *supta badha konasana* (borboleta reclinada) ou *supta svanasana* (cachorro em repouso). Basicamente, deite-se com alguns travesseiros empilhados embaixo das costas; assegure-se de que a cabeça está mais alta que o coração. Você pode juntar a sola dos pés em posição de borboleta ou esticar as pernas bem retas à sua frente. Se isso não for confortável ou se não tiver travesseiros suficientes, também está tudo bem. Você pode deitar-se com um travesseiro sob os joelhos e outro atrás da cabeça. Apenas fique confortável!

SEQUÊNCIAS DE AUTOMASSAGEM LINFÁTICA

Passo 1

Estimule os linfonodos supraclaviculares (logo acima da clavícula) direito e esquerdo na base do pescoço. Pressione a ponta dos dedos nas cavidades da clavícula. Faça um movimento em **J** enquanto pressiona **levemente** para **baixo** e para **fora** em direção aos ombros. Repita dez vezes.

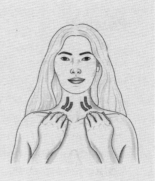

Passo 2

Execute a sequência "Pescoço". São três etapas:

1. Coloque a palma das mãos na base do pescoço. Pulse a pele **suavemente** enquanto **desce** em direção à clavícula. Repita dez vezes.
2. Posicione as mãos mais acima para que os dedos mínimos repousem no encaixe atrás das orelhas, a ponta dos dedos posionada diagonalmente em direção às orelhas. Use a palma das mãos para esticar a pele **para baixo** em direção ao pescoço. Repita cinco vezes.
3. Faça leves pinceladas por trás das orelhas até o pescoço. Repita cinco vezes. Engula uma vez.

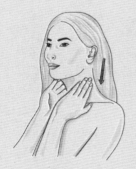 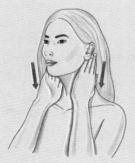 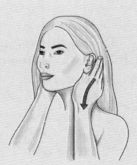

Passo 3

Execute a sequência "Spock": separe os dedos entre o dedo médio e o anelar (como o Spock). Coloque os dedos médio e indicador atrás das orelhas, no encaixe da cartilagem, e os dedos anelar e mínimo na frente das orelhas. Massageie **suavemente** para **trás** e para **baixo** em movimento em **C**. Repita dez vezes. Isso estimula os linfonodos pré e retroauriculares das orelhas. Esse movimento deve ser rítmico e estimulante. Engula uma vez.

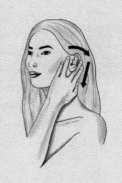

Passo 4

Coloque as mãos atrás das orelhas, os dedos mínimos apoiados no encaixe da cartilagem. Massageie fazendo movimentos em **C** em direção à parte posterior do couro cabeludo e, em seguida, **para baixo** em direção ao pescoço. Repita dez vezes.

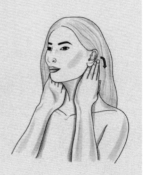

Passo 5

Dê puxões de orelha:

1. Com o dedo indicador e o polegar direitos, alongue **suavemente** a cartilagem dentro do lóbulo da orelha para **baixo** e para **fora**, em direção à parte de trás da cabeça. Segure por dez segundos, respirando profundamente. Abra e feche a boca duas vezes. Solte o lóbulo da orelha e engula uma vez.

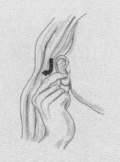

2. Mova o dedo indicador e o polegar para outro ponto dentro do lóbulo da orelha. **Com delicadeza**, alongue o lóbulo para **baixo** e para **fora**, em direção à parte de trás da cabeça. Segure por dez segundos, respirando profundamente. Abra e feche a boca duas vezes. Solte o lóbulo da orelha e engula uma vez.

3. Continue trabalhando ao longo de todo o lóbulo até o topo da orelha. **Com suavidade**, alongue a cartilagem em cada lugar para **fora,** em direção à parte de trás do couro cabeludo, e segure por dez segundos. (Se você estiver usando brincos, tome cuidado para evitá-los.)

4. Com o dedo indicador dentro da orelha, segure o trágus, a pequena saliência pontiaguda na frente da orelha, onde se encontra com a bochecha. Puxe-a em direção à bochecha. Segure por dez segundos. Mova-a para cima, para baixo e para trás em direção à bochecha outra vez. Solte a orelha, abra e feche a boca duas vezes e engula uma vez.

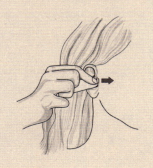

Passo 6

Repita o passo 5 na orelha esquerda.

Passo 7

Repita o passo 3, a sequência "Spock".

Passo 8

Massageie atrás da orelha e desça até o pescoço. Engula duas vezes. Como o nervo vago está envolvido com o seio carotídeo, esses movimentos ajudam a promover o tônus vagal.

Passo 9

Coloque a ponta dos dedos na base do crânio, na crista occipital. Com os dedos se tocando, passe a ponta dos dedos ao longo dessa crista **com suavidade** e, em seguida, **deslize-os** pelo pescoço, como uma cachoeira desce pela montanha. Repita dez vezes.

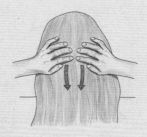

Passo 10

Coloque uma das mãos no peito. Respire fundo no coração. Expire e diga: "Rauuuu." Repita três vezes. Bata **levemente** no seu esterno. Repita dez vezes.

Passo 11

Faça um arco-íris sobre o peito: coloque a palma da mão no centro do peito, sobre o esterno. Respire lenta e profundamente e sinta o peito subindo até a mão. Expire lentamente. Inspire outra vez e sinta o peito subir na sua mão. Ao expirar, sinta o peito relaxar. Massageie fazendo movimentos em **C** espelhado sobre o coração e os pulmões. Ao

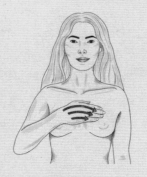

inspirar, imagine um arco-íris majestoso no coração. Ao expirar, libere uma nuvem do peito. Repita dez vezes.

Passo 12

Faça respiração abdominal profunda: com as mãos no abdômen, inspire lenta e profundamente. Ao inspirar, expanda o abdômen nas suas mãos. Ao expirar, relaxe. Respire nas laterais do tronco, na lateral da cintura. Sinta as suas inspirações e expirações alcançando as suas costelas em ambos os lados.

Conforme você inspira, leve a respiração até o coração. Imagine a sua flor favorita desabrochando a cada respiração. Sinta a expansão para o coração e os pulmões. Ao expirar, visualize o caule da flor na base do umbigo, enraizado e forte. Inspire de novo. Use a sua respiração para colorir toda a circunferência do abdômen com um campo de flores. Ao expirar lentamente, veja o vento fazendo as flores dançarem.
Repita três vezes.

Passo 13

Com a palma da mão, faça círculos sobrepostos ao redor do cólon: suba pelo lado direito, cruze o abdômen e desça pelo lado esquerdo. Faça círculos sob o umbigo em direção ao quadril esquerdo. Imagine que você está desenhando sóis e luas por todo o abdômen. Visualize a sua barriga 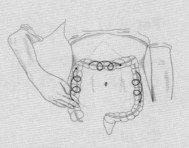 radiante como um céu claro. Permita que os seus movimentos sejam reconfortantes e simples. Use o máximo possível da palma da mão e dos dedos. Sinta o tecido ao redor dissolver sob as suas mãos. Essa é a via linfática. Circule o seu abdômen pelo menos dez vezes.

Passo 14

Fazendo pequenos círculos, massageie ao redor da circunferência do umbigo. Você pode usar um pouco mais de pressão nesse local, porque é onde reside a rede linfática mais profunda. Caso encontre áreas apertadas, passe algum tempo estimulando-as.

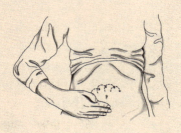

Passo 15

Repita o passo 13: faça círculos sobrepostos no cólon, massageando a barriga alegremente como um gato ronronando. Revisite todas as áreas que precisam de mais atenção.

Passo 16

Respire do estômago para o coração, expirando lentamente. Repita "Hum" três vezes. SORRIA!

Passo 17

Repita o passo 1: estimule os linfonodos supraclaviculares direito e esquerdo na base do pescoço.

Passo 18

Faça leves pinceladas no rosto, do queixo e bochechas às orelhas, da testa às orelhas e descendo pelo pescoço.

Passo 19

Esfregue a palma das mãos vigorosamente. Depois de aquecidas, coloque-as sobre os olhos. Mantenha-as assim enquanto respira profundamente três vezes e visualiza uma luz violeta do topo da sua cabeça aos dedos dos pés e emanando do seu corpo. Ao soltar as mãos, pressione as palmas nas maçãs do rosto.

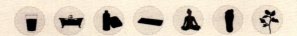

Saúde da mulher

CUIDADOS COM OS SEIOS
ALÍVIO DOS SINTOMAS DA TENSÃO PRÉ-MENSTRUAL (TPM) E DA PERIMENOPAUSA/MENOPAUSA
GRAVIDEZ E PÓS-PARTO

→ CUIDADOS COM OS SEIOS

A maioria das mulheres não toca os seios com regularidade, a menos que elas estejam amamentando ou como parte do ato sexual – embora geralmente seja o parceiro que faz o toque. Quero que você se torne íntima da topografia dos seus seios e do terreno do seu tecido mamário. É possível que esteja acostumada a tocar os seus seios apenas ao fazer exames de mama – o que pode ser assustador! Mas quero que cultive a bondade amorosa e reconheça que, ao massagear os seios, você está melhorando a circulação linfática para ajudar a limpar a estagnação dos tecidos e criar uma visão mais harmoniosa e saudável no seu peito. É comum carregar tensão nos ombros e pescoço, mas ela também fica presa em todo o resto do seu corpo. Os seios estão associados ao quarto *chakra*, ou *chakra* do coração, que representa as emoções. Pense por um momento como é fácil permitir que o estresse a desequilibre *emocionalmente*; essa mudança afeta você *fisiologicamente*. Mesmo que lide com o estresse na sua mente, é uma boa ideia que você cuide do seu corpo.

As flutuações hormonais ao longo do mês podem causar sintomas dolorosos nos seios, sobretudo sensibilidade e inchaço. Contraceptivos, como pílulas anticoncepcionais, podem causar um aumento temporário no tamanho dos seios; a falta de exercícios pode exacerbar a estagnação da linfa; o ganho de peso pode acrescentar células de gordura aos seios, aumentando o nível de estrogênio e o risco de desenvolver câncer de mama; e o consumo de álcool – que também é um risco para câncer, pois a ingestão de álcool em excesso pode alterar o DNA celular – também é capaz de mudar a topografia dos seios.

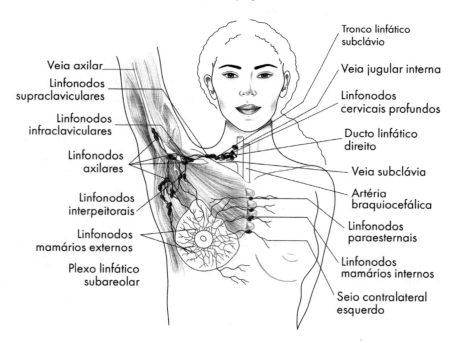

É um desafio mover a linfa nos seios apenas com exercícios; felizmente, a automassagem linfática é fenomenal para melhorar a congestão mamária e o fluxo da linfa. A drenagem linfática é recomendada por médicos e cirurgiões a quem teve câncer de mama, fez mastectomia, passou por remoção de linfonodos, fez cirurgia, reconstrução, radiação, biópsias, redução, *lifting* mamário* ou aumento dos seios. As técnicas suaves da massagem linfática são benéficas para a cura de traumas nos tecidos, mesmo que a cirurgia seja um aumento de mama eletivo. Também são poderosas para quem está interessada em manter a saúde da mama. Se você fez tratamento para câncer de mama, recomendo a "Sequência de braço para linfedema" e a "Sequência de mama para linfedema", nas páginas 229 e 240, para ajudar a controlar qualquer inflamação que esteja vivendo.

Muitas mulheres têm tecido mamário denso, não importando o tamanho dos seios, o que torna mais difícil detectar o câncer nas mamografias. Nos últimos vinte anos, a maior parte da minha prática foi composta por pacientes com câncer. A porcentagem de mulheres diagnosticadas com câncer de mama é assombrosa; atualmente, uma em cada quatro mulheres o desenvolverá. Inúmeras mulheres jovens me procuram porque há histórico de câncer em familiares ou porque têm uma mutação do câncer no gene e desejam cuidar da saúde de todas as maneiras possíveis, na esperança de evitar essa doença.

Sensibilidade nos seios, densidade mamária e calcificações não são algo com que você precisa viver para sempre. Você pode suavizar a topografia dos seus seios com um toque delicado e estimulante. As mamografias de algumas das minhas clientes mostraram uma grande redução na densidade da mama em relação ao ano anterior graças às suas rotinas de automassagem. Não só ela é importante para manter o fluxo linfático nos seios para reduzir o acúmulo de toxinas, como também permite que os cânceres sejam vistos mais facilmente nas imagens de mamografia.

Se você estiver amamentando, verifique com o seu médico antes de fazer esta seção. Depois de obter a autorização dele de que está tudo bem, esta sequência poderá ajudá-la a melhorar a lactação e evitar a mastite e os ductos entupidos de leite. Basta usar um toque extraleve e fazer menos repetições.

Ao usar as mãos, você aumentará a sua sensibilidade e, com o tempo, poderá sentir uma mudança na qualidade do seu tecido mamário. Tive clientes que me contaram que a sensibilidade nos seios diminuiu durante a menstruação, e outras disseram que essa massagem ajudou a aliviar o inchaço perto das axilas que se acumulou durante a menopausa. Eu também vi o tecido cicatricial de cirurgias melhorar.

Muitas mulheres (e homens também) tiveram autojulgamento, medo e decepção sobre a aparência e a sensação das suas mamas – para si mesmas

---

* O *lifting* mamário, também chamado de mastopexia, é a correção da flacidez das mamas. (N. da T.)

(mesmos) e para os outros – em algum momento da vida. A minha esperança é que você cultive a aceitação do seu corpo. Eu a convido a criar uma nova relação com os seus seios, de radical gratidão e graça. A automassagem linfática consiste em olhar por baixo da pele externa para o ambiente rico em nutrientes onde as células, os fluidos e a imunidade criam um incrível ecossistema de saúde.

Sequência de cuidados com a mama

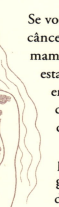

Se você estiver atualmente em tratamento para câncer de mama, ou se tiver um nódulo na mama, consulte o seu médico antes de iniciar esta sequência. Se você tem linfedema ou está em risco por causa do tratamento do câncer, consulte "Sequência de mama para linfedema" na página 240.

Use o contato pele a pele sempre que possível. Não há problema em se massagear sobre a roupa, mas adquira o hábito de massagear diretamente na pele para obter o benefício máximo.

Passo 1

Estimule os linfonodos supraclaviculares (logo acima da clavícula) direito e esquerdo na base do pescoço. Pressione a ponta dos dedos nas cavidades acima da clavícula. Faça um movimento em **J** enquanto pressiona **levemente** para **baixo** e para **fora** em direção aos ombros. Repita dez vezes.

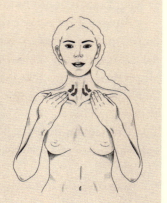

Passo 2

Estimule os linfonodos axilares (na axila). São três etapas:

1. Coloque a mão por entre a axila, o dedo indicador descansando **suavemente** no encaixe dela. Pulse para **cima** na axila. Repita dez vezes.
2. Mova a mão para **baixo** pelo torso. Essa região contém tecido mamário, que é essencial que seja drenado. Com a palma da mão, faça movimentos em **C subindo** pela lateral do tronco até a axila. Repita dez vezes.
3. Levante o braço e coloque a mão na axila. Bombeie para **baixo** sobre a axila dez vezes. Solte o braço.

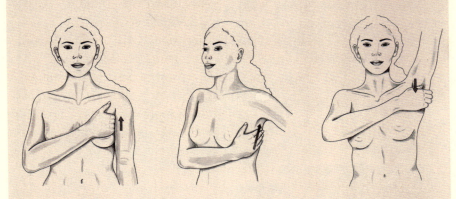

Passo 3

Estimule a zona linfática do colarinho da camisa: coloque as mãos sobre os ombros, os cotovelos apontando para a frente. Inspire e depois solte os cotovelos ao expirar, mantendo a ponta dos dedos sobre os ombros. Repita cinco vezes. Isso ajuda a mover o fluido linfático da nuca para os drenos acima da clavícula.

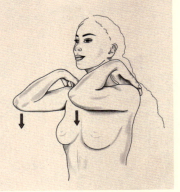

Passo 4

Faça um arco-íris sobre o peito: coloque a palma da mão no centro do peito, sobre o esterno. Respire lenta e profundamente e sinta o peito subindo até a mão. Expire lentamente, sentindo o peito relaxar. Respire fundo e sinta o peito subir na sua mão. Ao expirar, sinta o peito relaxar. Massageie fazendo movimentos em **C** espelhado sobre o coração e os pulmões. Ao inspirar, imagine um arco-íris majestoso no seu coração. Ao expirar, libere uma nuvem do seu peito. É nesse local que se encontra o seu *chakra* cardíaco; trate-o com aceitação, amor-próprio e ternura. Repita dez vezes.

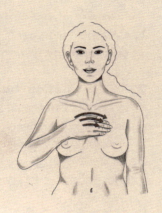

Passo 5

Massageie a parte superior do seio: coloque a palma da mão acima do seio, a ponta dos dedos voltada para a axila. Massageie **suavemente** fazendo movimentos em **C** por cima do seio em direção à axila. Repita cinco vezes.

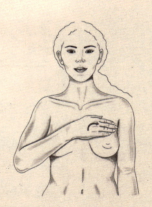

Passo 6

Repita o passo 2: estimule os linfonodos axilares (na axila) três vezes.

Passo 7

Massageie o seio sob a linha do sutiã: coloque a palma da mão sob o seio, a ponta dos dedos apontando para a lateral do tronco. **Suavemente**, como uma onda, massageie fazendo movimentos em **C** em direção à lateral do tronco. Continue massageando, o fluido **subindo** pela lateral do tronco até a axila. Repita três vezes.

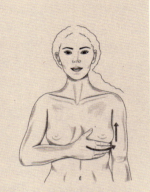

Passo 8

Coloque as mãos no esterno nos encaixes dos intercostais. **Muito suavemente**, pressione para **dentro** e para **fora**. Você está trabalhando apenas na camada de fluido, então resista ao impulso de pressionar profundamente. Inspire e expire. Parte do fluido mamário drenará para a cadeia mamária dos linfonodos. Esse movimento também ajuda a bombear o ar para fora dos pulmões. Repita dez vezes.

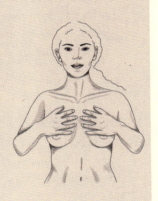

Passo 9

Bombeie a caixa torácica: esses dois próximos passos serão mais fáceis de fazer se você estiver reclinada ou deitada, embora não seja necessário. Coloque a mão sobre a caixa torácica. Os seus dedos vão descansar nos encaixes entre as costelas. Ao inspirar, expanda o ar nas costelas. Ao expirar, massageie **suavemente** fazendo movimentos em **C** para **cima** com a mão nos

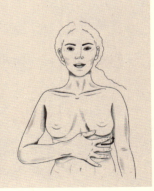

espaços macios das costelas. Esta área fica sujeita a sensibilidade de vez em quando. Passe alguns momentos extras cuidando das costelas. Esta é uma poderosa área de proteção que guarda os seus órgãos vitais. O objetivo é suavizar e dissolver a tensão sem usar força.

Passo 10

Com a mão ainda na caixa torácica sob o seu seio, bombeie o tecido mamário **diagonalmente para cima**, em direção à axila. Isso será mais fácil se você estiver deitada. Evite mover o líquido para o mamilo. Repita cinco vezes.

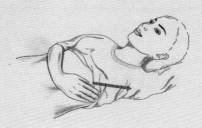

Passo 11

Bata **levemente** no esterno. Visualize o som da batida nas suas células. É aqui, acima do coração, que se localiza o timo, responsável por amadurecer as células T. Ele armazena glóbulos brancos imaturos e os prepara para se tornarem células T ativas para montar uma resposta imunológica que ajudará a destruir células infectadas e nefastas. Ao bater no peito, imagine todos os benefícios do seu timo.

Passo 12

Repita o passo 5: massageie a parte superior do seio.

Passo 13

Amasse **suavemente** o seio em toda a circunferência. Sinta-se à vontade para usar toda a mão e a ponta dos dedos – o que for confortável. Massageie fazendo movimentos em **C** sobrepostos, para afastar o fluido do mamilo. Pense nos raios de sol irradiando do mamilo para **fora**. Parte do fluido da mama medial drenará para os linfonodos ao longo do esterno, chamados de cadeia interna de linfonodos mamários, enquanto o fluido da face lateral da mama drenará para os linfonodos axilares (da axila). Não massageie fluido em direção ao mamilo. Passe algum tempo nesse ponto conhecendo o seu tecido

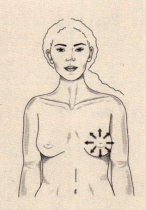

mamário. Alguns seios têm mais protuberâncias do que outros. Alguns são menores do que outros. Quero que você conheça os seus. Fique confortável com a sensação que eles causam. Você notará coisas diferentes em épocas diferentes do mês. Preste atenção aos detalhes e à sensação. Se você estiver se sentindo dolorida ou notar um pequeno cisto, **não** o pressione; concentre os pensamentos e a atenção em suavizar a área ao redor dele. Crie um ambiente suave e estimulante nesse momento. Não seja tímida! Encorajo-a a levar o tempo que for necessário para se sentir confortável. Costumo dizer que quanto mais tempo você gasta conhecendo o seu corpo, mais está cultivando uma nova paisagem.

Observação: Certifique-se de consultar o seu médico sempre que detectar um nódulo anormal.

Passo 14

Repita o passo 9: bombeie as costelas.

Passo 15

Repita o passo 7: massageie o seio sob a linha do sutiã.

Passo 16

Repita o passo 5: massageie a parte superior do seio.

Passo 17

Repita o passo 2: estimule os linfonodos axilares (na axila).

Passo 18

Repita o passo 3: estimule a zona linfática do colarinho da camisa.

Passo 19

Repita o passo 1: estimule os linfonodos supraclaviculares direito e esquerdo na base do pescoço.

Passo 20

Repita os passos 2 a 17 no outro seio.

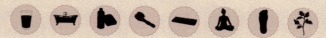

→ **ALÍVIO DOS SINTOMAS DA TENSÃO PRÉ-MENSTRUAL (TPM) E DA PERIMENOPAUSA/MENOPAUSA**

Alívio dos sintomas da tensão pré-menstrual (TPM)

Nos tempos antigos, a menstruação era celebrada entre mulheres e meninas como uma época sagrada do mês. Em muitas culturas, ela era e ainda é um momento de descanso bem-vindo para restaurar – para ser nutrida e receptiva a novas energias, em sintonia com os ciclos da lua.

Nos dias atuais, muitas mulheres se sentem incomodadas com a menstruação ou sofrem dores, cólicas e alterações de humor. A sede do segundo *chakra* sacral está associada a sensualidade, sentimentos, intimidade, emoções e conexão. Em geral, não somos ensinadas a navegar e integrar os nossos corpos emocionais. É comum reprimir esse lado de nós mesmas nas nossas vidas profissionais ou desconfiar dos nossos sentimentos quando eles diferem do nosso intelecto. Essa dissociação pode se formar como uma onda e ter um ápice durante a ovulação ou a menstruação.

A cavidade pélvica está repleta de linfonodos que drenam o fluido linfático da região pélvica para os linfonodos lombares e, em seguida, para o ducto torácico, onde deságua na circulação sanguínea. Você não precisa trabalhar internamente para estimulá-los. Trabalhar externamente aumentará a circulação linfática nessa área.

- Os gânglios ilíacos *externos* também recebem fluido dos linfonodos inguinais na parte superior da coxa antes de retornar a linfa aos gânglios ilíacos comuns – é por isso que você trabalhará os seus linfonodos inguinais nesta sequência.
- Os gânglios ilíacos *internos* recebem fluido do períneo, da região glútea e das vísceras da pelve antes de também drenar para os gânglios ilíacos comuns.
- Os linfonodos *comuns* também recebem fluido dos gânglios sacrais, bem como da bexiga urinária e de partes da vagina. Esses linfonodos então drenam para os linfonodos lombares, onde se encontram com o fluido que foi drenado dos ovários e tubas uterinas (e testículos, nos homens).

Quando comecei a fazer massagem linfática, um dos benefícios mais surpreendentes foi eliminar a dor e o inchaço que sentia a cada mês, quando chegava a minha menstruação. Praticamente todas as minhas pacientes marcam vários dos itens associados à tensão pré-menstrual (TPM) no meu formulário de admissão de clientes. Cólicas, sensibilidade nos seios, ganho de peso, mau humor e outros sintomas desagradáveis são muito comuns – e podem ser agravados pelo DIU, pela pílula anticoncepcional e por outras formas de controle de natalidade. Muitas mulheres presumem que não podem obter nenhum alívio das dolorosas cólicas, a menos que tomem analgésicos; porém, muitas das minhas clientes descobriram que esta sequência é tão eficaz quanto um remédio. É maravilhoso fazer isso quando você está sentindo desconforto – quer esteja ovulando, menstruando ou em qualquer ponto intermediário.

Se você experimentou trauma sexual, trauma de parto ou qualquer outro tipo de sofrimento ou dor nessa região (como resultado de cirurgia ou uma condição crônica como a endometriose), o seu fluxo linfático pode ser afetado, criando mais inflamação na área. Quando faz o trabalho linfático, você elimina as toxinas estagnadas e as emoções armazenadas no corpo. A adrenalina acompanha os eventos traumáticos, e o significado dessa memória é impresso nas partes do cérebro chamadas amígdala e hipocampo. A amígdala mantém o impacto emocional do evento, incluindo a intensidade e o impulso das emoções. Ela também pode liberar hormônios quando o corpo pensa que há uma ameaça que pode ter uma reação adversa no sistema reprodutor. O hipocampo é onde as memórias episódicas são armazenadas, movendo as memórias de curto prazo para as de longo prazo. Nas últimas duas décadas, trabalhei com muitas clientes que experimentaram uma mudança positiva em como se sentiam nessa área do corpo ao cultivar a prática da automassagem.

Alívio dos sintomas da perimenopausa/menopausa

O início e os sintomas da perimenopausa e da menopausa são imprevisíveis e variam em cada mulher. Desencadeados por um declínio normal nos hormônios femininos à medida que as mulheres envelhecem, os sintomas podem incluir ondas de calor espontâneas, suores noturnos, mudanças na pele, queda de cabelo, ganho de peso, flutuações da libido, secura vaginal, névoa mental, distúrbios do sono, alterações de humor e depressão.

O que discuto com as minhas clientes é a questão mais profunda na raiz desses sintomas: a transição nos estágios da vida. A menopausa encerra a era de "descamação", quando o útero perde o seu revestimento com a menstruação. Para algumas mulheres, o fim da menstruação é um alívio bem-vindo. Muitas delas se sentem mais plenamente capazes de assumir o seu poder nessa idade – pense na sabedoria arquetípica das mulheres mais velhas ao longo da história.

O meu objetivo para as mulheres é que elas abracem esse momento e reivindiquem o seu poder interior e autoaceitação, porque a sensibilidade mamária, o inchaço, o ganho de peso e o mau humor não desaparecem tão facilmente a cada mês por causa da menopausa. Também é comum sentir que os seus seios estão maiores e que você tem mais inflamação no "seio lateral" do que quando estava menstruada. Quero que saiba que você tem outro mecanismo inato à sua disposição para eliminar os hormônios e o excesso de líquido do corpo. Considere as suas vias linfáticas como o seu meio de *fluxo*. Só porque uma mulher não menstrua mais não significa que ela não tenha sintomas associados ao seu ciclo. Pode ser um desafio eliminar a sensibilidade mamária, e esses sintomas podem se acumular no corpo com o tempo e causar desconforto crônico. Esta sequência ajudará a aliviar o tecido conjuntivo entupido, fibrótico ou cicatrizado e estimulará uma "descamação" natural, acelerando o fluxo linfático com o poder do toque.

Quando as minhas clientes realizam a automassagem linfática com regularidade, elas relatam sentir menos dor e sintomas durante ou após a menstruação. Esta sequência é uma mistura da "Sequência de cuidados com a mama" com a "Massagem abdominal". Muitas mulheres me escreveram contando que a sensibilidade, a dor e a inflamação dos seios diminuíram quando elas praticaram esse procedimento de forma regular e frequente.

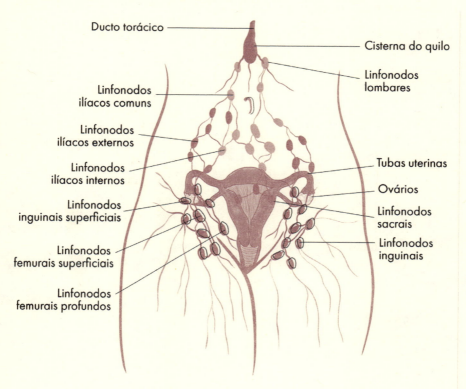

DETOX LINFÁTICA

Como o abdômen tende a inchar e flutuar com as mudanças hormonais – algumas mulheres também ficam constipadas –, incentivo você a também massagear a barriga. Depois de se familiarizar com esta sequência, você poderá dividi-la em duas, alternando entre a "Sequência de mama para linfedema" e a "Massagem abdominal".

Alívio para TPM

Muitas das minhas clientes afirmam que as técnicas de automassagem linfática reduzem os seus temidos sintomas de dor mensal e ajudam a balancear os seus hormônios (você provavelmente se lembra de que uma das funções do sistema linfático é coletar o excesso de hormônios que são grandes demais para serem captados pela corrente sanguínea). Elas relataram menos dor na mama antes da menstruação e encontram alívio contínuo da dor crônica e dos sintomas da TPM. De modo geral, recomendo esta sequência conforme o necessário – normalmente uma ou duas vezes por semana durante a ovulação, logo antes do início da menstruação ou se houver dor ou cólicas com a menstruação. É uma maneira maravilhosa de desbloquear a cura e o fluxo no seu corpo.

Passo 1

Estimule os linfonodos supraclaviculares (logo acima da clavícula) direito e esquerdo na base do pescoço. Pressione os dedos nas cavidades da clavícula. Faça um movimento em **J** enquanto pressiona **levemente** para **baixo** e para **fora** em direção aos ombros. Repita dez vezes.

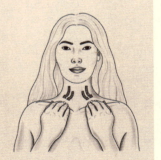

Passo 2

Execute a sequência "Pescoço". São três etapas:

SEQUÊNCIAS DE AUTOMASSAGEM LINFÁTICA

1. Coloque a palma das mãos na base do pescoço. Pulse a pele **suavemente** enquanto **desce** em direção à clavícula. Repita dez vezes.
2. Posicione as mãos mais acima para que os dedos mínimos repousem no encaixe atrás das orelhas, a ponta dos dedos posicionada diagonalmente em direção às orelhas. Use a palma das mãos para esticar a pele para **baixo** em direção ao pescoço. Repita cinco vezes.
3. Faça leves pinceladas por trás das orelhas até o pescoço. Repita cinco vezes. Engula uma vez.

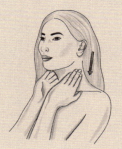 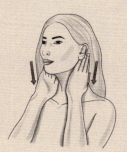 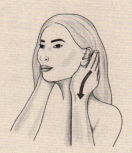

Passo 3

Estimule os linfonodos axilares (nas suas axilas). Coloque a mão na axila, o dedo indicador descansando suavemente no encaixe dela. Pulse para **cima** na axila. Repita dez vezes.

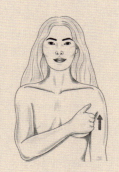

Passo 4

Massageie a parte superior do seio: coloque a palma da mão acima do seio, a ponta dos dedos voltada para a axila. **Suavemente**, massageie fazendo movimentos em **C** por cima do topo do seio em direção à axila. Repita cinco vezes.

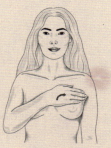

Passo 5

Repita o passo 3: estimule os linfonodos axilares (nas axilas).

Passo 6

Massageie o seio sob a linha do sutiã: coloque a palma da mão oposta sob o seio, com a ponta dos dedos posicionada para a lateral do tronco. **Suavemente**, como uma onda, massageie fazendo movimentos em **C** em direção à lateral do tronco. Continue massageando o fluido para **cima** pela lateral do tronco até a axila. Repita três vezes.

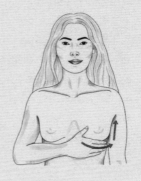

Passo 7

Amasse **suavemente** o seio em toda a circunferência, afastando o fluido do mamilo, irradiando para fora como os raios do sol. Não massageie o fluido em direção ao mamilo. Passe algum tempo nesse local conhecendo o seu tecido mamário. Fique confortável com a sensação. Você pode estar acostumada a tocar o seio para verificar se há nódulos, o que pode ser assustador. Só que os seus seios podem ficar diferentes em certas épocas do mês. Preste atenção aos detalhes e às mudanças que ocorrem. Dê aos seus seios um toque amoroso e nutritivo. Se você estiver se sentindo dolorida ou notar um pequeno cisto, *não* o pressione; concentre os pensamentos e a atenção em suavizar a área ao redor dele. Crie um ambiente suave e estimulante nesse ponto.

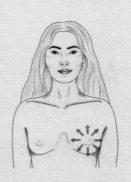

Observação: Certifique-se de consultar o seu médico sempre que detectar um nódulo anormal.

Passo 8

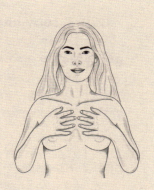

Parte do fluido linfático drena para a cadeia mamária dos linfonodos ao longo dos intercostais no esterno, na cavidade do tronco. O estímulo dos gânglios do seu esterno cria um efeito de vácuo. Coloque as mãos nos espaços intercostais ao longo do esterno. Sinta os recuos na caixa torácica. **Muito suavemente**, pressione para **dentro** e para **fora** ao longo dos encaixes dos intercostais. Inspire e expire profundamente. Esse movimento ajuda a bombear o ar para fora dos pulmões. Procure não pressionar muito profundamente nesse local, porque a sua pele é fina e você está trabalhando apenas na camada de fluido. É onde se encontra o seu *chakra* cardíaco; trate-o com aceitação, amor-próprio e ternura. Repita dez vezes.

Passo 9

Bata **levemente** no esterno. Visualize o som da batida nas suas células. É nesse local, acima do coração, que se localiza o timo, responsável pela maturação das células T. Ele armazena glóbulos brancos imaturos e os prepara para se tornarem células T ativas para montar uma resposta imunológica que ajudará a destruir células infectadas e nefastas. Ao bater no peito, imagine todos os benefícios do seu timo.

Passo 10

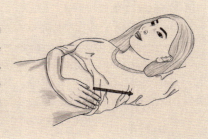

Estimule a caixa torácica: coloque a mão sobre ela. Isso será mais fácil se você estiver deitada. Os seus dedos vão descansar nos encaixes entre as costelas. Ao inspirar, expanda o ar nas costelas. Enquanto expira, massageie **suavemente**, fazendo movimentos em **C** para **cima**, nas partes macias das costelas. Bombeie o tecido mamário **diagonalmente** para **cima**, em direção à axila. Evite mover o fluido para o mamilo. Repita dez vezes. Essa área poderá estar sensível. Passe alguns momentos extras cuidando das suas costelas. Você deve suavizar e dissolver a tensão sem usar nenhuma força.

Passo 11

Repita o passo 3: estimule os linfonodos axilares (na axila).

Passo 12

Repita os passos de 3 a 8 e 10 na mama oposta.

Passo 13

Coloque ambas as mãos embaixo dos seios, os dedos voltados uns para os outros. Você conseguirá sentir os espaços entre as costelas. Bombeie as mãos **suavemente** para **cima** em direção ao centro do tórax. Isso também estimulará o fluxo linfático para os linfonodos da cadeia mamária interna. Repita dez vezes.

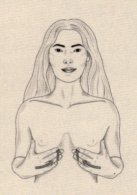

Passo 14

Faça respiração diafragmática profunda: deite-se em uma posição confortável. Coloque ambas as mãos no abdômen. Faça cinco respirações profundas no abdômen. Expire devagar e deliberadamente. Sinta o abdômen subir ao inspirar e relaxar ao expirar. Imagine o ducto torácico trazendo todo o fluido linfático da sua pelve e da metade inferior do corpo para o centro do peito e liberando-o de volta à sua corrente sanguínea *limpo* e *novo*.

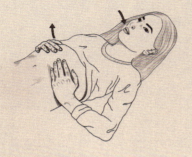 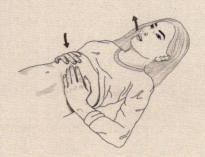

Passo 15

Massageie **suavemente** o abdômen no sentido horário em círculos sobrepostos. O cólon tem a forma de um **C** espelhado. Siga as linhas de eliminação; o cólon ascendente vai do quadril direito subindo até as costelas direitas. Dali, o cólon transverso cruza acima do umbigo, 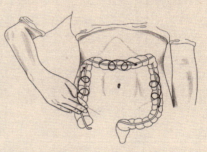 da sua costela direita até a esquerda. O cólon descendente vai da costela esquerda até o quadril esquerdo, onde se encontra com o reto. Faça pequenos círculos ao redor do cólon: para cima, cruzando o abdômen e para baixo. Esse é o seu *chakra* sacral, associado a sensibilidade, criatividade, intimidade e autoexpressão.

Passo 16

Faça pequenos círculos ao redor do umbigo enquanto respira profundamente. Repita cinco vezes.

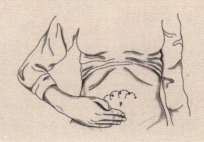

Passo 17

Dê puxões no umbigo. Isso é maravilhoso para ajudar a aliviar pequenas tensões e desalinhamentos no abdômen causados por padrões de movimento que sobrecarregam os músculos e órgãos. Com a ponta dos dedos de uma das mãos, puxe **suavemente** 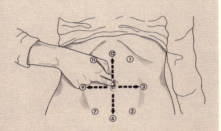 as bordas do umbigo para **fora**. Use a ponta dos dedos que forem mais confortáveis para você. Para começar, puxe para **cima** como se o seu umbigo fosse um relógio e a hora fosse 12h (esse ponto corresponde ao coração). Estique e segure a pele por pelo menos um minuto em cada ponto enquanto você inspira e expira. Em seguida, vá para 3h (rim esquerdo), 6h (bexiga e órgãos genitais), 9h (rim direito) e qualquer outro "horário" que precise da sua atenção; por exemplo, 1h (estômago e baço), 5h (intestinos), 7h (intestinos), 11h (fígado e vesícula biliar). Você pode sentir uma liberação em outras partes da barriga. Gosto de passar muito tempo nessa área quando tenho disponibilidade. É o meu passo favorito nesta sequência; ele é muito eficaz para suavizar todo o abdômen, pois libera a tensão e a energia emocional que se acumulam quando o tecido conjuntivo que envolve os órgãos fica rígido.

Passo 18

Repita o passo 15: massageie o abdômen.

Passo 19

Com a mão em forma de concha, deslize-a pelo abdômen na frente dos ossos do quadril em direção ao umbigo. Comece na frente do osso do quadril direito. É nesse local que estão localizados o ceco, o íleo, a válvula ileocecal e o início do cólon ascendente. É também a área onde o intestino delgado se funde com o intestino grosso (cólon). Isso pode ser sensível ou tenso se você já teve constipação crônica por um longo período. Ainda com a mão em forma de concha, use a palma da mão direita para

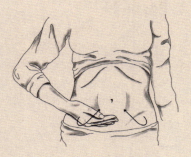

deslizar da frente do quadril direito em direção ao umbigo. Em seguida, deslize da frente do osso do quadril esquerdo em direção ao umbigo. Esse é o final do cólon descendente, onde o cólon sigmoide encontra o reto. Esse lado pode estar sensível se você esteve constipado recentemente, então seja delicado. Não estique a pele – isso pode ser doloroso! Você pode criar folga na pele empurrando primeiro em direção ao quadril, depois massageando a barriga para **baixo** e então em direção ao umbigo. Repita cinco vezes de cada lado.

Passo 20

Usando a borda externa da mão, faça uma concha sob os dois lados da caixa torácica em direção ao umbigo. O fígado e a vesícula biliar estão localizados sob a caixa torácica direita, perto de onde o cólon ascendente se curva para se tornar o cólon transverso. **Delicadamente**, crie uma folga na pele primeiro, depois deslize para

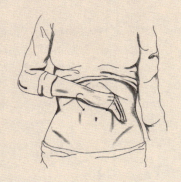

baixo e para **fora** da caixa torácica em direção ao umbigo, da mesma forma que no passo 19. Seu estômago e baço estão localizados sob o lado esquerdo da caixa torácica. Isso é próximo à flexura esplênica ou curva do cólon transverso ao cólon descendente. Contorne a palma da mão sob a caixa torácica e bombeie para **baixo** e para **fora** em direção ao umbigo. Repita cinco vezes de cada lado.

Passo 21

Repita os passos 15 e 16: massageie o abdômen e o umbigo. Visualize o clima perfeito no seu abdômen; o sol está brilhando, há uma brisa suave e o ambiente é calmo e sereno. Termine com algumas respirações de purificação.

Passo 22

Coloque a palma de uma das mãos acima do osso púbico. Respire fundo na palma da mão. Visualize um lago calmo cercado por árvores exuberantes na sua cavidade pélvica. Imagine que o sol está se pondo e há um brilho laranja resplandecendo no céu. Mantenha a palma da mão nesse ponto por algumas respirações enquanto suaviza todos os músculos dessa área. Fique nessa área até sentir as ondulações do lago se tornando calmas e serenas.

Passo 23

Estimule os linfonodos inguinais: coloque a mão na parte interna da coxa. Massageie fazendo movimentos em **C** para **cima**, até a dobra na parte superior da coxa. Repita cinco vezes. Repita na coxa oposta.

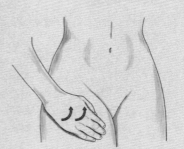

Passo 24

Repita o passo 3: estimule os linfonodos axilares de ambas as axilas.

Passo 25

Repita o passo 1: estimule os linfonodos supraclaviculares direito e esquerdo na base do pescoço.

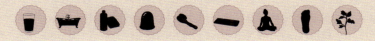

→ **GRAVIDEZ E PÓS-PARTO**

Primeiro trimestre

Não recomendo a automassagem no seu primeiro trimestre. Esse é um momento sagrado do desenvolvimento do bebê. Durante anos como professora de ioga pré e pós-natal, pedi às minhas alunas que usassem esse tempo para se interiorizarem e ouvirem o desenvolvimento do corpo delas e as mudanças necessárias. Mesmo que você esteja maravilhada com a notícia da sua gravidez, também é perfeitamente normal ter medos e inseguranças sobre como o seu corpo se sente, mudanças hormonais, ganho de peso ou até mesmo a acne que pode ocorrer nesse período.

Se você já faz automassagem linfática há algum tempo, depois de obter a autorização do seu médico, pode continuar trabalhando de maneira intuitiva, sendo ainda mais gentil consigo mesma. Evite a sequência de "Massagem abdominal" enquanto estiver grávida.

Segundo e terceiro trimestres

As sequências a seguir podem ser feitas nesse estágio, mas faça a massagem abdominal com um toque **muito suave**. Faça pinceladas **leves** sobre o abdômen. Quando esfregar a barriga, use isso como um momento para se conectar com o seu bebê em crescimento. Gosto de dizer às gestantes que pensem em criar espaço para que os seus filhos cresçam. Os seus órgãos abdominais estão se movendo ao redor, então é comum ficar constipada. Massagens suaves na direção do cólon ajudarão na digestão, mas, novamente, que elas **sejam muito leves**!

Essas sequências incluem "Acalme a ansiedade" (página 141), "Membros doloridos: braços" (página 205), "Cuidados com os seios" (página 181) (simplifique, encurte e vá **muito leve** para não expelir nenhum leite recém-formado), "Sintomas de gripe/Congestão/Dor de garganta" (página 79), "Dor de ouvido" (página 87), "Pele brilhante" (página 122), "Dor de cabeça" (página 95), "Membros doloridos: pernas" (página 213), "Abertura de coração e pulmão" (página 165) e "Um bom sono" (página 173).

Pós-parto

Muitas mulheres estão ansiosas para se sentirem elas mesmas novamente após o parto. O melhor conselho que posso dar é ter paciência e usar esse momento mágico para se conectar com o seu bebê. A pergunta mais comum que ouço é: "Quando é seguro fazer a drenagem linfática após o parto?" A resposta é: "Depende." Certifique-se sempre de obter autorização do seu médico antes de se massagear. Além disso, alguns dos fatores a serem considerados são se você teve um parto vaginal ou cesariana, e se está amamentando ou não. Se fez uma cesariana, você deve se certificar de que as incisões foram totalmente fechadas e cicatrizadas, e obter permissão do seu médico. Com a amamentação, você precisa estar atenta ao desenvolvimento de mastite, que é uma infecção no tecido mamário causada por ductos de leite entupidos e inflamados. Dor mamária, inchaço, calor, vermelhidão, febre e calafrios são sinais de mastite que devem ser tratados de imediato (geralmente com antibióticos) pelo seu médico. Se estiver amamentando, diminua a duração das etapas para não desintoxicar o seu corpo de maneira muito rápida. Também é melhor praticar a automassagem logo depois de amamentar ou retirar leite com a bomba. Depois de receber orientação do seu médico sobre quaisquer outras precauções a serem tomadas, aqui está uma lista de sequências recomendadas que você pode experimentar.

- Para promover a circulação linfática nos seus seios, faça a sequência "Cuidados com os seios" na página 181.

- Se você está constipada, faça a sequência "Massagem abdominal" na página 116.
- Se você tem celulite, faça a sequência "Melhore a celulite" na página 133.
- Se você fez cesariana ou abdominoplastia, não se massageie até que as incisões tenham fechado completamente – o que é comum levar de oito a dez semanas – e depois de obter a permissão do seu médico. Só então você deve executar a sequência "Lesões atléticas, recuperação pré e pós-operatória e tecido cicatricial" na página 221.

Recuperação de lesões atléticas, recuperação pré e pós-operatória, tecido cicatricial e condições crônicas

MEMBROS DOLORIDOS: BRAÇOS

MEMBROS DOLORIDOS: PERNAS

LESÕES ATLÉTICAS, RECUPERAÇÃO PRÉ E PÓS-OPERATÓRIA E TECIDO CICATRICIAL

SEQUÊNCIA DE BRAÇO PARA LINFEDEMA

SEQUÊNCIA DE MAMA PARA LINFEDEMA

SEQUÊNCIA DE PERNA PARA LINFEDEMA

CUIDADO PALIATIVO

→ MEMBROS DOLORIDOS: BRAÇOS

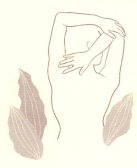

Usamos os nossos braços todos os dias em quase tudo o que fazemos. Tendemos a não os valorizar, apenas para sermos lembrados de como eles são essenciais depois de feridos. Os braços estão conectados ao *chakra* cardíaco. Sabemos da sua conexão neurológica porque certas sensações nos braços podem ser avisos de saúde (início de um ataque cardíaco, derrame, lesão nervosa ou uma doença inflamatória como diabetes). Os nossos braços também desempenham um papel em alcançar: dar e receber, ajudar (trabalhar) e nutrir (proteger). Usamos os nossos braços para criar, dar e receber amor, cozinhar ou abraçar os nossos filhos. Que glória, reconhecimento e atenção eles merecem!

É comum sentir inchaço nos dedos de vez em quando. Você pode perceber isso após comer alimentos salgados, durante os meses mais quentes, se tiver artrite reumatoide ou quando estiver em voo ou, ainda, viajar para elevadas altitudes. Alguns de vocês podem ter experimentado uma lesão por esforço repetitivo (LER), como a síndrome do túnel do carpo, por digitar em um teclado o dia todo ou usar demais o polegar e os dedos para rolar a tela no celular. Lesões esportivas, como ruptura dos manguitos rotadores, cotovelos de tenista e pulsos torcidos, também podem deixar o fluido estagnado muito depois de a lesão ter cicatrizado. Esta sequência é uma maneira maravilhosa de aliviar essa estagnação, melhorar a amplitude do movimento e promover a circulação linfática nos braços, mãos e dedos.

OBSERVAÇÃO: Se você teve câncer de mama, passou por remoção de linfonodo ou fez radiação, vá para a "Sequência de braço para linfedema" na página 229. Primeiramente, consulte o seu médico se você estiver em risco de desenvolver ou se tiver linfedema.

Passo 1

Estimule os linfonodos supraclaviculares (logo acima da clavícula) direito e esquerdo na base do pescoço. Pressione a ponta dos dedos nas cavidades acima da clavícula. Faça um movimento em **J** enquanto pressiona **levemente** para **baixo** e para **fora** em direção aos ombros. Repita dez vezes.

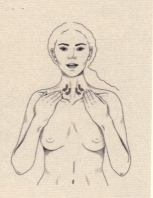

Passo 2

Estimule os linfonodos axilares (na axila). São três etapas:

1. Coloque a mão por entre a axila, o dedo indicador descansando **suavemente** no encaixe dela. Pulse para **cima** na axila. Repita dez vezes.
2. Mova a mão para **baixo** pelo torso. Essa região contém tecido mamário, que é essencial que seja drenado. Com a palma da mão, faça movimentos em **C subindo** pela lateral do tronco até a axila. Repita dez vezes.
3. Levante o braço e coloque a mão na axila. Bombeie para **baixo** sobre a axila dez vezes. Solte o braço.

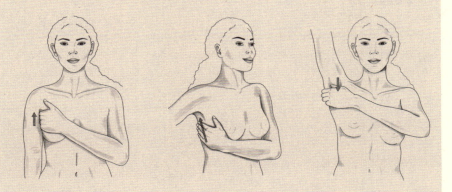

Passo 3

Estimule a zona linfática do colarinho da camisa: coloque as mãos sobre os ombros, os cotovelos apontando para a frente. Inspire e depois abaixe os cotovelos ao expirar, mantendo a ponta dos dedos sobre os ombros. Repita cinco vezes. Isso ajuda a mover o fluido linfático da nuca para os drenos acima da clavícula.

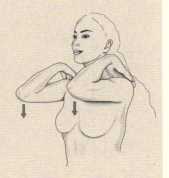

Passo 4

Coloque a mão sobre a omoplata. Faça movimentos em **C** para cima e sobre o ombro em direção ao pescoço. Repita cinco vezes. O padrão de drenagem nesse caso é em direção aos linfonodos supraclaviculares (na clavícula).

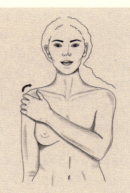

Passo 5

Faça leves pinceladas na parte externa do braço, do cotovelo à omoplata. Repita cinco vezes.

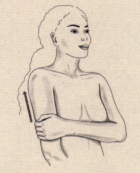

Passo 6

Massageie fazendo movimentos em **C** sobrepostos ao longo da parte externa do braço, começando no cotovelo e passando pelo tríceps e deltoide em direção ao ombro. Crie um padrão ondulatório para os movimentos. Repita cinco vezes.

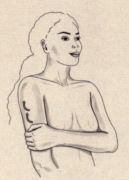

Passo 7

Repita o passo 4: massageie a omoplata.

Passo 8

Faça leves pinceladas ao longo da parte interna do braço, do cotovelo até a axila. Repita cinco vezes.

Passo 9

Massageie fazendo movimentos em **C** sobrepostos ao longo da parte interna do braço, desde a dobra do cotovelo até os linfonodos axilares. Repita cinco vezes.

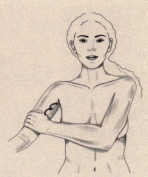

Passo 10

Repita o passo 2: estimule os linfonodos axilares (na axila).

Passo 11

Massageie a dobra do cotovelo, a fossa cubital. Coloque a palma da mão sobre a parte interna do cotovelo e faça movimentos em **C** estacionários para cima. Existem linfonodos na dobra do cotovelo que recebem fluido do antebraço e da mão, por isso é importante estimular essa área antes de massagear o antebraço. Repita dez vezes.

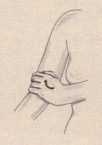

Passo 12

Faça leves pinceladas do pulso até a dobra do cotovelo. Repita cinco vezes.

Passo 13

Use o movimento de bombear para massagear a parte superior do antebraço, desde o pulso até a dobra do cotovelo. Repita três vezes.

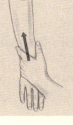

Passo 14

Massageie a parte inferior do antebraço, do pulso até a dobra do cotovelo. Repita três vezes.

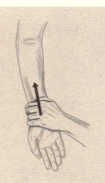

Passo 15

Repita o passo 11: com a mão, massageie a dobra do cotovelo. Repita cinco vezes.

Passo 16

Massageie fazendo movimentos em **C** na parte superior e inferior do pulso. Com a palma da mão sobre o pulso, massageie fazendo movimentos em **C** na parte superior do pulso. Esse é um movimento estacionário; a mão permanecerá em um lugar. Se a sua mão estiver inchada, você poderá sentir algum fluido sendo drenado dela durante o movimento. Está tudo bem; isso significa que você está eliminando a estagnação. Essa área tende a ficar inflamada em razão do uso excessivo de celulares e teclados de computador, bem como lesões por esforço repetitivo (LER). Repita cinco vezes.

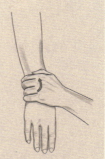

Passo 17

Massageie fazendo movimentos em **C** na palma da mão em direção aos pulsos. Repita cinco vezes.

Passo 18

Levante o braço no ar, acima da cabeça se possível. Faça um círculo no sentido horário algumas vezes e, em seguida, no sentido anti-horário. Você pode começar com pequenos círculos e, em seguida, torná-los cada vez maiores, caso se sinta confortável.

Passo 19

Passe os dedos da mão direita pelos dedos da mão esquerda. Massageie o interior dos dedos até a base. Repita cinco vezes.

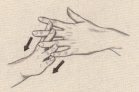

Passo 20

Massageie cada dedo separadamente: junte os dedos como se estivesse retirando a tampa de uma caneta e massageie cada dedo da mão oposta, da ponta do leito ungueal (a parte abaixo das unhas) até a união entre os dedos. Repita dez vezes.

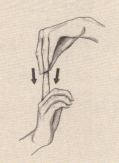

Passo 21

Repita o passo 17: massageie a palma da mão.

Passo 22

Repita o passo 16: massageie o pulso.

Passo 23

Repita o passo 13: massageie o antebraço, do pulso à dobra do cotovelo.

Passo 24

Repita o passo 11: massageie a dobra do cotovelo.

Passo 25

Repita o passo 9: massageie fazendo movimentos em **C** sobrepostos ao longo da parte interna do braço.

Passo 26

Repita o passo 2: estimule os linfonodos axilares (na axila).

Passo 27

Repita o passo 3: estimule a zona linfática do colarinho da camisa.

Passo 28

Repita o passo 1: estimule os linfonodos supraclaviculares direito e esquerdo no pescoço.

Passo 29

Repita os passos 1 a 28 no outro braço, conforme necessário.

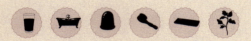

→ MEMBROS DOLORIDOS: PERNAS

As pernas são a nossa base, as raízes do corpo. Elas nos levantam pela manhã e nos deitam para descansar à noite. Fornecem flexibilidade ao longo do dia, realizando os sinais enviados pelo cérebro e colocando-nos fisicamente sobre os nossos pés. Emocionalmente falando, as pernas representam movimento, o assumir nosso papel na vida e a nossa habilidade de fluir através das coisas. Elas podem ser pilares fortes e atléticos, mas também são os primeiros membros a ficar doloridos e fracos quando pegamos uma gripe. A cirurgia do joelho está entre as cirurgias mais comuns, e as substituições de quadril são frequentes depois de certa idade, assim como a artrite. Essas articulações do corpo estão repletas de linfonodos para ajudar a eliminar o excesso de inflamação, mas também são suscetíveis à sobrecarga linfática e aos problemas de capacidade de transporte, porque o fluido tem que se mover em direção oposta à gravidade até o coração. Além disso, quando o trauma e a dor se acumulam por anos, podem contribuir para uma infinidade de problemas nas pernas. Estudos descobriram que o estresse e a ansiedade são capazes de causar tensão e constrição nos músculos das pernas que, com o tempo, podem levar à ineficiência e à fadiga. A essa altura, você provavelmente entende que, quando os músculos não estão funcionando de maneira ideal, o movimento linfático é afetado negativamente. Além disso, o tecido cicatricial de cirurgias pode ter cortado vias linfáticas, tornando essas áreas mais difíceis de limpar e mais suscetíveis à inflamação crônica.

É comum sentir estagnação nas pernas. A maioria das pessoas leva uma vida sedentária, sentando-se à mesa o dia todo nos seus empregos. Ou se o seu trabalho exige que fique de pé o dia inteiro, talvez você sinta as pernas inchadas no final do turno. As nossas pernas funcionam como uma bomba para os nossos sistemas circulatórios. As articulações nos joelhos e nos quadris criam um mecanismo para se lubrificar e impulsionar a linfa. As áreas atrás dos joelhos (a fossa poplítea) e na dobra da coxa são ricas em linfonodos.

Dieta inadequada, falta de exercícios e outros fatores genéticos (como inchaço crônico do tornozelo) podem impedir o fluxo linfático. Se as suas pernas incham em elevadas altitudes, em virtude de seu trabalho ou quando você está em um avião, essa é uma indicação de que a sua linfa não está se movendo bem. Lembre-se de que a linfa flui da metade inferior do corpo, desafiando a gravidade ao se mover de volta para o coração.

Sempre que faz um trabalho linfático, você está eliminando as toxinas, assim como as emoções que estão armazenadas no corpo. Quando passa por um trauma, incluindo um trauma sexual, a adrenalina corre pelo seu corpo, e uma memória é impressa na parte do seu sistema límbico chamada **amígdala**. É ela que detém o significado emocional do evento, incluindo a intensidade e o impulso da emoção associada. Ela também pode liberar hormônios que são percebidos pelo corpo como uma ameaça e ter uma reação adversa nos sistemas digestivo e reprodutivo, e até mesmo no reparo celular, por um longo período.

Se você já se pegou chorando na postura do pombo durante uma aula de ioga, sabe do que estou falando. Mesmo que tenha processado mentalmente um evento, o seu corpo emocional pode ser reativado, e você talvez perceba que o cérebro e o sistema nervoso têm alguns sentimentos residuais armazenados nas fendas do seu corpo.

Percebi que trabalhar com linfonodos na área inguinal ou no abdômen pode ser algo sensível para os meus clientes que foram vítimas de abuso sexual. Uma das razões pelas quais ensino a automassagem é dar a você o domínio sobre o seu corpo. Quanto mais reivindicar essas áreas sensíveis para si mesmo, mais poderá alterar o trauma que pode estar alojado nos tendões e tecidos, mais poderá harmonizar o seu corpo e começar a se curar física e emocionalmente.

OBSERVAÇÃO: Se você tem linfedema nas pernas, se teve os linfonodos removidos do abdômen ou da virilha ou recebeu radiação na metade inferior do corpo, consulte a "Sequência de perna para linfedema" para etapas adicionais obrigatórias.

Uso da automassagem linfática para ajudar a curar o trauma sexual

Uma das minhas clientes virtuais, Lucy, uma jovem e entusiasta buscadora do bem-estar, estava interessada em aprender sobre o sistema linfático e como ela poderia incorporar a automassagem na rotina diária de autocuidado. Ela já vinha escovando o corpo a seco e massageando o rosto com o rolo de jade, mas ouvira falar tanto sobre massagem linfática que a sua curiosidade foi aguçada. Durante a nossa sessão virtual, quando eu explicava a interconexão dos vasos linfáticos e como eles percorrem todo o corpo, incluindo a cavidade pélvica e as pernas, Lucy me confidenciou que havia sofrido um trauma sexual quando mais jovem. Ela contou que fazia terapia havia anos, mas nem sempre se sentia confortável recebendo uma massagem, porque desencadeava memórias ruins. Expliquei que as memórias são armazenadas no corpo, e que um dos benefícios da automassagem linfática é que ela cria mais movimento no

SEQUÊNCIAS DE AUTOMASSAGEM LINFÁTICA

*fluido do tecido para livrar o corpo de detritos celulares que podem se acumular em lugares que não recebem muito movimento. O outro benefício é que, quando você se massageia, está estimulando o seu corpo e cultivando uma relação positiva com ele. Acrescentei que, no nível celular, a dor e o alívio dela são causados por duas vias de sinalização diferentes, mas não são necessariamente independentes uma da outra. No cérebro, os neurônios na amígdala que armazenam memória estão ativos durante a dor e associados a emoções negativas. Quando ocorre um trauma físico, ela registra a emoção desagradável junto com ele – do qual o seu corpo se lembrará. O **hipocampo** é a área do cérebro em que as memórias episódicas são armazenadas, movendo as memórias de curto prazo para as de longo prazo. Pesquisas mostram que, ao administrar o alívio da dor, você pode alterar a forma como os neurônios respondem e subjugar as memórias dolorosas do corpo. Esse é um dos motivos pelos quais incentivo os meus clientes a usar técnicas de meditação e visualização quando trabalham em si mesmos. Também é a razão pela qual chamo os movimentos de "arco-íris" e "luas crescentes": para sinalizar à sua amígdala que você está despejando energia positiva no seu corpo enquanto administra os movimentos de massagem enraizados na ciência e na fisiologia. Como gosto de dizer, é o melhor dos dois mundos.*

Dois meses depois da nossa sessão, Lucy escreveu para me dizer que a automassagem linfática regular estava mudando a sua relação com o corpo e auxiliando-a na cura. Sou muito grata por ter tido a oportunidade de ajudá-la.

Passo 1

Estimule os linfonodos supraclaviculares (logo acima da clavícula) direito e esquerdo na base do pescoço. Pressione a ponta dos dedos nas cavidades acima da clavícula. Faça um movimento em **J** enquanto pressiona **levemente** para **baixo** e para **fora** em direção aos ombros. Repita dez vezes.

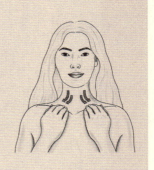

Passo 2

Coloque a mão esquerda na axila direita, o dedo indicador descansando suavemente no encaixe dela. Pulse para **cima** na axila. Repita dez vezes.

Passo 3

Estimule os linfonodos inguinais. São duas etapas:

1. Coloque a mão no topo da parte interna da coxa. Massageie fazendo movimentos em **C** para **cima**, até a dobra da parte superior da coxa. Repita dez vezes. Faça na outra coxa.

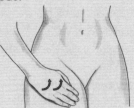

2. Coloque a mão no topo da parte externa da coxa. Massageie, em movimentos em **C** para **cima**, até a dobra da parte superior da sua coxa. Repita dez vezes. Faça na outra coxa.

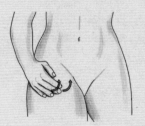

Passo 4

Levante cada perna seis vezes. Esse movimento estimula os linfonodos inguinais.

Passo 5

Faça respiração abdominal: comece esta sequência com algumas respirações profundas para criar um efeito de sucção a vácuo para os membros inferiores. Coloque as mãos no abdômen. Respire fundo no abdômen. Ao inspirar, expanda-o nas mãos como um balão. Ao expirar, deixe-o relaxar. Repita dez vezes.

Passo 6

Depois de "limpar o dreno", você pode trabalhar nas pernas, nos joelhos (sobre e atrás da patela), na parte inferior das pernas, nos tornozelos e pés. Se desejar usar um pouco de loção ou óleo, faça isso.

Massageie a parte superior da coxa. Você pode usar uma ou ambas as mãos. São quatro etapas:

1. Parte interna da coxa: massageie fazendo movimentos em **C** sobrepostos da parte interna do joelho **subindo** até o topo da parte interna da coxa. Repita cinco vezes.
2. Parte externa da coxa: massageie fazendo movimentos em **C** sobrepostos da parte externa do joelho **subindo** em direção aos linfonodos inguinais ao longo do lado externo da coxa. Repita cinco vezes.
3. Centro da coxa: massageie fazendo movimentos em **C** sobrepostos do centro do joelho **subindo** até o meio da perna e dali aos linfonodos inguinais. Repita cinco vezes.
4. Parte posterior da coxa: dobre a perna para que possa alcançar a parte inferior da coxa. Com ambas as mãos, leve o fluido dos músculos isquiotibiais para a frente da perna e para os linfonodos inguinais. Repita dez vezes. Bombeie os linfonodos inguinais três vezes novamente.

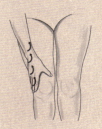
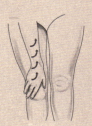
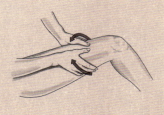

Passo 7

Massageie o joelho. São três etapas:

1. Coloque a mão sob o joelho. Bombeie diretamente os linfonodos na parte de trás do joelho (a fossa poplítea). Repita dez vezes.
2. Coloque ambas as mãos em cada lado da patela. Agarre a pele de ambos os lados do joelho e massageie-a, fazendo movimentos em **C** para **cima**. Repita dez vezes.
3. Coloque a mão no topo da patela. Massageie a pele para **cima** e todo o joelho. Repita dez vezes.

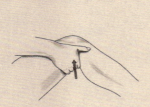
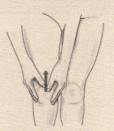
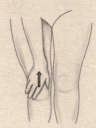

Passo 8

Massageie a parte inferior da perna. São quatro etapas:

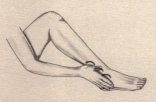
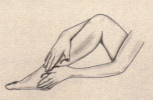
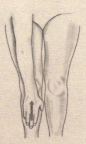

1. Lado externo da parte inferior da perna: usando ambas as mãos, massageie a parte externa da perna, do tornozelo ao joelho, usando o movimento de bombear e os movimentos em **C** sobrepostos. Repita cinco vezes.
2. Lado interno da parte inferior da perna: usando ambas as mãos, massageie a parte interna da perna, do tornozelo ao joelho,

usando o movimento de bombear e os movimentos em **C** sobrepostos. Repita cinco vezes.

3. Meio da parte inferior da perna: usando ambas as mãos, massageie o centro da perna, do tornozelo ao joelho, usando o movimento de bombear e os movimentos em **C** sobrepostos. Repita cinco vezes.

4. Lado posterior da parte inferior da perna: usando ambas as mãos, massageie a panturrilha até a parte de trás do joelho. Bombeie a parte de trás da patela para estimular os linfonodos da fossa poplítea. Repita cinco vezes.

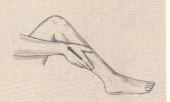

Passo 9

Massageie ao redor dos ossos do tornozelo. Essa área fica congestionada com facilidade; portanto, fique à vontade para gastar mais tempo para remover qualquer excesso de fluido nesse local. São três etapas:

1. Coloque ambas as mãos na parte externa do tornozelo. Massageie-a, fazendo movimentos em **C** sobrepostos para **cima**. Repita cinco vezes.

2. Coloque ambas as mãos na parte interna do tornozelo. Massageie-a, fazendo movimentos em **C** sobrepostos **para cima**. Repita cinco vezes.

3. Coloque uma das mãos na parte interna e a outra na parte externa do tornozelo. Massageie simultaneamente ambos os lados para **cima**. Repita cinco vezes.

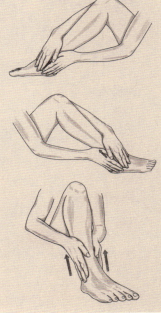

Passo 10

Massageie o pé: coloque a palma da mão no topo do pé. Massageie fazendo movimentos em **C** para **cima**, em direção aos ossos do tornozelo. Repita dez vezes.

Passo 11

Pressione a ponta dos dedos no encaixe da parte superior do pé, entre o dedão e o segundo dedo do pé. Esse é um bom ponto de reflexologia para a linfa. Pressione para baixo nos encaixes entre os cinco dedos dos pés. Repita cinco vezes.

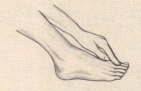

Passo 12

Repita o passo 10: massageie o pé.

Passo 13

Coloque uma das mãos sob o pé, na almofada da base dos dedos dos pés, e a outra mão na parte superior do pé. Massageie com ambas as mãos simultaneamente vinte vezes.

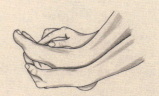

Passo 14

Repita os passos 6 a 10 na ordem inversa: massageie do pé até a perna e os linfonodos inguinais.

Passo 15

Repita o passo 3: estimule os linfonodos inguinais.

Passo 16

Repita o passo 1: estimule os linfonodos supraclaviculares direito e esquerdo na base do pescoço.

Passo 17

Repita os passos 1 a 15 na perna oposta.

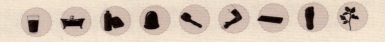

→ **LESÕES ATLÉTICAS, RECUPERAÇÃO PRÉ E PÓS-OPERATÓRIA E TECIDO CICATRICIAL**

Todas as lesões têm uma coisa em comum: inflamação. Se você já torceu o tornozelo ou quebrou um osso, viu o inchaço que ocorre naturalmente como parte do processo de cicatrização. Entretanto, se você fez uma cirurgia para remover os linfonodos ou por outros motivos, é possível que os seus vasos linfáticos tenham sido danificados ou cortados. Inchaço, dor, dormência e sensibilidade muitas vezes podem durar além do período que você esperava.

Lesões atléticas, dores musculares e recuperação

Por décadas, atletas profissionais têm recebido massagens após treinos, grandes jogos e lesões esportivas como parte do processo de cura. Médicos, fisioterapeutas e treinadores esportivos também recomendam a drenagem linfática para acelerar o tempo de cura.

Um estudo alemão, ao analisar o efeito da drenagem linfática manual sobre os níveis séricos de enzimas musculares (as proteínas que ajudam as células a realizar as suas funções necessárias) após exercícios em esteira, descobriu que as enzimas musculares diminuíram mais rapidamente após a massagem de drenagem linfática. Também foi medido o tempo de recuperação após as massagens linfáticas em comparação com a massagem sueca. Os resultados mostraram que os pacientes que receberam massagem linfática se recuperaram mais rápido e tiveram menos inflamação do que aqueles que receberam a massagem sueca.

Todos nós sabemos o valor dos exercícios e do movimento para uma saúde excelente; porém, a maioria das pessoas que se exercita com regularidade, com quase toda a certeza, sofrerá uma lesão em algum momento da vida. Isso pode ter um efeito cascata no padrão de compensação do corpo, no qual os músculos mais fortes assumem o lugar dos mais fracos; os bíceps na frente do braço, por exemplo, são muito mais desenvolvidos do que os tríceps na parte de trás. Um treino intenso também pode levar ao acúmulo de ácido láctico nos músculos, mas a automassagem linfática ajudará a eliminá-lo dos tecidos. A inflamação também pode ocorrer após um treino intenso.

Se você tiver uma lesão que exija que faça uma pausa nos exercícios, isso poderá ter consequências na mente, especialmente se está acostumado com os efeitos emocionais e físicos positivos que o exercício proporciona. Uma mudança na sua rotina também pode ser um desafio, pois ela reduz o nível de cortisol, o hormônio do estresse. Além disso, como o sistema linfático é impulsionado pelas contrações musculares, a perda de movimento muscular pode levar à estagnação da linfa.

Após ter sido liberado pelo seu médico, você poderá usar a automassagem linfática para promover a sua recuperação. A inflamação talvez persista por muito tempo depois da cura da lesão, e o tecido cicatricial também pode impedir a recuperação. Se você consegue trabalhar nas suas vias linfáticas, dependendo de como se sente e da amplitude do seu movimento, isso poderá ajudá-lo a estimular o crescimento de novas células e a se colocar de pé mais rápido. A automassagem também ajuda a eliminar os hormônios do estresse, o que melhora o humor.

Depois que a dor aguda diminuir, siga a sequência relacionada à área da sua lesão. Por exemplo, se você torceu o tornozelo, consulte a sequência "Membros doloridos: pernas" na página 213; se você machucou o pulso, consulte a sequência "Membros doloridos: braços" na página 205, e assim por diante.

Recuperação pré e pós-operatória

Passar por uma cirurgia está entre as principais razões para fazer a drenagem linfática. A automassagem pré e pós-operatória é maravilhosamente terapêutica para o sistema nervoso e para aumentar a circulação das células imunológicas por todo o corpo, a fim de acelerar a recuperação e, ao mesmo tempo, protegê-lo de infecções.

Com frequência, os cirurgiões precisam cortar a complexa rede de vasos linfáticos durante os seus procedimentos. Não importa se a sua cirurgia é eletiva (como *lifting* facial, lipoaspiração, abdominoplastia ou rinoplastia) ou necessária (como substituição de joelho ou quadril, cesariana ou remoção de tecido ou linfonodos cancerosos), isso sempre terá impacto no sistema linfático superficial.

Se você já fez uma cirurgia, sabe que a cura leva tempo. A inflamação ocorre no pós-operatório, com hematomas e dor. Alguns médicos prescrevem sessões de drenagem linfática no pré e no pós-operatório para acelerar o processo de cicatrização. Ao trabalhar em si mesmo antes da cirurgia, você estimulará a circulação linfática. Isso pode ajudar na formação de tecido cicatricial e queloide (tecido fibrótico). Após a cirurgia, espere até receber a autorização do seu médico de que a sua incisão foi totalmente fechada e cicatrizada antes de fazer qualquer tipo de automassagem na área afetada. Não massageie o local da operação enquanto os seus pontos estiverem recentes. Depois de curado e com a permissão do seu médico, você pode escolher a sequência neste capítulo mais adequada às suas necessidades. Por exemplo, se você fez cirurgia na mama, consulte "Sequência de mama para linfedema" (página 240). Se fez abdominoplastia, faça a sequência "Massagem abdominal" (página 116). Se fez prótese de quadril, faça a sequência "Membros doloridos: pernas" (página 213). Se fez cirurgia no rosto, qualquer uma das seguintes sequências o beneficiará: "Dor de ouvido" (página 87), "Pele brilhante" (página 122), "Dor de cabeça" (página 95) e "Congestão/Dor de garganta" (página 79).

OBSERVAÇÃO: Se você teve linfonodos removidos, fez lumpectomias, radiação ou está em risco de desenvolver linfedema, consulte um terapeuta de linfedema certificado. Esta sequência deve ser revisada pelo seu médico ou terapeuta antes de iniciar uma prática de autocuidado.

Tecido cicatricial

Alguém uma vez me disse para escrever uma carta para um indivíduo com quem não queria mais contato e depois queimá-la, pois isso me impediria de entregar a minha energia ou poder a essa pessoa. Então, escrevi uma carta e a queimei – mas acabei no hospital com uma queimadura de terceiro grau no dedo. (Se você está procurando criar tal limite, recomendo que simplesmente escreva o nome em um pedaço de papel, dobre-o em um quadradinho e coloque-o no *freezer*. Metaforicamente, isso congelará essa pessoa fora do seu campo energético, e é muito mais seguro!) Fiquei com uma cicatriz muito profunda com bordas queloides irregulares no dedo. Como trabalho todos os dias com o tecido cicatricial, comecei a aplicar em mim mesma três vezes ao dia durante meses. Os resultados foram espantosos. Não tenho tecido cicatricial acumulado e nem me lembro de que possuo essa cicatriz.

O cuidado de feridas e a mobilização do tecido cicatricial são praticados pela maioria dos terapeutas certificados para linfedema porque as cicatrizes da cirurgia restringem o fluxo linfático. Trabalhei em milhares de cicatrizes na minha prática e constantemente ensino os meus clientes a lidar com esse problema por conta própria. Mas também observei neles que, muitas vezes, há dois tipos de cicatrizes ligados um ao outro: o emocional e o físico. O trauma físico costuma resultar em traumas mental e emocional, que o sistema nervoso luta para processar. Muitos dos eventos que criam essas cicatrizes profundas – doenças, cirurgias, acidentes – nos afetam fisiologicamente, tanto na mente quanto no corpo. Traumas mentais e emocionais não processados também ficam presos nos tecidos. À medida que você faz o trabalho físico para liberar cicatrizes dolorosas, é provável que surjam fortes emoções; eu o encorajo a encontrar o suporte de que precisa para ajudá-lo a também curar essas cicatrizes.

Fisicamente, as cicatrizes podem impedir o fluxo linfático e a amplitude do movimento. Elas podem até envolver-se ao redor dos órgãos. Esta sequência romperá o tecido da cicatriz insidiosa. Ela amolecerá o tecido fibrótico e reduzirá as queloides (crescimentos excessivos irregulares de tecido cicatricial causados pelo excesso de proteínas na pele) ao redor da cicatriz. Também sinalizará seu corpo para redirecionar as vias linfáticas e aumentar a circulação linfática.

Antes de massagear uma cicatriz, tenha a certeza de que a ferida está completamente curada e que não há aberturas. A maioria dos médicos recomenda de quatro a oito semanas para o fechamento total de uma ferida, mas certifique-se de obter autorização do seu médico antes de iniciar uma sequência de automassagem.

Passo 1

Localize os linfonodos que receberão o fluido da região em que a sua cicatriz está localizada. Por exemplo, se a cicatriz está no pé, os linfonodos inguinais na parte superior da coxa e os gânglios poplíteos atrás do joelho são os principais drenos a serem estimulados. Se você fez uma cirurgia na mão, estimule os linfonodos na dobra do cotovelo e os linfonodos axilares (na axila). Se fez uma cirurgia de mama, consulte "Sequência de mama para linfedema" na página 240 (um mapa de linfótomos está na página 18).

Passo 2

Massageie **suavemente** a área ao redor, acima e abaixo da cicatriz em direção aos grupos de linfonodos.

Passo 3

Massageie a cicatriz em si. Essa técnica usa um pouco mais de pressão do que as outras sequências de automassagem linfática. Não há problema em usar um pouco de óleo, se desejar. Dependendo de quanto tempo tem a cicatriz, você pode sentir algum tecido duro e fibrótico sob a superfície da pele. Com o tempo, você poderá aliviar o acúmulo de tecido cicatricial ao massageá-lo. São cinco etapas:

1. Acima da incisão: com a ponta dos dedos, massageie, em um padrão em zigue-zague, acima da cicatriz em direção às extremidades da incisão. Repita usando movimentos em **C** sobrepostos.
2. Abaixo da incisão: com a ponta dos dedos, massageie, num padrão em zigue-zague, abaixo da cicatriz em direção às extremidades da incisão. Repita usando movimentos em **C** sobrepostos.
3. Diretamente sobre a incisão: com a ponta dos dedos, massageie, num padrão oposto ao da incisão, diretamente no topo da cicatriz em direção às extremidades dela.

4. Massageie as duas extremidades da incisão. O excesso de fluido e o tecido fibrótico tendem a se acumular nesse ponto.

5. Repita a etapa 3: massageie diretamente sobre a incisão.

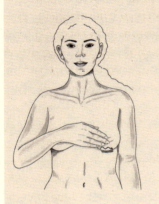 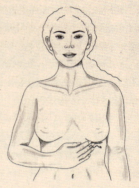 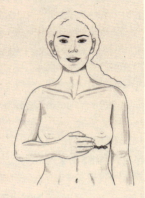

Passo 4

Repita o passo 2: massageie a área ao redor, acima e abaixo da sua cicatriz.

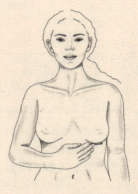 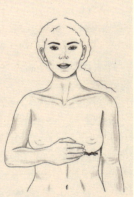

Passo 5

Repita o passo 1: estimule os linfonodos apropriados.

→ LINFEDEMA

Reconheci o verdadeiro poder da linfa quando trabalhava como terapeuta de linfedema no Centro Médico da UCLA. O linfedema é uma condição na qual um acúmulo de fluido linfático se estabelece nos tecidos, causando inchaço crônico. É o resultado de um bloqueio no sistema linfático e normalmente está localizado nos membros, mas também pode afetar o tronco, a cabeça e outras partes do corpo. O linfedema pode ser o resultado da genética (o linfedema primário é uma condição congênita em que uma pessoa nasce com um sistema linfático subdesenvolvido ou mal desenvolvido); do trauma em uma área do corpo; ou de um efeito colateral do tratamento do câncer durante o qual os linfonodos foram removidos por radiação ou cirurgia (linfedema secundário). Outras condições que podem causar linfedema incluem lipedema e filariose linfática (elefantíase). O lipedema é genético, causado por depósitos irregulares de gordura no corpo; como tendem a se concentrar em determinadas áreas, eles podem acabar bloqueando os vasos linfáticos. A filariose linfática é uma doença parasitária transmitida por mosquitos, encontrada em países tropicais, na qual os parasitas entram na corrente sanguínea e eventualmente obstruem os vasos linfáticos dos membros.

De acordo com a Educação Linfática e Rede de Pesquisas (LE&RN, na sigla em inglês), quando não mais do que quatro linfonodos são removidos durante a cirurgia, o risco de desenvolver linfedema é de cerca de 6%; se mais de quatro linfonodos forem removidos, o risco aumenta para 15% a 25%. Atualmente, pelo menos 30% dos pacientes com câncer têm linfedema, e 10 milhões de norte-americanos sofrem desse problema. Embora seja uma doença menos mortal, esse número é maior do que o de pacientes com Parkinson, Alzheimer, ELA e AIDS **juntos**. Em todo o mundo, o número é chocante: o linfedema pode afetar de 140 milhões a 250 milhões de pessoas.

Desde cedo, descobri que, quando os pacientes iniciavam as suas sessões comigo no início do diagnóstico – e eram consistentes quanto aos tratamentos linfáticos e ao uso de compressão quando necessário –, o linfedema deles com frequência permanecia leve, independentemente de quantos linfonodos tivessem sido removidos. Não apenas o risco de desenvolver linfedema grave diminuía, mas também os seus efeitos colaterais; eles experimentavam menos dormência, neuropatia, inchaço, indigestão e limitação da amplitude de movimento. De fato, a comunidade médica agora recomenda o tratamento precoce para minimizar a proliferação da doença.

Encorajo todos os meus clientes que enfrentam o linfedema a também darem uma boa olhada nos seus níveis de estresse. Com o tempo, alguns saíram de trabalhos ou relacionamentos tóxicos, ou simplesmente trataram dos sentimentos e ressentimentos que nutriam. Também os exorto a estabelecer bons hábitos de saúde, incluindo dieta, sono e rotinas de exercícios. Muitos deles precisam de algum suporte adicional, como meias de compressão, roupas ou bombas, para continuar o seu regime em casa. Esta abordagem multidimensional ajuda a restaurar a sua energia e lhes dá esperança.

O tratamento para o linfedema é denominado Terapia Complexa Descongestiva (TCD) e com frequência é administrado em hospitais e clínicas de reabilitação por terapeutas de linfedema certificados. Uma das maneiras mais eficazes pelas quais os terapeutas podem garantir que a redução da inflamação linfática do cliente seja mantida é ensinando o autocuidado (drenagem linfática manual, bem como os pilares sobre os quais você lerá no capítulo 5, incluindo dieta, meias de compressão, exercícios e cuidados com a pele e as unhas). Nunca é demais enfatizar que tornar-se autossuficiente produzirá os melhores resultados.

OBSERVAÇÃO: Se você tiver linfedema ou estiver em risco de desenvolvê-lo, consulte um terapeuta de linfedema certificado. Esta sequência deve ser revisada pelo seu médico ou terapeuta antes de você iniciar uma prática de autocuidado.

Braçadeiras de pressão arterial e linfedema

Se você fez tratamento para câncer de mama, pode ter sido aconselhada a evitar que a sua pressão arterial fosse medida ou agulhas intravenosas fossem inseridas no braço do mesmo lado do câncer. Isso ocorre porque os manguitos de pressão arterial podem agir como torniquetes — ou compressão focal de alta pressão — e causar constrição de um membro em risco se não forem usados de modo adequado. Da mesma forma, é bom que você evite que muitas agulhas fiquem repetitivamente na sua pele durante uma coleta de sangue, porque isso pode aumentar o edema do tecido e potencialmente deixar uma ferida aberta para a entrada de bactérias. Como o linfedema é uma condição progressiva, use uma extremidade não envolvida ou sem risco, sempre que possível, se for necessário coletar a sua pressão arterial ou amostras de sangue.

→ SEQUÊNCIA DE BRAÇO PARA LINFEDEMA

Esta sequência (bem como a "Sequência de mama para linfedema" que vem depois) é projetada para aqueles que estão em risco de linfedema por causa do tratamento do câncer de mama, bem como para aqueles que já foram diagnosticados com ele. É comum sentir inchaço no braço em vários graus imediatamente após a cirurgia ou até mesmo anos depois. Se você ou alguém que conheça está em risco, encontre um terapeuta para linfedema certificado com quem se tratar.

Algumas pessoas que tiveram os linfonodos axilares removidos cirurgicamente da axila ou como resultado de danos causados pela radiação sentem dormência nos braços, além de inflamação. Quanto mais cedo você começar a automassagem linfática, mais fácil será controlar o linfedema, caso ele se desenvolva. Não espere até ver o inchaço para começar esta sequência. **O sistema linfático pode inchar cem vezes antes de ser visível a olho nu.** Na minha carreira, vi pessoas que tiveram quarenta nódulos linfáticos removidos da axila e mantiveram o tamanho dos membros por meio de constante atenção, compressão e automassagem.

Observe o quanto você está trabalhando no computador e ao telefone, o que pode contribuir para a estagnação dos fluidos do braço e até mesmo para a síndrome do túnel do carpo. Esta sequência é altamente benéfica para fazer a linfa fluir pelos seus membros superiores.

Se você corre o risco de desenvolver linfedema, redirecione o fluido linfático para um conjunto adicional de linfonodos. Esta sequência é semelhante à sequência "Membros doloridos: braços" na página 205. A etapa extra nesta sequência inclui estimular as anastomoses – vias dos vasos que aguardam para coletar o excesso de fluido que pode estar estagnado.

Existem duas anastomoses. A primeira é a **anastomose áxilo-axilar**, que atravessa o tórax até a axila oposta ao seu outro conjunto de linfonodos axilares.

A segunda é a **anastomose áxilo-inguinal**, que vai da axila descendo no lado do corpo até os linfonodos inguinais na parte superior da coxa.

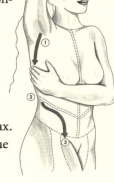

OBSERVAÇÃO: Há outra anastomose nas costas que conecta a drenagem do gânglio axilar da mesma forma que as do tórax. É quase impossível estimulá-la sozinho. Se quiser tentar, coloque

DETOX LINFÁTICA

um pano sobre uma escova seca e deslize-a **suavemente** pela pele da parte superior das costas, de uma axila à outra.

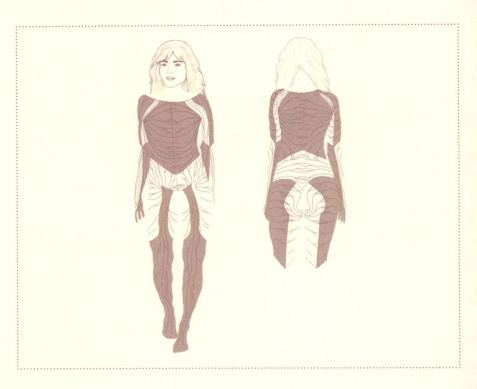

Passo 1

Estimule os linfonodos supraclaviculares (logo acima da clavícula) direito e esquerdo na base do pescoço. Pressione os dedos nas cavidades da clavícula. Faça um movimento em **J** enquanto pressiona **levemente** para **baixo** e para **fora** em direção aos ombros. Repita dez vezes.

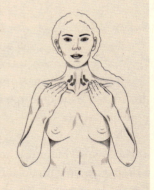

Passo 2

Estimule a zona linfática do colarinho da camisa: coloque as mãos sobre os ombros, os cotovelos apontando para a frente. Inspire e depois solte os cotovelos ao expirar, mantendo a ponta dos dedos sobre os ombros. Repita cinco vezes. Isso ajuda a mover o fluido linfático da nuca para os drenos na base do pescoço, acima da clavícula.

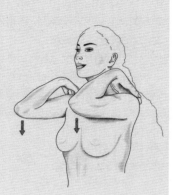

Passo 3

Estimule os linfonodos axilares na axila do lado **não afetado**, o lado oposto àquele em que você teve câncer ou linfedema; se você teve câncer de mama no lado direito, o lado esquerdo é o não afetado. Se teve câncer de mama em ambos os seios, você estimulará as axilas e os linfonodos inguinais nos dois lados. Também redirecionará o fluido para ambos os lados dos linfonodos inguinais, na parte superior das coxas. São três etapas:

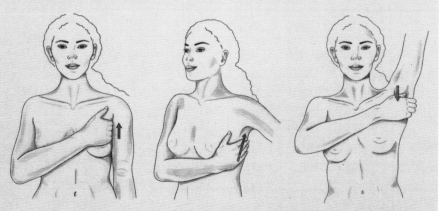

1. Coloque a palma da mão por entre a axila **não afetada**, o dedo indicador descansando **suavemente** no encaixe da axila. Pulse **levemente** para **cima** na axila. Repita dez vezes.

2. Mova a palma da mão para **baixo** na lateral do tronco. Essa região contém tecido mamário, que é essencial que seja drenado. Com a palma da mão, pulse o tecido mamário lateral para **cima** até a axila. Repita cinco vezes.
3. Levante o braço e coloque a mão na axila. Bombeie para **baixo** sobre a axila cinco vezes. Abaixe o braço.

Passo 4

Limpe a anastomose áxilo-axilar no tórax. Parte do fluido mamário é drenado para a cadeia mamária dos linfonodos no meio do tórax; portanto, eles também serão estimulados neste passo. São três etapas:

1. Coloque a palma da mão sobre a mama **não afetada**, a ponta dos dedos voltada para a axila não afetada. **Suavemente**, massageie fazendo movimentos em **C** ou arco-íris sobre o topo do peito em direção à axila **não afetada**. Repita cinco vezes.
2. Coloque a mão no centro do peito, a ponta dos dedos voltada para a axila **não afetada. Suavemente,** massageie, fazendo um arco-íris sobre o peito em direção à axila **não afetada**. Repita cinco vezes.

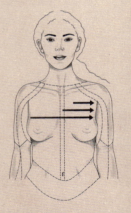
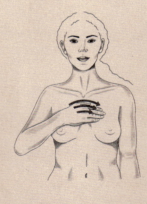

3. Coloque a mão sobre a mama **afetada** (o lado que apresentava câncer), a ponta dos dedos voltada para a axila **não afetada**.

Gentilmente, massageie, fazendo um arco-íris sobre o peito, do lado **afetado** em direção à axila **não afetada**. Repita cinco vezes.

Passo 5

Repita o passo 3: estimule os linfonodos axilares na sua axila **não afetada**.

Passo 6

Agora estimule a axila do lado **afetado**, aquele em que você teve câncer ou linfedema: coloque a mão por entre a axila **afetada**, o dedo indicador descansando **suavemente** no encaixe da axila. Pulse **levemente** para **cima** até os linfonodos axilares. Repita dez vezes.

Passo 7

Estimule os linfonodos inguinais na parte superior da coxa, no lado **afetado**, para prepará-los para receber o fluido do tronco. São duas etapas:

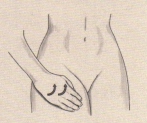

1. Coloque a mão no lado **afetado**, no topo da parte interna da coxa. Massageie fazendo movimentos em **C** para **cima** até a dobra na parte superior da coxa. Repita dez vezes.
2. Coloque a mão no topo da parte externa da coxa. Massageie fazendo movimentos em **C** estacionários para **cima** até a dobra da coxa. Repita dez vezes.

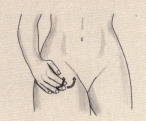

Passo 8

Limpe a anastomose áxilo-inguinal, ou "Cataratas do Niágara", do lado **afetado**: escove **levemente** da axila **afetada** para **baixo** até os linfonodos inguinais. Massageie desde a axila, **descendo** pela lateral do tronco, até os linfonodos inguinais. São três etapas:

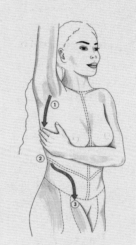

1. Coloque a palma da mão diretamente sob a axila **afetada**. Massageie fazendo movimentos em **C** da axila à cintura. Repita cinco vezes.
2. Coloque a mão na cintura. Massageie fazendo movimentos em **C** da cintura em direção aos linfonodos inguinais no topo da parte superior da coxa. Repita cinco vezes.
3. Coloque a mão na parte inferior do abdômen, acima do osso do quadril. Massageie fazendo movimentos em **C**, como uma cachoeira, do quadril até os linfonodos inguinais no topo da parte superior da coxa. Repita cinco vezes.

Agora que liberou o caminho para os linfonodos não afetados, você está pronto para redirecionar o fluido do braço, realizando a sequência do braço no seu membro em risco.

Passo 9

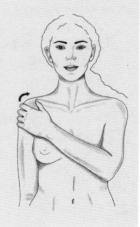

Coloque a mão no topo da omoplata do lado **afetado**. Massageie fazendo movimentos em **C** para cima e por cima do ombro em direção ao pescoço. Repita cinco vezes. Lembre-se de que o padrão de drenagem é direcionado aos linfonodos da clavícula. Não direcione o fluido para baixo no seu braço; todos os seus movimentos são voltados para mover o fluido para cima e para fora do seu braço.

Passo 10

Com a mão, faça pinceladas na parte externa do braço para **cima**, em direção à omoplata do seu lado **afetado**. Repita cinco vezes. Em seguida, massageie fazendo movimentos em **C** sobrepostos ao longo da parte externa do braço, começando no cotovelo e passando pelo tríceps e pelo deltoide em direção ao ombro. Crie um padrão ondulatório com os seus movimentos. Repita cinco vezes.

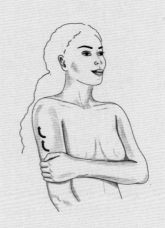

Passo 11

Repita o passo 9: massageie fazendo movimentos em **C** sobre a parte superior da omoplata.

Passo 12

Com a mão, faça leves pinceladas para **cima** ao longo da parte interna do braço do seu lado **afetado**. Repita cinco vezes. Em seguida, massageie fazendo movimentos em **C** sobrepostos para **cima** ao longo da parte interna do braço, começando na dobra do cotovelo e massageando os bíceps até a parte externa do braço e a parte superior do ombro. Repita cinco vezes. Bombeie a axila cinco vezes. Parte do fluido do braço irá naturalmente para a axila porque, mesmo que alguns linfonodos tenham sido removidos, o fluido linfático ainda drenará para os gânglios remanescentes. Para não sobrecarregar a axila, massageie

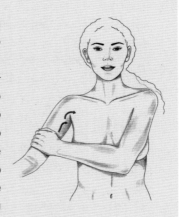

da parte interna do braço para a externa, e para **cima** em direção à clavícula.

Passo 13

Com a mão, massageie a dobra do cotovelo, a fossa cubital, no lado **afetado**: coloque a palma da mão sobre a parte interna do cotovelo e faça movimentos em **C** estacionários para cima. Existem linfonodos na dobra do cotovelo que recebem fluido do antebraço e da mão, por isso é importante estimular essa área antes de massagear o antebraço. Repita dez vezes.

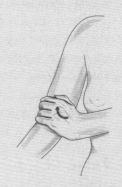

Passo 14

Faça leves pinceladas do pulso até a parte inferior do antebraço do seu lado **afetado**. Repita cinco vezes. Em seguida, massageie fazendo movimentos em **C** sobrepostos na parte externa e interna do antebraço. Coloque a mão no pulso para contornar a pele. Você pode sentir uma faixa de fluido sob a pele. Lembre-se, menos é mais. Seja delicado. Pare na dobra do cotovelo. Repita cinco vezes.

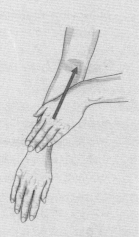

Passo 15

Repita o passo 13: massageie a dobra do cotovelo. Repita cinco vezes.

Passo 16

Passe a palma da mão sobre o pulso do lado **afetado** e massageie fazendo movimentos em **C** na parte superior e inferior do pulso. Esse é um movimento estacionário; a sua mão permanecerá em um lugar. Se a sua mão estiver inchada, você poderá sentir algum fluido sendo drenado dela durante a ação. Está tudo bem; isso significa que você está eliminando a estagnação. Esta área tende a ficar inflamada em virtude do uso excessivo de celulares e teclados de computador, bem como lesões por esforço repetitivo (LER). Repita cinco vezes.

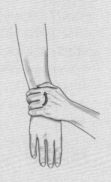

Passo 17

Massageie fazendo movimentos em **C** na palma da mão do lado **afetado**, movendo em direção aos pulsos. Repita cinco vezes.

Passo 18

Levante o braço do lado **afetado** no ar, acima da cabeça, se possível. Faça círculos no sentido horário algumas vezes e, em seguida, no sentido anti-horário. Você pode começar com pequenos círculos e, em seguida, fazer cada vez maiores, caso se sinta confortável.

Passo 19

Entrelace os dedos das mãos. Começando na ponta, massageie as laterais dos dedos movendo as mãos para a frente e para trás conforme avança, até a união entre os dedos. Repita cinco vezes.

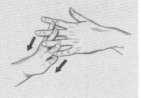

Passo 20

Massageie cada dedo separadamente: com a sua mão do lado **não afetado**, junte os dedos como se estivesse retirando a tampa de uma caneta e massageie cada dedo da mão do lado **afetado**, da ponta da unha até a união entre os dedos. Repita dez vezes.

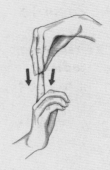

Passo 21

Repita o passo 17: massageie fazendo movimentos em **C** na palma da mão.

Passo 22

Repita o passo 16: massageie o pulso.

Passo 23

Repita o passo 14: massageie o antebraço.

Passo 24

Repita o passo 13: massageie a dobra do cotovelo.

Passo 25

Repita o passo 12: massageie o braço.

Passo 26

Repita o passo 6: estimule os linfonodos axilares na axila **afetada**.

Passo 27

Repita o passo 8: limpe a anastomose áxilo-inguinal.

Passo 28

Repita o passo 4: limpe a anastomose áxilo-axilar no tórax.

Passo 29

Repita o passo 1: estimule os linfonodos supraclaviculares direito e esquerdo na base do pescoço.

Passo 30

Faça respiração diafragmática profunda: fique em qualquer posição confortável. Coloque ambas as mãos no abdômen. Respire profundamente dez vezes no abdômen, expandindo-o nas mãos. Expire, deixando o abdômen relaxar. Isso ajudará a bombear o fluido que você redirecionará para os linfonodos inguinais na parte superior da coxa.

OBSERVAÇÃO: Se você tiver linfedema, consulte um terapeuta de linfedema certificado antes de iniciar um novo regime de exercícios.

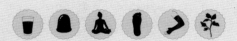

DETOX LINFÁTICA

Alívio do linfedema com automassagem

Sharlene, uma das minhas clientes, veio me ver depois dos tratamentos de radiação pós-cirúrgicos para câncer de mama. Junto com as cicatrizes sob o seio por causa da lumpectomia, ela teve incisões na axila, onde vários linfonodos foram removidos. A mama desse lado estava um pouco mais inflamada do que a outra em virtude do tratamento, parecia congestionada e estava constantemente dolorida. A sua amplitude de movimento também estava limitada. Eu vi Sharlene duas vezes por mês durante cerca de seis meses e a ensinei como fazer automassagem linfática nessas consultas. Ela costumava trabalhar em si mesma três vezes por semana, mas admitia que havia momentos em que pulava a massagem por estar muito ocupada com os filhos. Cada vez que a via, podia notar uma diferença significativa no inchaço dos seus seios, dependendo de ela ter feito ou não a automassagem. Sharlene também percebeu a diferença e me contou como ficou surpresa ao constatar o quanto se sentia melhor depois de apenas alguns minutos de automassagem, com menos dor e sensibilidade, e que recuperara maior amplitude de movimento no braço, considerado como tendo "ombro congelado" após a cirurgia. Ela também ficou feliz em relatar que o seu corpo inteiro estava mais leve e o seu bem-estar geral havia melhorado.

→ SEQUÊNCIA DE MAMA PARA LINFEDEMA

Se você fez tratamento para câncer de mama, remoção de linfonodos ou radiação, corre o risco de desenvolver inchaço linfático e tecido cicatricial na mama tratada. A inflamação da mama pode ocorrer logo após a cirurgia (mesmo após uma biópsia) ou alguns anos depois. Sempre que o sistema linfático tiver sido danificado ou parcialmente removido, os linfonodos restantes poderão ficar sobrecarregados e incapazes de remover os resíduos dos tecidos de forma eficiente, o que tornará você vulnerável ao linfedema. A automassagem linfática também pode melhorar a amplitude de movimento e os danos aos tecidos moles.

OBSERVAÇÃO: É importante redirecionar o fluido da mama para diversas regiões de linfonodos no corpo. Também recomendo que você experimente a "Sequência de braço para linfedema" na página 229. A automassagem linfática no braço pode reduzir a inflamação nesse local.

A esta altura, você sabe que os linfonodos axilares (na axila) recebem fluido linfático das partes frontal e posterior do tronco, bem como do tecido mamário. Parte do fluido dos seios também drena para os linfonodos mamários ao longo do esterno. Se está em risco de desenvolver linfedema, será ótimo para você adicionar outra etapa e redirecionar o fluido linfático para os linfonodos na axila do lado em que você não tem câncer, mas também para os linfonodos inguinais do lado em que você teve câncer. Se teve câncer em ambos os seios, redirecione o fluido das axilas para baixo, pelo torso, até os linfonodos inguinais no topo das coxas. Chamamos isso de anastomose "Cataratas do Niagara". Quando você redireciona o fluido linfático para outros conjuntos de linfonodos, é menos provável que sobrecarregue o sistema linfático. Estimule a anastomose ou abra outro caminho para a drenagem de toxinas presas e acumuladas, da mesma forma que vários rios deságuam no oceano. Como pode ver na ilustração dos linfótomos na página 18, o excesso de fluido que pode estar estagnado por causa da remoção do linfonodo ou da radiação tem uma miríade de rotas de saída; ele só precisa ser persuadido por um curso diferente.

Trabalhos de capturas de imagem recentes mostraram que, mesmo que os linfonodos tenham sido removidos da axila, o fluido linfático ainda pode drenar para os linfonodos axilares restantes, por isso é importante estimulá-los sob ambas as axilas. Temos de quinze a quarenta linfonodos em cada axila, então, se você passou por remoção de sete, ainda há linfonodos na área que podem receber fluido. Existem também caminhos para os gânglios subdiafragmáticos e para o fígado, razão pela qual a respiração profunda durante essa sequência aumentará o movimento da linfa. E se você tiver tecido cicatricial por causa de uma lumpectomia, o qual pode aderir ao tecido, causando dor e limitação da amplitude de movimento, recomendo que use a sequência "Lesões atléticas, recuperação pré e pós-operatória e tecido cicatricial" na página 221. Quando você praticar a automassagem linfática, sentirá menos inflamação, verá uma melhora na amplitude de movimento e, possivelmente, ganhará mais sensibilidade nos braços, tronco e seios.

OBSERVAÇÃO: Sempre que possível, em especial com esta sequência, use o contato pele a pele. Não há problema em se massagear sobre a roupa, mas é melhor adquirir o hábito de massagear diretamente a pele para obter o benefício máximo.

DETOX LINFÁTICA

Passo 1

Estimule os linfonodos supraclaviculares (logo acima da clavícula) direito e esquerdo na base do pescoço: pressione a ponta dos dedos nas cavidades acima da clavícula. Faça um movimento em **J** enquanto pressiona **levemente** para **baixo** e para **fora** em direção aos ombros. Repita dez vezes.

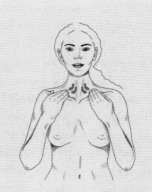

Passo 2

Estimule a zona linfática do colarinho da camisa: coloque as mãos sobre os ombros, os cotovelos apontando para a frente. Inspire e depois solte os cotovelos ao expirar, mantendo a ponta dos dedos sobre os ombros. Repita cinco vezes. Isso ajuda a mover o fluido linfático da nuca para os drenos acima da clavícula.

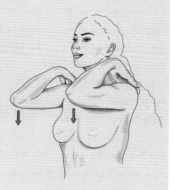

Passo 3

Estimule os linfonodos axilares na axila do seu lado **não afetado**, o lado oposto àquele em que você teve câncer ou linfedema. Ou seja, se teve câncer de mama do lado direito, o lado esquerdo é o não afetado. Se teve câncer em ambos os seios, estimule os linfonodos em ambas as axilas e nos inguinais de cada lado, primeiro de um lado, depois do outro. Redirecione também o fluido para ambos os lados dos linfonodos inguinais, na parte superior das coxas. São três etapas:

1. Coloque a palma da mão por entre a axila **não afetada**, o dedo indicador descansando suavemente no encaixe da axila. Pulse **levemente** para **cima** na axila. Repita dez vezes.

SEQUÊNCIAS DE AUTOMASSAGEM LINFÁTICA

2. Mova a mão para **baixo** no lado do torso. Essa região contém tecido mamário, que é essencial que seja drenado. Com a palma da mão, pulse o tecido mamário lateral para cima, até a axila. Repita cinco vezes. Isso limpa a lateral do torso.

3. Levante o braço e coloque a palma da mão na axila. Bombeie para **baixo** sobre a axila cinco vezes. Abaixe o braço.

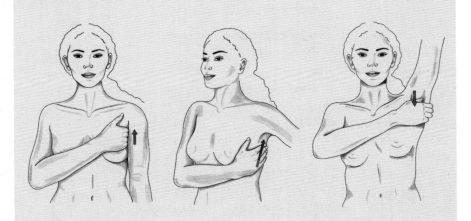

Passo 4

Massageie primeiro o seio **não afetado**. Ou seja, se você teve câncer no seio direito, massageie primeiro o seio esquerdo ou vice-versa. É importante massagear ambos os seios para limpar o máximo possível de linfa e inflamação do peito. Isso criará o efeito de vácuo de movimento da linfa. Coloque a palma da outra mão acima do seio, a ponta dos dedos voltada para a axila. Massageie fazendo movimentos em **C suavemente** no topo do seio em direção à axila. Repita cinco vezes.

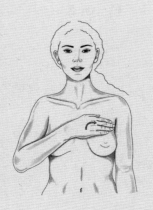

DETOX LINFÁTICA

Passo 5

Repita o passo 3: estimule os linfonodos axilares na axila **não afetada**. Faça três vezes.

Passo 6

Massageie o seio **não afetado** sob a linha do sutiã: coloque a palma da outra mão sob o seio, a ponta dos dedos apontando para a lateral do tronco. **Suavemente**, como uma onda, massageie fazendo movimentos em **C** para **cima**, do lado do tronco até a axila. Repita três vezes.

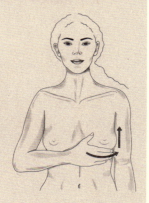

Passo 7

Repita o passo 3: estimule os linfonodos axilares na axila **não afetada**. Faça três vezes.

Passo 8

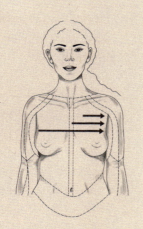

Limpe a anastomose áxilo-axilar do tórax. Parte do fluido mamário é drenada para a cadeia mamária dos linfonodos no meio do tórax; portanto, eles também serão estimulados neste passo. São três etapas:

1. Coloque a palma da mão sobre a mama **não afetada**, a ponta dos dedos voltada para a axila não afetada. **Gentilmente**, massageie fazendo movimentos em **C** sobre a parte de cima do seio, em direção à axila **não afetada**. Repita cinco vezes.

SEQUÊNCIAS DE AUTOMASSAGEM LINFÁTICA

2. Coloque a mão no centro do peito, a ponta dos dedos voltada para a axila **não afetada**. **Suavemente**, massageie sobre o peito em direção à axila **não afetada**. Repita cinco vezes.

3. Coloque a mão sobre a mama **afetada**, a ponta dos dedos voltada para a axila **não afetada**. **Suavemente**, massageie todo o tórax, do lado **afetado** até a axila **não afetada**. Repita cinco vezes.

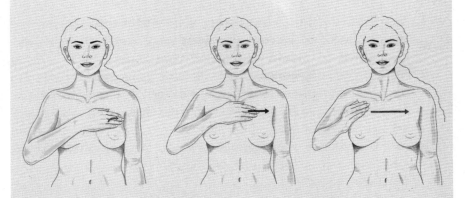

Passo 9

Coloque a ponta dos dedos nos espaços intercostais ao longo do esterno. **Suavemente**, pressione para **dentro** e para **fora** ao longo dos encaixes dos intercostais. Inspire e expire profundamente. Esse movimento ajuda a bombear o ar para fora dos pulmões e estimula os gânglios mamários. Não pressione muito profundamente, pois a pele é fina nesse local e você está trabalhando apenas na camada de fluido. É onde está o *chakra* cardíaco; trate-o com aceitação, amor-próprio e ternura. Repita dez vezes.

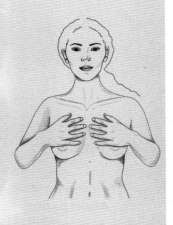

Passo 10

Agora estimule os linfonodos axilares na axila do lado **afetado**, aquele em que você teve câncer ou linfedema. Se teve os linfonodos removidos ou recebeu radiação, você ainda pode estar dolorida, com dormência ou com algum inchaço. Por favor, seja **ainda mais delicada** e amorosa. São três posições de mãos.

1. Coloque a palma da mão por entre a axila **afetada**, o dedo indicador descansando **com suavidade** no encaixe dela. Pulse **levemente** para **cima** na axila. Repita dez vezes.
2. Mova a mão para **baixo** no lado do torso. Essa região contém tecido mamário, que é essencial que seja drenado. Com a palma da mão, pulse o tecido mamário lateral para **cima**, para a axila. Repita cinco vezes. Isso limpa a lateral do torso.
3. Levante o braço e coloque a mão na axila. Bombeie para **baixo** sobre a axila cinco vezes. Abaixe o braço.

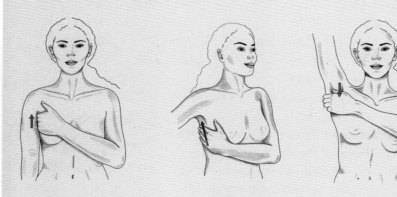

Passo 11

Libere a anastomose áxilo-inguinal, ou "Cataratas do Niágara", no lado **afetado** da sua axila, descendo pelo tronco em direção aos gânglios inguinais na parte superior da coxa, no mesmo lado. São três etapas:

SEQUÊNCIAS DE AUTOMASSAGEM LINFÁTICA

1. Coloque a palma da mão diretamente sob a axila **afetada**. Massageie **levemente** fazendo movimentos em **C** para **baixo**, da axila até a cintura. Repita cinco vezes.
2. Coloque a mão na cintura. Massageie **levemente** fazendo movimentos em **C** da cintura para **baixo** em direção aos linfonodos inguinais, na parte superior da coxa. Repita cinco vezes.
3. Coloque a mão na parte inferior do abdômen, acima do osso do quadril. Massageie **levemente** fazendo movimentos em **C** como uma cachoeira, do quadril em direção aos linfonodos inguinais. Repita cinco vezes.

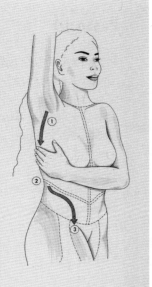

Passo 12

Estimule os linfonodos inguinais na parte superior da coxa, no seu lado **afetado**, para prepará-los para receber o líquido do tronco: coloque a palma da mão do mesmo lado no topo da parte superior da coxa. Massageie fazendo movimentos em **C** para **cima** na coxa. Repita dez vezes.

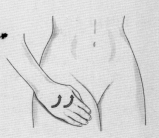

Passo 13

Agora que você limpou os caminhos (anastomoses), está pronta para massagear a mama do lado **afetado**, aquele em que você teve câncer ou linfedema. Coloque a palma da mão sobre o peito, a ponta dos dedos voltada para a axila. Massageie **gentilmente** fazendo movimentos em **C** por cima do seio em direção à axila. Repita cinco vezes.

Passo 14

Massageie o seio **afetado** sob a linha do sutiã: coloque a palma da outra mão sob o seio, a ponta dos dedos apontando para a lateral do tronco. **Suavemente**, como uma onda, massageie fazendo movimentos em **C** em direção à lateral do tronco. Continue massageando o fluido para **baixo**, pela lateral do tronco até os linfonodos inguinais no topo da coxa. Repita três vezes.

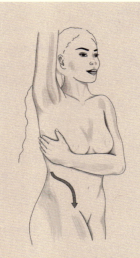

Passo 15

Estimule os linfonodos axilares na axila **afetada**, assim como no passo 10.

Passo 16

Coloque a mão do mesmo lado sobre a caixa torácica do lado **afetado**, os dedos apoiados nos encaixes entre as costelas. Ao inspirar, expanda o ar nas costelas. Ao expirar, massageie **suavemente**, fazendo o movimento em **C** para **cima,** nos espaços entre as costelas. Às vezes, essa área é sensível. Gaste alguns momentos extras nesta etapa. Essa é uma área de proteção poderosa que resguarda os órgãos vitais. O objetivo é suavizar e dissolver a tensão sem usar nenhuma força. Este passo é executado de forma mais confortável em uma posição reclinada. Repita cinco vezes.

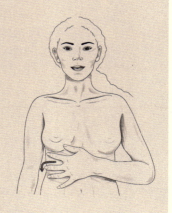

Passo 17

Repita o passo 13: massageie a parte superior da mama **afetada** em direção à axila oposta.

Passo 18

Com a mão, amasse **suavemente** o seio **afetado** em toda a circunferência, movendo o fluido do mamilo, irradiando para fora como os raios do sol. Parte do fluido da face medial da mama drenará para os linfonodos ao longo do esterno, enquanto o fluido da face lateral da mama é redirecionado através das anastomoses para os linfonodos inguinais. Passe algum tempo nesse ponto conhecendo o seu tecido mamário. Se estiver se sentindo inchada, dolorida, ou se notar um pequeno cisto, **não** o empurre; concentre os pensamentos e a atenção em suavizar

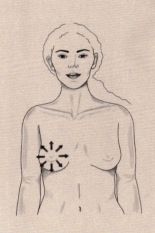

a área ao redor dele. Crie um ambiente suave e estimulante nesse momento. Imagine um belo campo de lavandas ou papoulas em um dia ensolarado com uma leve brisa, no qual você relaxa na dimensão montanhosa e permite que o seu seio relaxe com o seu toque delicado e carinhoso.

OBSERVAÇÃO: Certifique-se de consultar o seu médico sempre que detectar um nódulo anormal.

Passo 19

Repita o passo 13: massageie a parte superior da mama **afetada** em direção à axila oposta.

Passo 20

Repita o passo 14: massageie o seio **afetado** sob a linha do sutiã até os gânglios inguinais na parte superior da coxa.

Passo 21

Repita o passo 10: estimule os linfonodos axilares na axila **afetada**. Repita cinco vezes.

Passo 22

Bata **levemente** seu esterno nos gânglios intercostais. É onde se localiza a cadeia mamária interna dos linfonodos, assim como o timo, responsável por amadurecer as células T que lutam contra o câncer. Ao bater no peito, imagine o seu timo como uma rosa desabrochando.

Passo 23

Repita o passo 11: libere a anastomose áxilo-inguinal ou "Cataratas do Niágara".

Passo 24

Repita o passo 8: libere a anastomose áxilo-axilar sobre o tórax.

Passo 25

Repita o passo 3: estimule os linfonodos axilares na axila **não afetada**.

Passo 26

Repita o passo 2: estimule a zona linfática do colarinho da camisa.

Passo 27

Repita o passo 1: estimule os linfonodos supraclaviculares direito e esquerdo na base do pescoço.

OBSERVAÇÃO: Se você tiver linfedema, consulte um terapeuta de linfedema certificado antes de iniciar um novo regime de exercícios.

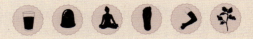

Precauções a serem tomadas com linfedema, especialmente em relação ao calor e ao frio

Você deve ter ouvido que a alternância de terapia de calor e frio é boa para o sistema imunológico. Embora alguns estudos pareçam provar essa hipótese, se você estiver sob risco de desenvolver linfedema, ou se já tiver, deve proceder com cautela. Por décadas, a comunidade médica linfática aconselhou que se evite a exposição a temperaturas extremas, pois elas podem causar lesões nos tecidos, como queimaduras ou ulcerações causadas pelo frio. Um estudo com sobreviventes do câncer ginecológico mostrou que as pernas podem correr mais risco do que os braços durante a exposição ao calor. Sempre digo aos meus clientes que a regra prática sobre terapia de calor ou frio é limitar a duração da exposição até saber a resposta da parte em risco do corpo. Se você notar até mesmo qualquer mudança pequena, como inchaço na parte em risco do corpo, pare imediatamente — ou não faça isso de jeito nenhum! Existe o perigo de danos nos tecidos que podem piorar o linfedema se a exposição ao calor ou ao frio for extrema ou longa o suficiente. Infelizmente, isso inclui saunas, banheiras de hidromassagem e tratamentos térmicos tópicos que aumentam a temperatura do corpo.

→ SEQUÊNCIA DE PERNA PARA LINFEDEMA

Se você corre o risco de desenvolver linfedema por causa de câncer na área abdominal, região colorretal ou órgãos reprodutivos, teve linfonodos removidos no abdômen ou na virilha ou passou por tratamentos de radiação na metade inferior do corpo, aconselho que adicione outra etapa à sequência "Membros doloridos: pernas" na página 213. (É o que se chama de "redirecionamento" do fluido linfático para outro conjunto de linfonodos, conhecido como coletores colaterais, comentado no capítulo 1.)

Imagine que você está dirigindo em uma rodovia e a sua saída se encontra fechada ou o trânsito vem causando um congestionamento. Por mais inconveniente que isso possa ser, você pode simplesmente virar em outra saída. Esses desvios também existem no corpo: o fluido linfático pode ser redirecionado para outros conjuntos de linfonodos. Isso é o que chamamos de "estimular a anastomose" ou abrir outra via para a drenagem do fluido linfático.

Além disso, se você tem linfedema nas pernas e veias varicosas, recomendo que pergunte ao seu médico se o tratamento para veias varicosas é recomendado. Essa condição geralmente é tratada com o uso de meias de apoio, e às vezes o tratamento de varizes pode ajudar a reduzir a carga linfática de fluido nos tecidos e melhorar o controle do linfedema.

OBSERVAÇÃO: Se você tem linfedema, ou corre risco de desenvolver linfedema como resultado do tratamento do câncer, ou tem lipedema, ou filariose e inchaço nas pernas em vários graus, consulte um terapeuta para linfedema certificado. Esta sequência deve ser revisada pelo seu médico ou terapeuta antes de você iniciar uma prática de autocuidado.

Como redirecionar as duas anastomoses

Inguinal-axilar: massageie desde os linfonodos inguinais na parte superior da coxa da perna **afetada,** subindo até o quadril e a lateral do tronco, até os linfonodos axilares na axila do mesmo lado. Por exemplo, se a sua perna direita está inchada, massageie dos linfonodos inguinais direitos até o lado direito da cintura e dali até a axila direita, e estimule os linfonodos axilares nessa axila.

SEQUÊNCIAS DE AUTOMASSAGEM LINFÁTICA

Ínguino-inguinal: massageie desde os linfonodos inguinais do lado **afetado** até os linfonodos inguinais do lado **não afetado**. Por exemplo, se a sua perna direita estiver inchada, massageie da dobra da coxa direita, passando pelo abdômen, até a dobra da coxa esquerda. Em seguida, estimule os linfonodos inguinais do lado **não afetado**.

Depois de abrir os drenos do seu lado **não afetado** e limpar um caminho para receber o excesso de fluido, execute a sequência "Membros doloridos: pernas" na página 213.

OBSERVAÇÃO: Se você tiver linfedema, consulte um terapeuta de linfedema certificado antes de iniciar um novo regime de exercícios.

→ **CUIDADO PALIATIVO**

O toque durante os cuidados no final da vida é um dos maiores presentes que você pode dar a alguém amado – além da sua presença física e amor, é claro. Tenho sido chamada para trabalhar com muitas pessoas nos seus últimos dias, e o que observei é que os membros da família estão desesperados para ajudar a aliviar a dor para que a transição familiar seja a mais tranquila e reconfortante possível. Se você tiver a sorte de ter condições de trazer uma equipe de cuidados paliativos, isso pode ser muito útil, já que eles são altamente treinados nas ondas físicas e emocionais pelas quais o corpo passa quando se aproxima da morte.

No início deste livro, escrevi sobre a morte da minha mãe quando eu tinha treze anos. Tenho pensado muito sobre como posso viver com o máximo de liberdade possível no meu corpo e na minha mente para que, quando chegar a minha hora, tenha as ferramentas para fazer a travessia. Sei que ninguém quer sofrer. E ninguém quer ver alguém de quem gosta sofrendo.

A massagem linfática é uma ótima maneira de tocar o outro. Ela é tão suave e estimulante. É tudo uma questão de administrar um toque amoroso. Às vezes, porém, a pessoa em transição não quer ser tocada, então se certifique de perguntar a ela primeiro. Permita que os seus desejos sejam atendidos.

Segure as suas mãos ou os seus pés. Se ela estiver de lado, você pode deslizar **suavemente** a mão sobre as suas costas. Não é preciso seguir um protocolo ou se preocupar em mover o fluido linfático para os linfonodos corretos. Por ter cultivado a prática de automassagem, você deve estar habituado com um toque suave. Ouça a pessoa. Siga a sua intuição. Acredite que você saberá onde colocar a mão. Mesmo alguns minutos de toque podem aliviar a dor e mover a energia.

Segundo a minha fé, um dos atos mais abnegados que se pode fazer é ir a um funeral. Por que isso é altruísta? Porque a pessoa não sabe que você está lá. E pelo que vi e experimentei, um dos atos mais bonitos que você pode realizar é sentar-se ao lado da cama de alguém que está morrendo e oferecer a sua presença, o seu amor, a sua amizade e, quem sabe, o seu toque.

Parte III
REMÉDIOS LINFÁTICOS HOLÍSTICOS

CAPÍTULO 5
Rotinas de autocuidados para estimular o fluxo linfático

EXISTEM CINCO PILARES PARA UMA BOA SAÚDE LINFÁTICA. NOS capítulos anteriores, nós nos concentramos no primeiro deles, a minha principal área de especialização, que é a drenagem linfática. Mas os outros quatro pilares – dieta e hidratação; cuidados com a pele e o corpo; compressão; exercícios – também são importantíssimos para a saúde linfática. Cuidar de cada um deles aumentará os resultados da sua prática de automassagem. Quando os meus clientes aprendem que facetas do seu estilo de vida têm um impacto sobre aonde eles chegam no *continuum* da saúde linfática, eles adquirem o poder de realizar mudanças para que sejam capazes de manter ótimos resultados. Quer você seja um perito em rituais de bem-estar, quer seja novo no conceito, a minha esperança é que as informações neste capítulo o ajudem a ligar os pontos entre o seu bem-estar físico e emocional. Você encontrará recursos que servem como companheiros perfeitos para os seus rituais de autocuidado linfático: eles irão fortalecer a sua imunidade, melhorar a sua digestão, melhorar a aparência da sua pele e ajudá-lo a alcançar o "fluxo interno e brilho externo", que são sinônimos de boa saúde linfática.

Pilar 1: Drenagem linfática

A MASSAGEM LINFÁTICA NÃO APENAS AUXILIA O FUNCIONA- mento do sistema imunológico, como também mantém o intrínseco sistema de limpeza do corpo funcionando corretamente. A essa altura, espero que você já tenha tentado algumas das sequências de automassagem linfática. Fazer uma simples automassagem linfática e algumas respirações profundas várias vezes por semana aumentará a circulação linfática, o que pode ajudar a reduzir a inflamação, melhorar a digestão, fornecer mais energia e remover as toxinas congestionadas do seu corpo. Continuar a praticar essa técnica de autocuidado permitirá que você se sinta bem de dentro para fora.

Pilar 2: Dieta e hidratação

FAZER ESCOLHAS ALIMENTARES SAUDÁVEIS ESTÁ SOB O SEU CON- trole, mas, como você sabe, a maioria de nós não segue uma dieta perfeitamente saudável 100% do tempo. Com frequência, nem mesmo estamos cientes de quais produtos químicos prejudiciais – na forma de pesticidas e herbicidas, antibióticos ou hormônios dados ao gado – acabam se escondendo nas nossas refeições.

E aqui entra o autocuidado linfático. Selecionar o que comer é uma das escolhas mais simples e eficazes que você pode fazer, e isso terá um impacto de longo prazo na redução da inflamação crônica e no apoio a seu corpo com as propriedades de combate ao câncer provocado por alimentos.

Uma nova pesquisa sugere que planos alimentares direcionados podem ser úteis no controle de distúrbios linfáticos, por exemplo linfedema e lipedema, bem como qualquer excesso de peso corporal que pode sobrecarregar o sistema linfático. Esses estudos são promissores para quem procura reduzir os sintomas decorrentes da estagnação linfática. Um desses planos alimentares é a dieta cetogênica, na qual você ingere grandes quantidades de gordura, quantidades moderadas de proteína e quantidades muito baixas de carboidratos para que o seu corpo queime gordura como sua principal fonte de combustível. Isso coloca o corpo em um estado metabólico chamado cetose, que diminui o nível de açúcar no sangue e transforma a gordura em cetonas no fígado; o que, por sua vez, fornece energia ao cérebro e ajuda a perder peso. Outro plano alimentar é a dieta do tipo sanguíneo. Alguns dos meus clientes, ao seguirem essa dieta, obtiveram muitos benefícios, como a perda de peso, a redução da pressão arterial, a diminuição da congestão de muco, a amenização da artrite, a melhora da apneia do sono e da digestão. A premissa é que pessoas com diferentes tipos de sangue processam os alimentos de maneira distinta; portanto, os alimentos em cada grupo são categorizados como "benéficos", "neutros" ou "a evitar" de acordo com o tipo sanguíneo específico.

Pesquisas adicionais na comunidade médica linfática mostraram que quanto mais você reduzir os ácidos graxos saturados de cadeia longa (encontrados na gordura láctea, no óleo de coco, no azeite de dendê e em outros óleos vegetais, como de amendoim, canola e cártamo), melhor será para o seu sistema linfático. Esse tipo de gordura pode quase dobrar o volume do quilo produzido no intestino; e adicionar mais dois litros de líquido ao sistema linfático todos os dias certamente retardará bastante o transporte da linfa! Os ácidos graxos de cadeia média e curta (encontrados em alimentos ricos em fibras, como frutas, vegetais, legumes, algumas castanhas, sementes e grãos integrais) são processados de outra forma, entrando na corrente sanguínea mais diretamente através dos capilares no intestino delgado. Isso reduz a quantidade de fluido extra de que o sistema linfático precisa para um funcionamento ideal.

Aponto esses conceitos porque, como profissional linfática, sempre digo aos meus clientes que, para maximizar a sua saúde linfática, é benéfico encontrar um plano alimentar saudável e sustentável. Isso permitirá que você mantenha os melhores resultados com as suas rotinas de automassagem. Você já sabe que todos os sistemas do seu corpo estão interligados e, quando cuida de uma área, isso terá um efeito cascata em todas as outras.

ALIMENTOS PARA COMER

Inicie comendo mais alimentos naturais e menos alimentos processados; carboidratos mais complexos na forma de vegetais, feijão, legumes e frutas, e menos carboidratos simples na forma de doces e massas. Talvez você já saiba disso, mas vale a pena repetir, porque é fácil voltar aos velhos padrões de comodidade – e antes que se dê conta, estará se perguntando o porquê da queimação no seu estômago e de acordar congestionado pela manhã. O seu fluxo linfático pode ser retardado pelo que você coloca no seu corpo!

Esta lista não é completa, mas é um apanhado para lhe mostrar alguns dos compostos, especialmente os anti-inflamatórios encontrados em alimentos naturais, que fornecem nutrientes benéficos e promovem a microcirculação. Tente adicionar o máximo possível desses alimentos à sua dieta regular.

- **FRUTAS E VEGETAIS CRUS.** Eles contêm enzimas e antioxidantes que ajudam o corpo a quebrar as toxinas para que eles possam ser eliminados com mais eficiência.
- **FRUTAS E VEGETAIS ROXOS E VERMELHOS.** Todos os frutos silvestres (não se esqueça da *cranberry* (oxicoco), que ajuda a promover a função

metabólica para quebrar o excesso de gordura), beterrabas, cerejas, *goji berries*, ameixas, repolho e melancia contêm poderosos antioxidantes e vitaminas C e K, e a maioria é rica em selênio.

- **VERDURAS.** Os vegetais verde-escuros contêm o nutriente clorofila, que possui propriedades de limpeza e efeitos benéficos no fluxo sanguíneo e linfático. São exemplos brócolis, couve, espinafre, folhas de dente-de-leão, folhas de mostarda, grama de trigo e folhas de nabo.
- **ALGAS MARINHAS.** Os vegetais do mar contêm fibras e minerais maravilhosos, que ajudam na perda de peso e na saúde intestinal. As algas marinhas também são ricas em vitaminas A, B, C, E e em ferro, e são fonte de iodo, que ajuda no funcionamento da tireoide.

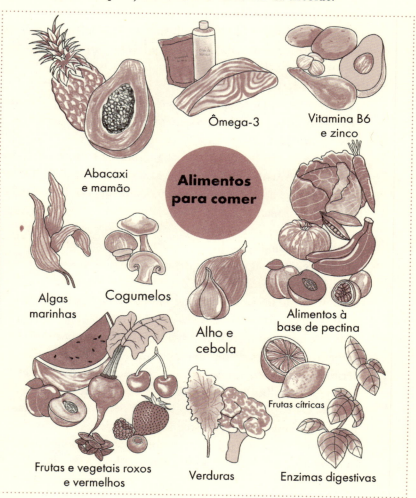

- **ABACAXI E MAMÃO.** Contêm bromelina, um poderoso auxiliar digestivo anti-inflamatório. Muitos dos meus clientes tomam um suplemento de abacaxi ou mamão após alguma cirurgia para ajudar a reduzir o inchaço.
- **FRUTAS CÍTRICAS.** Laranjas, toranjas, tangerinas, limões e limas contêm enzimas e vitamina C que auxiliam na digestão e são boas para o fígado. Em particular, o âmago branco de uma casca contém diosmina, um químico vegetal que pode aumentar a microcirculação linfática e melhorar a saúde das veias. A diosmina também é conhecida como flebotônica, ou seja, um agente terapêutico usado para melhorar a função dos vasos sanguíneos.
- **COGUMELOS.** São um poderoso antioxidante, pois são ricos em selênio, que previne danos celulares, bem como algumas vitaminas B e vitamina C. Os cogumelos são bons para o suporte imunológico, a digestão, o crescimento e a renovação celular saudável e a prevenção de danos às células e aos tecidos.
- **ALIMENTOS RICOS EM VITAMINA B6.** Ajudam a combater a inflamação e a aumentar os glóbulos brancos e os linfócitos T. Você pode obter essa vitamina das bananas, do salmão, do peru, do atum, da batata, do grão-de-bico, do abacate e da avelã.
- **ALIMENTOS RICOS EM ÁCIDOS GRAXOS, ÔMEGA-3 E ÔMEGA-6.** Peixes gordurosos e peixes oleosos (cavala, salmão, sardinha, arenque) e sementes (chia, semente de linho), por exemplo, ajudam a reduzir a inflamação e a remover do corpo resíduos solúveis em gordura. Também influenciam positivamente o funcionamento dos glóbulos brancos tipo B do sistema imunológico.
- **PECTINA.** É um tipo de amido denominado polissacarídeo, encontrado nas paredes celulares das frutas e dos vegetais. A pectina tem propriedades anti-inflamatórias que nutrem a microbiota, reparam o revestimento do intestino, recompõem as fezes moles, reduzem o colesterol "ruim" LDL e se ligam ao mercúrio para ajudar os rins a processá-lo mais rapidamente. As fontes de pectina incluem frutas cítricas, bananas, frutas vermelhas, maracujá, pêssegos e tomates, bem como vegetais como beterraba, repolho, cenoura, feijão-verde, pastinaca e ervilha.
- **ALHO E CEBOLA.** Contêm compostos com poderosos benefícios medicinais para o sangue e para o sistema imunológico. O alho e a cebola têm sido usados há séculos pelas suas propriedades antibióticas e antivirais, o que os torna úteis quando você está resfriado ou com um vírus. O alho

demonstrou ser útil para o coração, a pressão arterial, o colesterol e a osteoartrite. As cebolas também têm propriedades antifúngicas e contêm compostos que previnem o câncer; são ricas em quercetina (um antioxidante flavonoide), anti-inflamatório que combate os radicais livres e tem sido útil no tratamento de pacientes com Covid. Embora o alho possa ser útil para estimular o sistema linfático, certifique-se de não usá-lo em excesso, porque ele pode causar problemas estomacais em algumas pessoas quando não usado com moderação.

- **ENZIMAS DIGESTIVAS.** Como a maior parte do sistema imunológico está no intestino, se a digestão for lenta, o corpo terá mais dificuldade em eliminar os resíduos. Enzimas digestivas e substâncias amargas podem ajudar o corpo a quebrar a comida mais rapidamente e eliminar as toxinas estagnadas que podem estar se acumulando nos intestinos. Alguns exemplos são raiz de alcaçuz, erva-doce, raiz de bardana, manjericão, gengibre, dente-de-leão, hortelã-pimenta, canela e probióticos.
- **CHÁ-VERDE.** Contém tantos benefícios! É um antioxidante potente que previne danos às células e também combate o câncer. É rico em polifenóis, conhecidos por reduzir a inflamação e ajudar o coração, aumentando o nível de antioxidantes no sangue. O chá-verde melhora o fluxo sanguíneo e é comumente usado na drenagem linfática para auxiliar na perda de peso, pois acelera o metabolismo. A cafeína, que está contida no chá-verde, também é um ingrediente importante do óleo anticelulite. Os compostos de catequina do chá-verde também ajudam a proteger os neurônios do cérebro.
- **ZINCO.** Elemento inestimável para manter um sistema imunológico saudável. Carne vermelha, alguns frutos do mar, aves, feijão, castanhas e grãos integrais fornecem zinco, mas os vegetarianos podem precisar de suplementação. Se o seu corpo carece de zinco, você pode estar mais suscetível a adoecer, pois o zinco demonstrou reduzir os marcadores de inflamação no corpo. Por esse motivo, pesquisadores médicos sugeriram adicionar um suplemento de zinco ao seu arsenal na luta contra o vírus da Covid-19.

ALIMENTOS PARA EVITAR

Todos os alimentos desta lista promovem inflamação no corpo. Com frequência, também são repletos de calorias, afetam adversamente os níveis de açúcar no sangue e têm baixo teor de fibras, causando constipação e outros problemas inflamatórios intestinais. Em outras palavras, devem ser evitados tanto quanto possível!

- **TODOS OS ALIMENTOS PROCESSADOS, INCLUINDO PRODUTOS ASSADOS.** Esses itens geralmente são ricos em açúcar, gorduras trans e/ou gorduras hidrogenadas (que podem intensificar o risco de desenvolver doenças cardíacas ou derrame, pois aumentam os níveis do colesterol "ruim" LDL, levando a artérias estreitadas e endurecidas), sódio e produtos químicos sob a forma de conservantes. Estes não são alimentos integrais que o corpo humano é capaz de digerir com eficiência.
- **CARNES, ESPECIALMENTE CARNE VERMELHA.** Contêm altos níveis de gordura saturada, bem como toxinas bacterianas chamadas endotoxinas. As paredes celulares, ou lipopolissacarídeos, dessas endotoxinas são liberadas na corrente sanguínea, estimulando o sistema imunológico e desencadeando uma resposta inflamatória. Podem danificar a parede intestinal, ativando moléculas capazes de desencadear condições inflamatórias, tais como a doença de Crohn e a colite ulcerativa. Se for comer carne ocasionalmente, escolha carne de gado alimentado com pasto natural por toda a vida (ou a maior parte dela) quando possível, porque é rica em ferro altamente biodisponível, selênio, zinco, vitamina A e ácido linoleico (que tem benefícios anti-inflamatórios). E se é orgânica, a carne não conterá os antibióticos perigosos que a carne comercial contém.
- **PRODUTOS LÁCTEOS DE LEITE DE VACA.** O principal culpado são os altos níveis de gordura saturada, os quais levam aos mesmos problemas descritos para a carne. Além disso, muitos adultos são incapazes de digerir a lactose (o açúcar naturalmente encontrado em todos os laticínios) de maneira adequada; quando for esse o caso, eles podem sentir inchaço, gases e problemas digestivos. Vacas comerciais também costumam receber injeção de hormônios, os quais podem ir parar no leite.
- **AÇÚCAR.** Reduza o consumo de açúcar branco sempre que possível. Ele não apenas não fornece nenhum valor nutricional, como também qualquer excesso que você não metaboliza é convertido em gordura imediatamente. Embora também deva limitar a ingestão de açúcares naturais se tiver linfedema ou outras doenças linfáticas, se às vezes desejar adicionar um pouco de doce aos alimentos, os açúcares naturais, como o

xarope de bordo e o mel, têm micronutrientes benéficos que os açúcares refinados pobres em nutrientes não possuem.
- **GLÚTEN.** Essa é uma proteína inflamatória encontrada no trigo, na cevada e no centeio, e mais comumente encontrada no pão, em produtos de grãos, massas assadas e cereais. Para algumas pessoas, o glúten pode alterar as bactérias e funções intestinais, danificando o revestimento do intestino delgado. Quando isso acontece, o corpo se torna menos capaz de absorver os nutrientes essenciais. Isso é particularmente importante para aqueles que lutam contra doença celíaca, distúrbios autoimunes, diabetes, síndrome do intestino irritável (SII) e outros distúrbios gastrointestinais.
- **SAL.** De acordo com a Associação Americana do Coração, os adultos precisam de apenas 1,5 grama de sal por dia, mas o adulto norte-americano comum consome mais do que o dobro dessa quantidade. O consumo excessivo de sódio faz com que você retenha água, o que causa inchaço, edema e um potencial desequilíbrio na microbiota intestinal, que pode desencadear condições inflamatórias. É crucial que ele seja reduzido, se você tiver qualquer distúrbio linfático.

Mantenha-se hidratado!

Conforme mencionado no capítulo 3, uma causa comum da congestão linfática é a desidratação. A linfa é formada por aproximadamente 95% de água. Aumentar a quantidade de água que você ingere ajudará na circulação das células do sistema imunológico, na nutrição da vasculatura da linfa e na eliminação das toxinas. Sempre escolha água limpa e filtrada, de preferência alcalina, quando puder. Se você não tem acesso à água alcalina, coloque um pouco de suco de limão na sua água (quando metabolizado, é rico em alcalinidade). Recomendo começar o dia bebendo um copo de água morna com suco de limão. Continue bebendo bastante água ao longo do dia, especialmente se você estiver praticando automassagem linfática. Ela ajudará a remover os resíduos dos tecidos e aumentará os benefícios das suas rotinas de autocuidado linfático.

DETOX LINFÁTICA

Ervas anti-inflamatórias

CERTAS ERVAS SÃO BEM CONHECIDAS POR SUAS PROPRIE- dades anti-inflamatórias e por sua capacidade de estimular o sistema imunológico. Consulte o seu médico, um naturopata certificado, um fitoterapeuta ou um especialista em ayurveda ou medicina chinesa antes de tomar *qualquer* erva, e nunca se autodiagnostique.

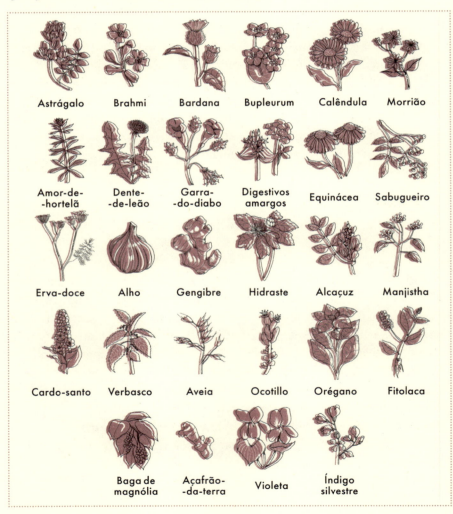

Astrágalo · Brahmi · Bardana · Bupleurum · Calêndula · Morrião

Amor-de-hortelã · Dente-de-leão · Garra-do-diabo · Digestivos amargos · Equinácea · Sabugueiro

Erva-doce · Alho · Gengibre · Hidraste · Alcaçuz · Manjistha

Cardo-santo · Verbasco · Aveia · Ocotillo · Orégano · Fitolaca

Baga de magnólia · Açafrão-da-terra · Violeta · Índigo silvestre

Pilar 3: Cuidados com a pele e o corpo

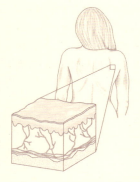

CUIDAR BEM DA PELE É ESSENCIAL PARA UMA boa saúde linfática. A pele é o maior órgão linfático e está constantemente absorvendo os poluentes do ar e servindo como uma linha de defesa essencial contra invasores. A maioria dos vasos linfáticos e capilares reside logo abaixo da sua superfície, onde absorvem produtos químicos nocivos e os filtram através do sistema linfático. Quando a pele está seca ou rachada, as bactérias podem entrar e espalhar uma infecção chamada celulite, na qual a linfa fica estagnada. Se a sua pele estiver tensa, talvez esteja desidratada. Beber mais líquidos nutrirá e banhará as suas células, ajudando a manter o fluxo linfático ideal.

PREFIRA PRODUTOS DE CUIDADO DA PELE NÃO TÓXICOS E ORGÂNICOS

Aproximadamente 60% do que você coloca na pele é absorvido pelo seu sistema linfático. Daí a importância de escolher produtos para a pele, bem como produtos de limpeza doméstica (que podem entrar em contato com as mãos e os pulmões), que sejam puros e seguros.

Procure produtos não tóxicos e orgânicos feitos com o mínimo de ingredientes possível. Para os cuidados com a pele, recomendo escolher produtos com pH baixo, próximo ao do manto ácido cutâneo, o que ajuda a mantê-la macia e evita que resseque. Usar produtos hidratantes com pH igual ou inferior a 5 ajudará a proteger a sua pele contra micróbios, bactérias e poluentes nocivos, ao mesmo tempo que fornecerá a hidratação necessária. O óleo de argan orgânico, por exemplo, é um hidratante eficaz que raramente causa irritação ou toxicidade. Manteiga de karité orgânica crua é outra escolha excelente; na verdade, ela é usada como ingrediente base em muitos produtos caros para o cuidado da pele.

Leia os rótulos com atenção e esteja ciente do que você está aplicando na sua pele, especialmente quanto a produtos infantis. Se vai usar produtos químicos e ingredientes sintéticos, saiba o que eles são! Alguns dos ingredientes químicos usados em protetores solares, como a oxibenzona, já foram considerados uma proteção milagrosa contra queimaduras solares, mas os cientistas descobriram que são desreguladores endócrinos e possivelmente cancerígenos, e eles foram proibidos em muitos países. Alguns conservantes, como os parabenos, também foram associados a certos tipos de câncer, pois são desreguladores endócrinos que mimetizam o estrogênio. Mais de 1,4 mil substâncias químicas são proibidas ou restritas em produtos de cuidados pessoais pela União Europeia; em contraste, os Estados Unidos proíbem apenas 49 substâncias químicas. O governo federal do país não atualiza a sua lista desde 1938! Essa triste verdade explica por que um produto químico tóxico como o formaldeído ainda pode se infiltrar em itens de beleza comuns, incluindo esmaltes, alisadores de cabelo e rímel. *Sites* como o Environmental Working Group (www.ewg.org) fornecem bancos de dados gratuitos que classificam milhares de produtos de cuidados pessoais para que você possa tomar decisões com base em informações sobre o que usar. Recomendo enfaticamente que faça um inventário do seu armário de remédios e das prateleiras do banheiro para realizar os ajustes necessários. O seu sistema linfático vai agradecer!

OS BENEFÍCIOS DE TOMAR UM BANHO DE BANHEIRA

Uma longa imersão na banheira é uma ótima maneira de relaxar ao mesmo tempo que estimula o sistema linfático. Costumo recomendar aos meus clientes que tomem um banho de sal de Epsom após uma sessão de massagem linfática, pois isso aumenta os efeitos terapêuticos da drenagem de toxinas. Além do mais, ficar um tempo na banheira ajuda a promover o sistema nervoso parassimpático, o que restabelece o corpo dos efeitos nocivos do estresse.

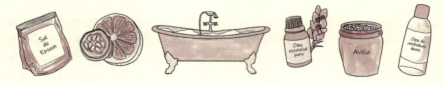

Existem muitos produtos que melhoram o banho, tais como óleos, géis, sais e bombas de banho. Se deseja adicionar algo especial ao seu banho na banheira, por favor, tenha muito cuidado e leia os rótulos. Recomendo o sal de Epsom para quase todas as pessoas, pois ele contém um composto de sulfitos e de magnésio que elimina toxinas e metais pesados do corpo por meio de um processo chamado osmose reversa. Relaxar em uma banheira de sal de Epsom pode reduzir a inflamação, melhorar a circulação e a digestão; e não poderia ser mais fácil de fazer. Óleo de amêndoas doces, calêndula e aveia são ótimos ingredientes para acalmar a pele. E se você gosta de um banho perfumado, adicione algumas gotas de um óleo essencial puro. Diferentes óleos contêm diversas propriedades terapêuticas: lavanda, rosa e camomila são particularmente bons para o relaxamento; limão, hortelã-pimenta e alecrim ajudam no congestionamento; os óleos de sálvia esclareia e ilangue-ilangue são as minhas opções quando quero me deliciar e me sinto complacente. Quando tenho tempo, corto fatias de pepino e toranja e também as jogo na banheira.

Basta encher a banheira com água quente, despejar duas xícaras cheias de sal de Epsom e deixá-lo dissolver. Você pode ter que deslizar um pouco para baixo para que a água alcance os linfonodos no pescoço. Sente-se de vez em quando para dar um descanso do calor à sua cabeça. Fique ali por pelo menos vinte minutos para obter o valor terapêutico total e certifique-se de beber bastante água durante e após o banho. Os banhos de pés com sal de Epsom – conhecidos por aumentar a circulação da linfa – também são fantásticos. Encha um balde ou uma bacia grande com água quente, adicione uma xícara de sal de Epsom, mergulhe os pés e aproveite.

OBSERVAÇÃO: Não use sal de Epsom se você for diabético, pois ele pode ressecar a pele e complicar problemas existentes nos pés. Se você tiver linfedema, use água em temperatura corporal para o banho, em vez de água quente.

RECEITAS PARA BANHO DE BANHEIRA

Se você está procurando levar o seu ritual de banho para o próximo nível, aqui estão algumas receitas simples do tipo "faça você mesmo" que fornecerão valor terapêutico e farão você se sentir complacente!

- **IMERSÃO EM BANHEIRA PARA DESINTOXICAÇÃO.** Faça uma mistura de desintoxicação com duas xícaras de sal de Epsom, meia xícara de vinagre de maçã e um quarto de xícara de bicarbonato de sódio (que tem propriedades que podem ajudar a remover bactérias, odores, acidez e acalmar irritações na pele que envolvem coceira, inchaço e candidíase), e quaisquer ervas da sua escolha (recomendo camomila e calêndula). O ácido do vinagre de maçã se liga às toxinas para ajudar a removê-las do corpo, e o potássio ajuda a quebrar o muco e limpar os linfonodos. Encha a banheira com água quente e adicione a sua mistura de desintoxicação. Fique ali de quinze a vinte minutos, pelo menos. Depois, lave-se no chuveiro. Essa imersão é particularmente benéfica para recuperação atlética, dores musculares e desintoxicação.

- **IMERSÃO EM BANHEIRA PARA LIMPEZA PULMONAR.** Encha a banheira com água quente, despeje duas xícaras de sal de Epsom e adicione algumas gotas de óleo essencial de eucalipto. (Se, por acaso, você tiver algumas folhas frescas de eucalipto à mão, pode colocá-las na banheira.) Fique de molho por pelo menos vinte minutos. O eucalipto é conhecido por aliviar problemas respiratórios superiores e é usado como ingrediente em produtos sem prescrição médica para esfregar no peito. Se você tiver sinusite ou estiver procurando limpar o muco, uma dica é pendurar algumas folhas frescas de eucalipto no chuveiro e vaporizar o banheiro antes de tomar banho. Isso permitirá que as suas propriedades medicinais permeiem o ar.

MÁSCARAS FACIAIS DO TIPO "FAÇA VOCÊ MESMO"

O inchaço no rosto pode ser um sinal de congestão linfática. Além da sequência "Pele brilhante" na página 122, uma máscara facial pode ajudar a reduzir a vermelhidão ou a tensão que restringe o fluxo linfático. As máscaras de argila são bem conhecidas por ajudar a reduzir a inflamação e restaurar um brilho vital à pele e podem ser usadas em qualquer parte do corpo. Lama do Mar Morto, argila de lava, pedra-pomes e argilas bentoníticas contêm uma variedade de minerais, razão pela qual os esteticistas as usam para limpar e restaurar o microbioma do rosto.

- **MÁSCARA DE ARGILA PARA PELE.** Coloque uma pequena quantidade de argila bentonítica pura em uma tigela. Adicione duas colheres de chá de vinagre de maçã e água o suficiente para fazer uma pasta lisa. Aplique na pele e deixe descansar por vinte minutos. Você sentirá a pele enrijecer à medida que a argila seca. Isso é normal! Use água morna e uma toalha macia para remover a máscara.

ROTINAS DE AUTOCUIDADOS PARA ESTIMULAR O FLUXO LINFÁTICO

OBSERVAÇÃO: O vinagre de maçã pode deixar a sua pele quente. Se você é alérgico a ele, não o aplique no rosto. Se não tem certeza se é alérgico a ele, pode testá-lo primeiro na sua mão.

- **MÁSCARA FACIAL PARA UMA PELE BRILHANTE.** Misture uma gema de ovo batida (ou metade de um abacate amassado), uma colher de sopa de mel e uma colher de chá de cacau (opcional: adicione uma pitada ou um quarto de colher de chá de canela ou açafrão). O mel tem propriedades antibacterianas e antivirais maravilhosas que iluminarão a sua pele. Também é ótimo para cicatrização e ajuda a acelerar o reparo das células da pele. A gema de ovo e o abacate são hidratantes eficazes; o cacau é um antioxidante. A canela pode ajudar a reduzir manchas e marcas de acne. O ingrediente ativo do açafrão é a curcumina, que tem propriedades antioxidantes para proteger a pele contra os danos dos radicais livres. Bata todos os ingredientes em uma tigela até formar uma pasta. Aplique uniformemente no rosto. Deixe por quinze a vinte minutos e depois lave. Você ficará surpreso com a sensação de limpeza da sua pele e como ela brilha!

OBSERVAÇÃO: A canela pode fazer com que a sua pele fique quente. Se você é alérgico a ela, não a aplique no rosto. Se não tem certeza se é alérgico a ela, pode testá-la primeiro na sua mão.

ESCOVAÇÃO A SECO

A escovação a seco é uma excelente maneira de remover células mortas da pele, melhorar a aparência dela (incluindo a celulite) e promover a renovação celular. É uma forma delicadamente revigorante de estimular o sistema nervoso e melhorar a energia, a função imunológica e o fluxo linfático.

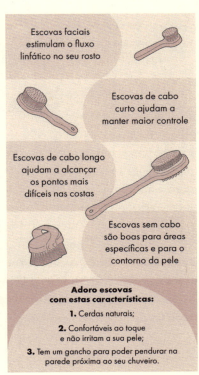

Escovas faciais estimulam o fluxo linfático no seu rosto

Escovas de cabo curto ajudam a manter maior controle

Escovas de cabo longo ajudam a alcançar os pontos mais difíceis nas costas

Escovas sem cabo são boas para áreas específicas e para o contorno da pele

Adoro escovas com estas características:
1. Cerdas naturais;
2. Confortáveis ao toque e não irritam a sua pele;
3. Tem um gancho para poder pendurar na parede próxima ao seu chuveiro.

Quando as células mortas permanecem na superfície da pele, os poros podem ficar obstruídos. Como eles são uma das principais formas de desintoxicação da pele (por meio do suor), o entupimento representa uma carga adicional para órgãos como o fígado e os rins e pode prejudicar o seu funcionamento adequado. A escovação a seco desobstrui os poros e melhora a circulação sanguínea, estimulando o processo de desintoxicação natural do corpo, o que melhora a digestão. Recomendo escovar em movimentos longos e suaves (não circulares) para ativar os vasos linfáticos. Evite escovar com muita força para não irritar a sua pele.

Como escovar a seco

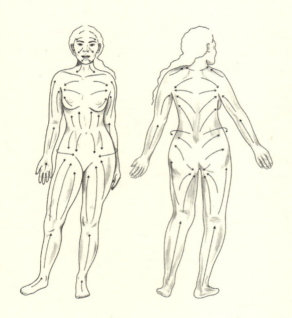

Sempre que ensino a escovação a seco, mostro às pessoas os linfótomos, ou regiões específicas, e os linfonodos correspondentes que elas precisam escovar para otimizar os resultados. *Massageie primeiro os grupos de linfonodos.* Isso estimulará o efeito de vácuo da circulação linfática. Minha recomendação é escovar a seco duas a cinco vezes por semana. Tome uma ducha após escovar a seco para lavar as células mortas. Você pode limpar a escova de vez em quando com água morna e sabão e pendurá-la para secar. Substitua a escova após um ano de uso.

OBSERVAÇÃO: Se a sua pele for muito sensível à escovação a seco, você pode usar luvas ayurvédicas de seda garshana, que podem ser facilmente encontradas *on-line*. Escovas a seco também estão disponíveis *on-line*, bem como na maioria das lojas de produtos naturais.

Como escovar o corpo a seco

É uma boa regra geral escovar em direção ao coração, mas, para estimular o sistema linfático, aqui está como você pode escovar a seco de maneira mais específica: massageando os linfonodos e escovando em direção a eles. Trabalhe proximal a distalmente.

Passo 1

Estimule os linfonodos supraclaviculares (logo acima da clavícula) direito e esquerdo na base do pescoço. Pressione a ponta dos dedos nas cavidades da clavícula. Massageie um movimento em **J**, pressionando **levemente** para **baixo** e para **fora** em direção aos ombros. Repita dez vezes.

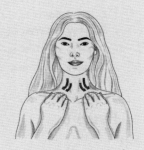

Passo 2

Estimule os linfonodos axilares (nas axilas): coloque a mão na axila, o dedo indicador descansando **delicadamente** no encaixe da axila. Pulse para **cima** na axila. Repita dez vezes.

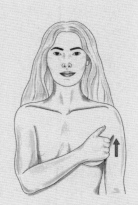

Passo 3

Repita o passo 2 na axila oposta.

Passo 4

Escove a seco a parte interna e externa dos braços, da mão até a axila e os linfonodos axilares (na axila). Repita no braço oposto.

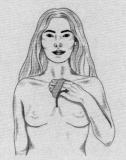

Passo 5

Escove a seco o seio direito até a axila direita, e escove a seco o seio esquerdo até a axila esquerda. Em seguida, escove a seco do esterno e do meio do peito em direção ao coração.

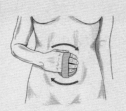

Passo 6

Escove o abdômen em círculos no sentido horário; esta é a direção em que o cólon corre e que ajudará a estimular a digestão.

Passo 7

Escove a seco a região lombar e os "pneuzinhos" em direção ao abdômen.

Passo 8

Se você tiver uma escova de cabo longo com a qual consiga alcançar a parte de trás do seu corpo, escove a parte posterior do tronco em direção à frente do corpo. O fluido linfático da parte de trás do corpo é drenado para a frente, para a área do coração.

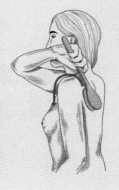

Passo 9

Estimule os linfonodos inguinais no topo da parte superior da coxa: coloque a mão no topo da parte interna da coxa. Massageie fazendo movimentos em **C** para **cima**, na dobra da coxa. Repita cinco vezes. Faça na coxa oposta.

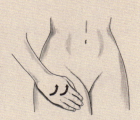

Passo 10

Escove a seco do joelho direito até os linfonodos inguinais na parte superior da coxa. Escove a seco acima, por cima e abaixo do joelho subindo até a dobra da coxa. Escove a parte inferior da perna até a coxa. Escove a parte de trás das panturrilhas em direção à frente da perna. Escove do pé até o joelho. Repita na perna esquerda.

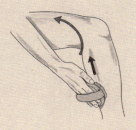

Passo 11

Repita o passo 6: escove o abdômen em círculos no sentido horário.

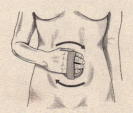

Passo 12

Repita o passo 5: escove a seco o centro do peito.

Passo 13

Escove a seco o abdômen mais uma vez e suba pela linha média do corpo até o coração.

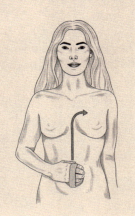

Como escovar o rosto a seco

Recomendo usar uma escova separada e mais macia para o rosto.

Passo 1

Estimule os linfonodos na base do pescoço com a ponta dos dedos.

Passo 2

Passe a escova a seco das orelhas, descendo pelo pescoço, até os linfonodos na clavícula em ambos os lados. Repita dez vezes.

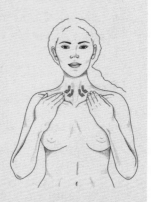

Passo 3

Escove o rosto a seco do queixo às orelhas. Repita dez vezes.

Passo 4

Escove a seco das bochechas até as as orelhas. Repita dez vezes.

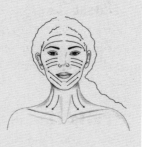

Passo 5

Escove a seco da ponte do nariz até a testa e, em seguida, da testa até as têmporas. Repita dez vezes.

Passo 6

Passe a escova a seco nas orelhas descendo pelo pescoço. Repita dez vezes.

Passo 7

Repita o passo 1: estimule os linfonodos na base do pescoço com a ponta dos dedos.

OBSERVAÇÃO: Não escove feridas abertas ou a pele irritada.

GUA SHA E ROLO MASSAGEADOR DE JADE

O uso de uma pedra gua sha ou de um rolo de jade para remover inchaços, linhas finas e rugas do rosto tornou-se cada vez mais popular na indústria da beleza nos últimos anos. Se você assistiu a um vídeo de instruções, já deve ter visto alguém orientar que mova o rolo subindo pelo pescoço e pelo rosto. A essa altura, você sabe que isso é o *oposto* da drenagem linfática! O motivo de os esteticistas dizerem para mover o fluido para o rosto é que isso leva sangue e nutrientes para ele, já que o sistema circulatório leva o sangue do centro do corpo para as periferias.

A linfa é diferente: ela se move das periferias em direção ao coração. Para drenar a estagnação do seu rosto, tente deslizar a pedra gua sha ou o rolo de jade *para baixo pelo pescoço*. (É o mesmo princípio de limpar o ralo da banheira que você leu em "Princípios da automassagem" no capítulo 3.) Recomendo massagear os linfonodos direito e esquerdo na clavícula com a ponta dos dedos para preparar a circulação linfática antes de usar um rolo ou uma pedra. Você vai melhorar muito os seus resultados.

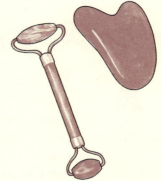

Cuide também das suas unhas

Todo mundo gosta de ir à manicure de vez em quando, mas pintar as unhas nem sempre é o ritual de autocuidado mais saudável. A maioria dos esmaltes comerciais contém a toxina formaldeído, um conservante reconhecido pelo Instituto Nacional do Câncer como um potencial cancerígeno – tão perigoso que foi proibido na Europa. O formaldeído não só causa unhas quebradiças, tornando-as mais suscetíveis a descamação e quebra, mas também pode irritar a pele e, em alguns casos, causar alergia. As unhas de gel também representam um problema, porque a maioria das lâmpadas de led usadas para secar o gel emite luz ultravioleta A, que ocasiona um conhecido tipo de dano celular que provoca o envelhecimento e aumenta o risco de câncer de pele. Se você for usar esmalte, sugiro que encontre uma marca não tóxica; há muitas disponíveis atualmente. Se tiver uma condição linfática, como o linfedema, deve tomar precauções extras ao visitar um salão de beleza e evitar compartilhar instrumentos com outras clientes. Embora seja melhor colocar o cuidado das unhas – principalmente das unhas dos pés – nas mãos de um profissional, você deve proceder com cautela ao cortar as cutículas para evitar cortes que podem introduzir bactérias. Se tem ou está sob risco de desenvolver linfedema nas pernas, é melhor cortar as unhas dos pés com um podólogo para evitar infecções fúngicas e manter uma higiene adequada dos pés. Se tem ou está em risco de desenvolver linfedema de braço, é melhor levar os seus próprios instrumentos ao salão de beleza e evitar cortar as cutículas. Também é uma boa ideia amaciá-las com um bom hidratante para cutículas, em vez de cortá-las, e manter uma boa higiene das mãos.

VENTOSA LINFÁTICA

A ventosa, geralmente usada como auxiliar da acupuntura, é uma terapia que usa pequenos copos em forma de bulbo – colocados em vários pontos meridianos – para tratar músculos doloridos, melhorar o fluxo sanguíneo e promover relaxamento.

A ventosa linfática utiliza um conceito semelhante, mas difere no sentido de que você moverá os copos continuamente pelo corpo, em vez de deixá-los na pele em um só lugar por um longo tempo. A ventosa linfática não deixa o hematoma circular na pele, o que corresponde à ventosa tradicional. Embora essas contusões sejam boas para a acupuntura, queremos evitar esse efeito no autocuidado linfático, porque ele pode trazer mais inflamação à área e potencialmente criar um efeito linfático adverso.

Durante a ventosa linfática, você moverá os copos superficialmente ao longo do padrão de drenagem do corpo em direção aos seus linfonodos. Os copos levantam o excesso de fluido sob a pele para criar um efeito de sucção ou de vácuo nos tecidos. Esse procedimento lhe dará o famoso contorno da cintura e das coxas que você vê nas revistas de beleza, porque ele reduz a inflamação.

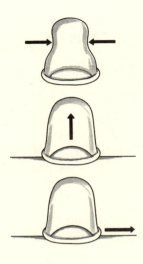

Você pode comprar ventosas *on-line* e usá-las em casa. Os copos vêm em vários tamanhos para usar no corpo e rosto.

Como fazer ventosas linfáticas

Passo 1

Com as mãos, estimule os linfonodos que drenam a região que você vai trabalhar. Por exemplo, se estiver colocando os copos nas pernas, massageie os linfonodos inguinais na dobra da parte superior da coxa; se estiver colocando os copos no rosto, estimule os linfonodos próximos à clavícula. Também sugiro fazer respiração diafragmática profunda para estimular o fluxo linfático das suas extremidades inferiores.

Passo 2

Aplique um pouco de óleo ou loção na pele.

Passo 3

Se você tiver uma ventosa de borracha, aperte-a primeiro; isso retira o ar do copo antes de colocá-lo na pele. Assim que estiver na sua pele, solte-o. O copo puxará a pele suavemente, criando uma sensação de levantamento ou sucção. Segure o copo ali por dois segundos, depois o deslize em linha reta em direção aos linfonodos mais próximos. Repita dez vezes por linha.

Passo 4

Trabalhe em zonas. Por exemplo, faça as ventosas para cima na parte interna da coxa dez vezes, depois faça as ventosas no meio da perna dez vezes e, em seguida, na parte externa da coxa. Mova o copo em movimentos longos e fluidos, puxando a pele para cima com cuidado à medida que realiza o movimento. Certifique-se de apertar o copo todas as vezes antes de colocá-lo na pele; é assim que se obtém o alongamento ideal da pele e se evita o deslizamento. Trabalhe proximal a distalmente; isto é, trabalhe na parte superior da coxa antes de trabalhar na parte inferior da perna. Se você quiser se concentrar em uma área específica (uma que tenha celulite, por exemplo), fique à vontade para passar mais alguns minutos ali, usando movimentos menores e mais curtos.

Se você estiver usando um copo no rosto, trabalhe em linhas do queixo à orelha, das bochechas às orelhas, da testa às orelhas e das orelhas descendo ao pescoço até os linfonodos direito e esquerdo na base do pescoço, perto da clavícula.

Passo 5

Para terminar, estimule os linfonodos com as mãos mais uma vez.

ROTINAS DE AUTOCUIDADOS PARA ESTIMULAR O FLUXO LINFÁTICO

REFLEXOLOGIA

A reflexologia é uma prática antiga que usa um sistema de transmissão de energia ao aplicar pressão em locais específicos nos pés, nas mãos ou nos ouvidos para liberar bloqueios e restaurar a vitalidade por todo o corpo. Dê uma olhada no mapa de reflexologia abaixo, que mostra a localização de todos os seus órgãos e os pontos de pressão correspondentes. Ele também mostra a localização dos pontos linfáticos estimulantes.

Estudei essa modalidade pela primeira vez no início dos anos 1990, na escola de massagem, e parecia mágica. Ao massagear pontos específicos dos pés, você pode aliviar a tensão, a dor e o estresse; eliminar toxinas estagnadas; melhorar a digestão; acalmar a ansiedade e melhorar o humor.

Esperamos muito dos nossos pés; eles suportam o nosso peso o dia todo, com pouco cuidado oferecido a eles, além de pintar as unhas de vez em quando. É comum sentir áreas doloridas nos pés. Use mais pressão do que durante a sua sequência típica de automassagem para desfazer os nós que encontrar. Comece devagar e vá aumentando a pressão pouco a pouco.

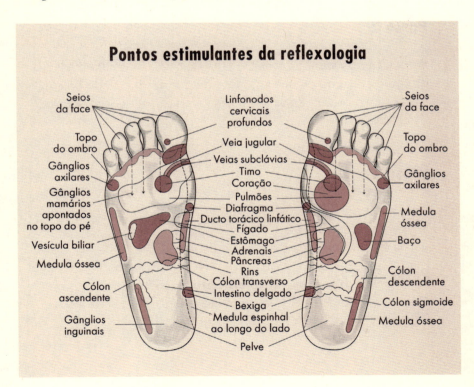

Pontos estimulantes da reflexologia

Esta sequência foi projetada para estimular o seu sistema linfático, visando especificamente aos pontos reflexos linfáticos e digestivos do seu corpo.

Como fazer reflexologia

Uma vez que entender o mapa de reflexologia, você estará pronto para começar.

Passo 1

Certifique-se de que as suas mãos e seus pés estejam completamente limpos.

Passo 2

Recomendo sentar-se de maneira confortável. Com a mão direita, escove o dorso do pé direito, desde a base dos dedos do pé até o topo do tornozelo. Essas são as zonas reflexivas da linfa. Repita dez vezes.

Passo 3

Coloque a palma das mãos em cada lado do tornozelo direito. Flexione e aponte o pé enquanto massageia o fluido do tornozelo em direção à perna. Esse é o ponto de reflexo das áreas genitais. Muitas vezes, essa é a primeira área a ficar inchada quando você está em voo. Massageie **suavemente** fazendo movimentos em **C** sobre o fluido acumulado enquanto flexiona e aponta o pé. Repita dez vezes.

Passo 4

Coloque a palma da mão sob o peito do pé. Gire o pé em ambas as direções enquanto massageia o centro da planta do pé. Isso aquece os pontos reflexos do órgão de digestão. Repita dez vezes.

Passo 5

A parte superior do pé, entre o dedão e o segundo dedo, é um ponto de reflexo linfático maravilhoso para os seios. Com os dedos, massageie do dedão do pé ao topo do tornozelo, pressionando lentamente para dentro e para cima. Observe se você tem alguma dor ou tensão nesse local. Passe algum tempo massageando delicadamente fazendo movimentos em **C** até que a dor diminua. Repita pelo menos dez vezes. Em seguida, massageie a parte superior do pé, do tecido entre os dedos ao tornozelo. Repita dez vezes.

Passo 6

- Consultando o mapa de reflexologia, massageie os pontos restantes no seu pé para fazer a linfa circular.
- Massageie o ponto do cólon em ambos os pés para estimular a digestão; os pontos ascendente, transversal, descendente, cólon sigmoide e intestino delgado para promover a eliminação. Isso vai estimular a cisterna do quilo e o ducto torácico.
- Massageie os pontos do baço e dos rins.
- Massageie os pontos do diafragma para abrir os pulmões.
- Massageie a parte interna dos pés; esses são os pontos da medula espinhal, que ajudarão a dissolver a tensão e induzir a resposta do sistema nervoso parassimpático de repouso e digestão.
- Massageie o braço, os gânglios axilares e os pontos mamários mais uma vez.

DETOX LINFÁTICA

Passo 7

Repita no pé oposto.

OBSERVAÇÃO: Se você estiver grávida, não pressione o ponto do ovário ou o tecido do polegar. Verifique com o seu médico antes de fazer qualquer autotratamento de reflexologia. Se tiver linfedema, trabalhe *muito levemente*.

Crie o seu próprio registro de reflexologia

Se você quiser manter um registro dos seus pontos sensíveis, tudo que precisa fazer é pegar um pedaço de papel em branco e desenhar o contorno dos seus pés nele. Identifique cada pé. Adicione a data. Ao massagear os pés, marque um **X** no papel onde está dolorido.

Às vezes, ao massagear os meus pés, encontro tantos pontos sensíveis que não conseguiria me lembrar de todos se não os tivesse anotado. Esse mapa também servirá como um guia para explorar outras sequências de automassagem linfática no capítulo 4 para limpeza extra. Durante qualquer trabalho corporal, você pode experimentar uma série de emoções. Deixe-as servir de lembretes para cuidar da sua paisagem interior.

COMPRESSAS DE ÓLEO DE RÍCINO

Os cataplasmas de ervas, especialmente com óleo de rícino, têm sido usados há séculos para curar; os antigos egípcios os aplicavam topicamente já em 1500 a.C, e os médicos europeus recomendavam compressas de óleo de rícino no século XVII.

O óleo de rícino (*Ricinus communis*) vem da mamona, que é nativa da Índia, da África e do Mediterrâneo. Ele é riquíssimo em ácido ricinoleico, que promove a saúde e tem uma estrutura química semelhante às prostaglandinas no nosso corpo, as quais reduzem a inflamação. Há muito tempo é usado como laxante, curador de feridas e remédio para estimular o sistema imunológico.

O uso de compressas de óleo de rícino tornou-se popular novamente no século XX, após um estudo duplo-cego feito por Harvey Grady, que relatou no *Journal of Naturopathic Medicine* que o uso de compressas de óleo de rícino aumentava a função imunológica. Muitos médicos agora reconhecem a eficácia das compressas de óleo de rícino para muitas condições diferentes. As propriedades anti-inflamatórias e antimicrobianas do óleo de rícino demonstraram fornecer os seguintes benefícios:

- Melhora da circulação linfática.
- Equilíbrio do ácido do estômago, estimulando as secreções do fígado, da vesícula biliar e do pâncreas.
- Melhora da constipação, estimulando o peristaltismo dos órgãos gastrointestinais e urinários, a redução do inchaço e o alívio das cólicas.
- Melhora das doenças da pele, das dores de cabeça e dos sintomas de TPM, bem como de cistos mamários e ovarianos.
- Aumento das células T de combate, que fazem parte do sistema imunológico.
- Regulação do metabolismo e cura dos tecidos e órgãos, como fígado, vesícula biliar, útero e outros órgãos reprodutivos.
- Estímulo da resposta parassimpática de repouso e digestão.

Como fazer uma compressa de óleo de rícino

Você vai precisar de um metro de flanela de algodão ou lã dobrada (de preferência não tingida e não alvejada), uma folha de plástico cortada um pouco maior do que a flanela para coletar qualquer gotejamento, óleo de rícino, uma almofada térmica ou bolsa de água quente e um recipiente para guardar tudo após o uso.

DETOX LINFÁTICA

Passo 1

Pré-aqueça a almofada térmica ou a água para a bolsa. Coloque a flanela sobre a folha de plástico na pia do banheiro ou da cozinha (para o caso de o óleo pingar) e encharque a flanela com óleo de rícino.

Passo 2

Deite-se em um lugar confortável e coloque a compressa de óleo de rícino em cima da almofada térmica ou da bolsa de água quente. Aplique-a na pele com o lado da flanela voltado para baixo no abdômen, sobre o fígado, a vesícula biliar ou o tórax.

Passo 3

Deixe a compressa de quarenta e cinco minutos a uma hora.

COMO FAZER UMA COMPRESSA DE ÓLEO DE RÍCINO

- Um metro de flanela de algodão ou lã dobrada
- Almofada térmica ou bolsa de água quente
- Recipiente para guardar tudo após o uso
- Óleo de rícino
- Folha de plástico maior do que a flanela

Passo 4

Limpe a pele com água morna na qual você dissolveu algumas colheres de chá de bicarbonato de sódio (a sua alcalinidade neutralizará as toxinas ácidas que foram retiradas do seu corpo). Desligue a almofada térmica ou esvazie a bolsa de água quente e guarde a compressa de óleo de rícino em um recipiente na geladeira.

> Você pode experimentar usar compressas de óleo de rícino três vezes por semana durante três semanas, seguidas por uma semana de folga. Outras recomendações incluem três dias fazendo o procedimento e três dias sem fazê-lo. Substitua a compressa se você estiver doente ou após alguns meses de uso regular.
>
> **OBSERVAÇÃO:** Apenas para aplicação local. Não ingira. Algumas lojas de alimentos saudáveis vendem compressas de óleo de rícino, e você pode até encontrar um suporte para essa compressa que vem com duas tiras de velcro para prender a flanela sobre o abdômen, além de uma bolsa para segurar a sua almofada térmica no lugar, para que você não tenha que usar plástico.

Biomats, saunas e lasers infravermelhos e fototerapia

BIOMATS INFRAVERMELHOS

Os biomats infravermelhos usam luz infravermelha distante, calor e cristais para atuar como desintoxicante natural, analgésico e estimulador do sistema imunológico. Os biomats vêm em forma de travesseiro ou de tapete de ioga, mas com cristais embutidos para conduzir o calor. A NASA identificou a luz infravermelha distante como o tipo de onda de luz mais segura e benéfica. De fato, a tecnologia foi desenvolvida originalmente pela NASA para aquecer com segurança as estações e os veículos espaciais.

Um biomat infravermelho é diferente de uma almofada térmica porque não contém bobinas de aquecimento que podem machucar a pele. Ele possui proteção de campo eletromagnético (EMF) embutida. A tecnologia combina raios infravermelhos de penetração profunda com íons negativos que transferem calor radiante uniformemente através do corpo até o nível molecular. Os biomats infravermelhos fornecem alívio natural da dor e relaxamento profundo. Não são apenas desintoxicantes, mas também relaxam os músculos, reduzem a dor e a rigidez e melhoram a circulação. Se você tem dificuldade para dormir, eu o encorajo a investir em um biomat; ele custa caro, porém muitos dos meus clientes me dizem que o investimento vale a pena, pois o biomat ajuda a aliviar a tensão muscular em quinze minutos e permite que se durma melhor. Os meus clientes que o experimentaram o chamam de uma virada de jogo e garantem que não podem viver sem ele.

Se está preocupado com o fato de que o calor é contraindicado à sua condição, pode definir o biomat bem fraco para que não ultrapasse a temperatura do seu corpo. Adoro usá-lo, mas os modelos avançados podem ser bem caros! Muitos *spas* e outras empresas estão oferecendo saunas infravermelhas e biomats como serviços para que você possa experimentar essas modalidades por uma taxa simbólica.

SAUNAS INFRAVERMELHAS

Rituais de suor são encontrados em muitas culturas. A transpiração ajuda o corpo a se livrar das toxinas, o que melhora a digestão e também a pele. Algumas academias e salões de beleza têm saunas infravermelhas que se parecem com saunas a seco regulares, mas que usam luz infravermelha distante invisível, pois tem muito menos energia (15 micrômetros a 2 milímetros) do que a luz visível (400 a 750 nanômetros), e uma série de benefícios.

A luz infravermelha distante penetra na superfície da pele até o nível celular, o que pode baixar a temperatura do sangue, dar brilho à pele e ajudar na perda de peso, porque, segundo consta, você pode queimar até 600 calorias em apenas trinta minutos em uma sauna infravermelha. Essas saunas também ajudam na desintoxicação, no alívio da dor e na produção de colágeno e glóbulos brancos. E como precisam ser bem ventiladas para permitir que o ar viciado saia do cômodo, elas são muito mais confortáveis para se sentar por períodos mais longos do que as saunas convencionais. Você não terá dificuldade para respirar nem ficará extremamente superaquecido como ficaria em uma sauna convencional.

Lasers infravermelhos

USANDO A MESMA TECNOLOGIA INFRAVERMELHA, OS *LASERS* PESSOAIS estão sendo introduzidos na comunidade linfática. Foram aprovados pela agência federal do Departamento de Saúde e Serviços Humanos dos Estados Unidos

(FDA, sigla em inglês) para pessoas com linfedema, a fim de reduzir a inflamação e o inchaço. Os *lasers* criam uma reação fotoquímica em nível celular que penetra no tecido e influencia o processo metabólico celular, o que ajuda a promover o fluxo sanguíneo e linfático. São usados para ajudar a curar feridas na pele, lesões atléticas, dores musculares e ligamentos torcidos.

OBSERVAÇÃO: Se você corre o risco de desenvolver linfedema ou acúmulo linfático, consulte o seu terapeuta linfático para saber se as saunas e os *lasers* são seguros para a sua condição.

Fototerapia

A FOTOTERAPIA (OU TERAPIA DE LUZ) ESTÁ GANHANDO INTERESSE entre os que buscam a saúde linfática. É uma tecnologia não invasiva que usa sinais elétricos e fótons de luz carregados negativamente em baixas correntes para estimular a liberação de proteínas ligadas e outros agentes de ligação que causam inchaço e bloqueios em aglomerados de células. A fototerapia usa comprimentos de onda específicos para corrigir a carga eletromagnética desequilibrada das células. É relatado que ela libera fluidos acumulados, permitindo que eles se movam pelas vias linfáticas com mais facilidade.

A teoria por trás dessa terapia é que as interações das proteínas linfáticas são primariamente elétricas. Você pode ter ouvido falar de uma terapia de luz colorida chamada cromoterapia, que possui sete cores no seu espectro. Alguns *spas* oferecem essa tecnologia quando você faz um tratamento facial, já que as máscaras de luz vermelha, roxa ou azul são usadas para limpar o microbioma do rosto e reduzir as bactérias que causam acne. Muitas empresas vêm usando a tecnologia em ferramentas de autocuidado para ajudar a reverter a inflamação no corpo. As outras cores do espectro fornecem benefícios diferentes que atuam em vários pontos de energia para equilibrar o corpo – verde é calmante, amarelo suaviza a inflamação, laranja é revitalizante para a pele opaca – e restauram a saúde física e mental, não apenas do rosto, mas também de todo o corpo.

Agora, por você saber sobre o mecanismo de pulsação dos linfangions, esse conceito faz algum sentido. Os pesquisadores estão investigando os benefícios terapêuticos da fototerapia para curar feridas, doenças neurodegenerativas, reduzir a inflamação, curar lesões musculares e lidar com outras condições para provar a sua eficácia.

OBSERVAÇÃO: Se tiver linfedema, consulte um terapeuta de linfedema certificado para determinar se essa é a ação certa para você. Eu não a recomendo como uma substituta para a drenagem linfática manual ou TCD.

Meditação: uma linha através de cada pilar

INÚMEROS ESTUDOS PROVARAM QUE A MEDITAÇÃO PODE reduzir os níveis de estresse. Os médicos dizem que reduzir o estresse é uma das mudanças mais importantes que você pode fazer para melhorar a sua saúde, lado a lado com a dieta, os exercícios e um bom sono! Fui apresentada à meditação quando tinha apenas onze anos de idade. Ela tem sido um recurso calmante que posso usar sempre que me sinto oprimida, fora de controle ou com dor. Passei a confiar na minha prática de meditação como uma velha amiga, que me permite acessar uma parte mais profunda de mim mesma, onde acredito que tudo vai ficar bem, mesmo que não pareça assim em determinado momento.

Ao longo dos anos, estudei muitas formas de meditação, incluindo centros zen e retiros vipássana silenciosos. Cada experiência me deu ferramentas para permanecer calma, apesar das águas turvas da minha mente. A meditação ativa as funções do sistema nervoso parassimpático, que permite que a cura ocorra. Ao meditar, você passa da respiração torácica superficial para a respiração diafragmática mais profunda, o que melhora a circulação linfática. Desenvolver uma maneira de relaxar a mente, os nervos e as emoções reduzirá o estresse e melhorará a saúde a longo prazo. Se você já fez aulas de respiração ou ficou curioso sobre isso, os benefícios são infinitos! Além de melhorar o seu humor e sono, a respiração profunda é uma forma comprovada de estimular o fluxo linfático. É por isso que desenvolvi uma sequência de "Respiração diafragmática profunda" para acompanhar as sequências de "Abertura de coração e pulmão" e "Massagem abdominal".

COMO FAZER UMA SIMPLES MEDITAÇÃO/VISUALIZAÇÃO CRIATIVA

Aprendi esta técnica quando era criança e a minha mãe lutava contra o câncer de pulmão. Um dos amigos da nossa família, um professor de meditação do Método Silva, veio à nossa casa algumas vezes para nos ensinar como meditar –

ou "ir para o nível", como ele chamava. A sua técnica era bastante simples, como você verá a seguir. Primeiro, ele se certificou de que estávamos sentados confortavelmente (deitar-se também é bom). Em seguida, ele nos instruiu a contar de trás para a frente e recitar algumas palavras calmantes. Depois, ele nos fez visualizar um espaço de cura nas nossas mentes. Devíamos escolher um lugar na natureza – ou algum outro local onde nos sentíssemos seguros e felizes –, e fomos ensinados a envolver o espaço com símbolos, imagens e objetos reconfortantes que nos faziam sentir como se estivéssemos em uma casa de sonho. Cada sessão durou apenas cerca de quinze minutos, mas senti como se tivesse viajado profundamente para um lugar dentro de mim mesma que era puro.

Só muitos anos depois percebi que aquela meditação tinha sido projetada para nos apresentar a um estado de consciência mais profundo – e criar um local único para servir como um porto seguro nas nossas mentes. Agora, mais de três décadas depois, ainda visito aquele mesmo lugar quando preciso de algum conforto. Não acho que apreciei o valor de aprender a acessar a parte mais profunda de mim mesma até que fosse muito mais velha. Ter esse treinamento desde o início me deu força interior e capacidade de acessar a minha intuição. Meditei em leitos de hospital de emergência, orei pela saúde de um ente querido e visitei o meu santuário imaginário em diferentes momentos em que me senti fora de controle. Isso sempre me faz sentir com os pés no chão e serena.

Tenho "chegado ao nível" no mesmo lugar na minha mente desde que era uma menina. O lugar parece rico, com proteção e poderes de cura sagrados. O espaço que criar para si mesmo se tornará seu. Você não precisa contar a ninguém sobre isso. Acho que nunca compartilhei os meus detalhes com ninguém – exceto talvez a meu irmão, porque contávamos tudo um ao outro quando éramos jovens. A sequência adiante mostrará como cultivar o seu próprio pedaço do Céu, que você poderá estimar para sempre.

Se estiver se sentindo ansioso, poderá usar esta meditação enquanto pratica uma sequência de automassagem e envia amor incondicional a si mesmo. A minha esperança é que você crie um centro de cura que possa acessar, não importa onde esteja.

Passo 1

Para começar, sente-se ou deite-se confortavelmente.

Passo 2

Feche os olhos.

Passo 3

Inspire e expire profundamente algumas vezes.

Passo 4

Relaxe os músculos do rosto, mandíbula e garganta.

Passo 5

Comece a contar regressivamente a partir de dez. Quando chegar a nove, diga a si mesmo: "Indo cada vez mais profundo, em um nível de mente mais saudável." Oito, sete: "Cada vez mais fundo." Seis, cinco: "Indo cada vez mais profundo em um nível de mente mais saudável." Quatro, três: "Mais e mais fundo." Dois, um.

Passo 6

Quando chegar ao "um", imagine que você está no topo de uma escada íngreme. A escada pode estar em qualquer lugar que você quiser – um campo de lavanda, um pico de montanha coberto de neve, uma duna de areia que leva a uma praia macia. Você entendeu o que quero dizer. Desça os degraus dizendo a si mesmo: "Estou em um estado de espírito mais profundo e saudável."

Passo 7

Visualize o seu espaço de cura ideal, o santuário dos seus sonhos. Caminhe para dentro dele. Quais cores você vê? Quais sons ouve? Quais imagens aparecem? Existem janelas com vista para uma floresta tropical ou montanhas? Você está em um deserto com cactos florescendo? Existem pinturas na parede... fotos de entes queridos? As paredes são arqueadas como um adobe do Novo México? O teto é uma estrutura em A, como em uma casa de fazenda moderna? É uma cabana de madeira ou uma casa de vidro com vista para o oceano? Talvez o sol esteja brilhando e haja uma leve brisa no ar. Talvez você veja a chuva caindo ou uma nevasca recente, uma lua cheia e um mar de estrelas no céu.

Preencha os detalhes que o cercam de sentimentos felizes. Gaste algum tempo com eles e crie o estúdio mágico dos seus sonhos. Talvez seja o seu próprio quintal ou um *resort* que você viu em uma revista, local de férias dos seus sonhos. Dedique algum tempo aos detalhes. Esse será o seu lugar para sempre, então o torne magnífico. Como você entra no seu espaço? Através de um jardim secreto, um toboágua, um carrossel, uma tirolesa?

Passo 8

Assim que chegar ao seu santuário de cura, imagine a si mesmo — ou alguém para quem deseja enviar energia de cura. Quando eu era mais jovem, costumava visualizar as células saudáveis do corpo da minha mãe se multiplicando e destruindo as células cancerosas. Mais tarde, quando me vi em um hospital com uma perigosa mordida de cachorro, imaginei que a minha incisão estava cicatrizando de dentro para fora e que a medicação que recebi estava me protegendo de qualquer infecção sistêmica possível. Também enviei cura para o meu tio quando ele estava nos seus últimos estágios de vida, para que ele pudesse fazer uma travessia fácil e sem dor. Esteja você procurando por um pouco de calma antes de um evento para falar

DETOX LINFÁTICA

em público ou desejando espalhar luz e orações para uma pessoa amada, o seu santuário de cura é um lugar seguro e de suporte para visualizar os seus sonhos.

Passo 9

Quando estiver pronto para sair do espaço, conte de um a três, dizendo: "Um – quando eu acordar, vou me sentir melhor do que antes. Dois – estarei bem acordado, em perfeita saúde, me sentindo melhor do que antes. Três – cada vez melhor."

Pilar 4: Compressão

A COMPRESSÃO É MUITO FAMILIAR PARA OS PACIENTES com linfedema. Na última década, entretanto, as roupas de compressão tornaram-se cada vez mais de alta tecnologia, e novas opções foram desenvolvidas para auxiliar na recuperação atlética, controlar edemas leves (inchaço), direcionar a perda de peso e até mesmo para mulheres grávidas quando viajam de avião.

As bandagens e roupas de compressão são extremamente úteis para o fluxo linfático e são um pilar da terapia complexa descongestiva (TCD) na atenuação do linfedema. Muitas pessoas também podem se beneficiar do uso de meias de compressão para ajudar na recuperação de uma entorse ou após uma cirurgia eletiva. Isso também pode ser útil se o seu trabalho exigir que você fique em pé o dia todo. As meias de compressão são especialmente úteis para viagens de avião, em particular se você for mais velho e não caminhar e/ou se correr o risco de desenvolver coágulos sanguíneos.

Algumas roupas de compressão contêm material antimicrobiano, e algumas *leggings* usam grânulos de massagem MicroPerle para fornecer um impulso extra de compressão e estimular a linfa, esteja você se exercitando ou apenas executando tarefas. As roupas de grau médico utilizam um tipo de material chamado inelástico para que a circulação não seja interrompida. Ele permite que os seus músculos se contraiam e relaxem – se movam e descansem com você –, movimento necessário para impulsionar a linfa. Se você incha com o calor ou em virtude do linfedema, recomendo fortemente que aprenda sobre as meias ou mangas de compressão de grau médico.

OBSERVAÇÃO: Uma manga ou luva mal ajustada pode piorar o linfedema, colocando muita ou pouca pressão em certas áreas do seu membro, fazendo com que o fluido suba e piore a sua condição. Além de terapeutas, algumas empresas de suprimentos médicos possuem ajustadores certificados que irão tirar medidas de seu braço, mão, pernas ou outras áreas para selecionar a melhor roupa para você.

As bombas pneumáticas de compressão são frequentemente utilizadas na TCD para tratar o linfedema. Elas são identificáveis por possuírem múltiplas câmaras que se inflam uma após a outra para estimular o fluxo da linfa na direção certa, distal a proximalmente. Se tiver condições de comprar uma – essas bombas são caras –, é importante que você trabalhe com um terapeuta de linfedema para encontrar aquela que é melhor para você e se certificar de que a está usando corretamente.

Há também outro tipo de bomba, comumente conhecida como bomba de terapia de compressão. Ela parece um saco de dormir que se ajusta sobre as pernas e o abdômen, ou sobre o braço e o tórax. Desenvolvido originalmente para ajudar pacientes com linfedema, esse dispositivo está abrindo caminho para o mundo do bem-estar por causa dos seus benefícios anti-inflamatórios e melhorias no desempenho atlético. Esse tipo de bomba fornece pulsos suaves ao corpo que imitam a propulsão linfática. Embora seja cara para se adquirir, é possível que encontre um *spa* ou centro de bem-estar perto de você onde possa experimentar uma.

FITA KINÉSIO OU FITA CINESIOLÓGICA

A fita cinesiológica é um método de reabilitação para auxiliar na redução do inchaço e pode acelerar o fluxo linfático após a inflamação de uma área. A fita especializada fornece suporte e estabilidade para músculos e articulações, permitindo amplitude de movimento. Usar a fita em direções específicas pode melhorar a drenagem linfática porque levanta a pele microscopicamente. A elevação e o estiramento da pele (semelhante ao que ocorre durante os movimentos de automassagem) permitem que o fluido intersticial flua mais livremente. Aplicar a fita nos padrões *I*, *X* e *Y* pode promover a circulação, reduzir a dor e restaurar o equilíbrio de fluidos.

Recomendo que você trabalhe com um fisioterapeuta, terapeuta ocupacional ou profissional linfático para aprender essa técnica.

Pilar 5: Exercícios

TODOS NÓS SABEMOS A IMPORTÂNCIA DOS EXERCÍCIOS PARA O nosso sistema cardiovascular. Agora você já sabe que o seu sistema linfático é o segundo sistema circulatório. A linfa depende do movimento muscular para mover o fluido linfático e as toxinas, razão pela qual o exercício regular é um fluxo linfático natural. Quanto mais você movimenta o corpo, mais as contrações musculares criam uma resposta linfática intrínseca e sistêmica.

Os exercícios a seguir são especialmente úteis para acompanhar a sua prática de automassagem linfática.

ANDAR DE BICICLETA

Pedalar, seja em ambientes fechados ou ao ar livre, é ótimo porque se concentram movimentos no seu tronco e nas pernas, dois dos pontos mais complicados para estimular a circulação linfática. Tenho clientes com mais de oitenta anos que ainda usam uma bicicleta ergométrica para fortalecer os músculos e a imunidade. Quer você vá para as montanhas ou siga um instrutor em uma academia ou *on-line*, esta é uma maneira garantida de melhorar a sua circulação linfática.

DANÇAR

Dançar traz alegria, e é o principal alívio para o estresse. Você usa todo o corpo quando dança – membros, abdômen, até mesmo o rosto –, o que moverá a sua linfa. Ao esticar os braços acima da cabeça, você abre os linfonodos axilares. Quando pula no ritmo, a linfa flui pelos seus seios, e as suas pernas circulam o fluido em direção ao seu coração. Enquanto dança, você canta e ri, o que estimula as contrações diafragmáticas que estimulam os pulmões e a digestão.

Descobri na minha prática que quando os meus clientes embarcam no autocuidado linfático regular, eles também cuidam da sua paisagem emocional incorporando mais alegria e amor-próprio nas suas vidas. Acredito que dançar e rir são as maneiras mais rápidas de injetar um pouco (ou muito!) de alegria e amor em todo o seu ser. Além disso, o hormônio oxitocina é liberado quando você está socializando – o que é mais incentivo para ir dançar!

PILATES

O inventor do método de exercício pilates, Joseph Pilates, inicialmente o chamou de contrologia. Ele acreditava que, ao cultivar a força com precisão anatômica, você poderia restaurar a saúde do corpo. Os seus exercícios usam o poder da respiração com todos os grupos musculares, especialmente o core,[*] para ativar cada sistema e todas as células. Joseph Pilates o desenvolveu para melhorar a força física, a flexibilidade e a postura, além de aumentar a consciência mental.

Há cinco anos, o meu consultório particular está localizado em um estúdio de pilates. Muitos dos meus clientes trabalham com os meus colegas para ajudar a diminuir a inflamação de forma segura, e tenho visto os resultados em primeira mão. Embora existam exercícios específicos que aumentam o fluxo linfático, assim como na ioga, fazer uma aula inteira de esteira de pilates ajudará a eliminar as toxinas estagnadas acumuladas nos seus tecidos.

JUMP E TRAMPOLINS

O *jump* é fantástico para o sistema linfático porque funciona como uma bomba contra a gravidade para impulsionar a linfa em direção ao coração, o que ajuda a eliminar as toxinas e bactérias. Ele é uma das minhas formas favoritas de me exercitar para uma boa saúde linfática.

---

[*] O core é formado pelos músculos transverso abdominal, oblíquo interno e externo, multífido, eretor da espinha, iliopsoas, bíceps femoral, adutor, glúteo máximo e reto abdominal.

Quando você está em um trampolim, o seu corpo trabalha o tempo todo para se equilibrar, o que engaja o seu core e ajuda o seu alinhamento, já que quase todos os grupos de músculos estão envolvidos. Você vai queimar calorias extras e melhorar as conexões neurais do cérebro enquanto dá à sua linfa o impulso de que precisa para a função de reforço imunológico. Como não causa impacto, o *jump* também é muito mais agradável para as articulações do que correr, especialmente no pavimento, e pode evitar a perda de densidade óssea. Assim como na natação, você também sentirá o aumento da capacidade pulmonar. Você precisa pular por apenas cinco a dez minutos para ter efeitos duradouros na função cardiovascular e no desenvolvimento da força. Essa é uma maneira divertida de queimar gordura e aumentar a energia. Até os meus filhos adoram!

Se você não tem espaço para um trampolim, pular corda também é ótimo para mover a linfa.

NATAÇÃO

Todos nós da comunidade linfática concordamos que a natação é um dos melhores exercícios para o sistema linfático, porque a pressão da água atua como um compressor para criar a bomba perfeita para os vasos linfáticos. A água é oitocentas vezes mais densa que o ar. Essa compressão estimula os linfangions a induzir a resposta de angiomotricidade que você aprendeu no capítulo 1 para bombear a linfa por todo o corpo. A natação não só queima calorias com eficiência, como também trabalha todos os principais grupos musculares – braços, pernas, glúteos e core – de uma só vez. A natação também ajuda a estimular a circulação, eliminar toxinas e diminuir a inflamação, tudo isso sem afetar as articulações, e é uma boa forma de exercícios de baixa intensidade após uma lesão. Assim como o *jump*, a natação aumenta a capacidade pulmonar e pode aumentar a densidade óssea. Se você pode nadar no oceano ou em uma piscina de água salgada, é melhor ainda; o sal torna a água mais flutuante, e não há tantas toxinas como nas piscinas cloradas.

Os meus clientes vivem me dizendo que o inchaço diminui drasticamente quando eles nadam com regularidade. A maioria das piscinas comunitárias oferece aulas de exercícios aquáticos, e também há programas digitais de corrida aquática para *download* (usando fones de ouvido à prova d'água) que você pode usar enquanto nada.

TAI CHI E QIGONG

Frequentemente descrito como "meditação em movimento", o tai chi é uma antiga prática de mente-corpo, baseada nas artes marciais, para acalmar e centrar a mente enquanto fortalece o corpo. Os movimentos fluidos conectam seu corpo à sua respiração. O meu professor de massagem me ensinou a usar essa prática como uma ferramenta para manter o meu corpo firmado e alinhado, uma vez que exerço uma profissão fisicamente exigente. Por ser de baixo impacto, o tai chi pode ser praticado em qualquer idade. Ele tem sido muito benéfico para clientes com câncer durante os seus tratamentos exaustivos, pois ajuda a aliviar o estresse e a ansiedade.

O meu professor também nos ensinou *qigong*; a tradução é "cultivo de energia vital" ou "domínio da sua energia". Os movimentos também são lentos e específicos para tratar da cura (para você e para outras pessoas) por meio da respiração e do movimento controlados. Cultivar uma ou ambas as práticas será benéfico, pois elas são maneiras gentis e maravilhosas de nos conectar com o nosso agente de cura interior.

PLATAFORMAS VIBRATÓRIAS

Você pode ter visto plataformas vibratórias na sua academia de diferentes tamanhos e com vários atributos: umas oscilam, outras giram, algumas se movem para cima e para baixo e outras fazem uma combinação dos movimentos. Elas são usadas em combinação com exercícios. A pesquisa mostra que elas são benéficas para diminuir o acúmulo de gordura, aumentar o metabolismo e aliviar a fadiga. Elas oxigenam os músculos e ajudam a melhorar o equilíbrio. As plataformas vibratórias também são um exercício seguro de baixo impacto para pacientes com linfedema quando usadas em baixa velocidade, e é por isso que alguns terapeutas para linfedema certificados as usam nos seus tratamentos e as recomendam na nossa comunidade.

Exercitar-se em uma plataforma vibratória estimula o fluxo sanguíneo e a circulação linfática, pois aumenta a ação de bombeamento dos vasos linfáticos. É uma maneira segura de construir densidade óssea sem o risco das lesões musculoesqueléticas muitas vezes causadas por exercícios de alto impacto. Elas são frequentemente usadas em ambientes atléticos para o aumento da serotonina e benefícios neurológicos.

CAMINHAR

Caminhar sempre será uma das maneiras mais fáceis de trazer movimento à sua vida. Sempre que faz uma caminhada, você oxigena os pulmões, bombeia o sistema linfático e traz alegria, conectividade, criatividade e perspectiva para a sua vida.

Caminhar é uma maneira suave de movimentar a linfa sem prejudicar as articulações. Agora que você sabe que os principais drenos de linfa estão localizados nas articulações do corpo, pense na ergonomia do que acontece quando anda. Você está balançando os braços, o que estimula os gânglios sob as axilas; está impulsionando a linfa usando as pernas e coxas; e o pescoço está girando de um lado para o outro para apreciar a vista.

A caminhada pode ser feita em qualquer idade. Tive clientes em tratamento de câncer que afirmaram que tinham energia apenas para dar a volta no quarteirão. Eu disse a eles que isso é fantástico, porque eles estão aumentando a sua circulação linfática e melhorando a imunidade ao mesmo tempo.

Caminhando para uma boa saúde linfática

Certa vez tive uma cliente de oitenta e seis anos que desenvolveu um inchaço nos tornozelos aparentemente do nada. Depois de algumas perguntas sobre quando notou o início dos sintomas, ela me contou que o seu cachorro morrera havia pouco tempo, então ela parara de andar três vezes por dia. Eu disse a ela que, quando envelhecemos, as paredes das nossas veias podem entrar em colapso e dificultar a passagem da linfa pelo corpo. O simples ato de fazer menos caminhadas contribuiu para o acúmulo linfático nessa mulher. Depois que ela aprendeu algumas dicas simples de automassagem linfática e retomou a sua rotina de caminhada, o inchaço diminuiu.

MUSCULAÇÃO

É um fato fisiológico que as contrações do músculo liso, que trabalham os músculos quando você faz musculação, bombeiam fluido linfático. Os pesquisadores também descobriram que a musculação é benéfica para pessoas com linfedema, lipedema e celulite, porque diminui as células de gordura e também pode drenar o excesso de fluido linfático da área. Quando comecei a trabalhar como terapeuta de linfedema, a diretriz para pessoas em risco de desenvolver essa condição era que não deviam levantar mais de dois quilos. Essa recomendação mudou nas últimas décadas. Uma nova pesquisa mostra que a musculação com pesos não aumenta necessariamente o volume do fluido do membro, o que significa que o treinamento com pesos supervisionado tem resultados positivos.

Começar devagar é fundamental para que você não sobrecarregue o corpo com acúmulo de ácido úrico ou inflamação. As faixas elásticas de resistência são uma ótima maneira para construir densidade óssea com resistência de baixo impacto sem medo de criar uma lesão por esforço repetitivo. Se você está em risco de desenvolver linfedema, sugiro trabalhar com um terapeuta de linfedema para desenvolver um programa que seja seguro para você.

IOGA

Ensino ioga há mais de vinte anos e pratico há trinta. É uma das minhas formas favoritas de exercício para o sistema linfático porque utiliza toda a rede muscular, aumentando o bombeamento linfático através dos vasos unilaterais. Existem também posturas específicas para o movimento da linfa; as inversões, por exemplo, estimulam o fluxo linfático de volta ao coração, e as torções movem a linfa pelo abdômen. A respiração *pranayama* é semelhante à sequência "Respiração diafragmática profunda", que ajuda a melhorar a capacidade pulmonar e a digestão. Mas, na realidade, todas as sequências de ioga farão a sua linfa fluir!

Há muitas formas de modificar a sua prática de ioga para apoiá-lo por condições adversas de saúde, no processo de envelhecimento e no seu estado de espírito. Costumo dizer que a drenagem linfática é semelhante à ioga. Muitos a experimentam inicialmente pelos benefícios cosméticos, mas prosseguem porque ela transforma a sua saúde e melhora o seu bem-estar de muitas outras maneiras.

PARA CONCLUIR...

OS RIOS DE LINFA QUE FLUEM DE MODO INCESSANTE SÃO INCRI- velmente poderosos na capacidade de limpar o corpo de toxinas e resíduos e promover uma função imunológica saudável. O que sempre me entusiasmou no campo da saúde linfática é como ele continuamente fornece novas maneiras para as pessoas se conectarem a si mesmas e às suas emoções de modo significativo. Esse é o aquário de fluidez que você cultivou e ao qual tem acesso a qualquer hora e em qualquer lugar: quando você sente as mudanças na sua energia, no seu humor, e a liberdade e leveza nos seus membros.

Espero que você continue a usar este livro como um roteiro para criar saúde e harmonia ideais na sua mente, no seu corpo e no espírito. É um grande prazer compartilhar esses ingredientes para a saúde linfática, para que a sua jornada para o bem-estar seja alegre e vibrante.

Na saúde linfática. Sempre.

Lisa.

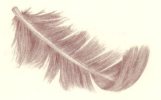

GLOSSÁRIO DE TERMOS LINFÁTICOS

ANASTOMOSE: conexão entre os vasos linfáticos usados na massagem linfática para mover o fluido de uma parte congestionada do corpo para uma região com funcionamento mais saudável. Por exemplo, a anastomose interaxilar move o fluido pelo tórax.

ATLAS DA LINFA: um mapa de drenagem do sistema linfático do corpo.

CAMADA LINFÁTICA SUPERFICIAL: camada inicial da vasculatura linfática sob a pele que transporta a linfa do interstício antes de ir para as camadas mais profundas dos troncos do corpo.

CAPACIDADE DE TRANSPORTE: quantidade máxima de linfa que o sistema linfático pode manipular e transportar em um período de tempo, determinada pela capacidade dos linfangions de se encherem de fluido e sua frequência de contrações para impulsionar a linfa. Em um sistema saudável, ela excede a carga de linfa em aproximadamente dez vezes.

CAPILARES LINFÁTICOS: células endoteliais sobrepostas; são semelhantes aos capilares sanguíneos, exceto que são permeáveis, o que permite a entrada de fluido linfático.

CARGA LINFÁTICA: substâncias na linfa que são removidas pelo sistema linfático, como resíduos metabólicos e celulares, proteínas, hormônios, vitaminas solúveis em gordura e células imunológicas

CISTERNA DO QUILO: saco que absorve a gordura do intestino delgado e que dá à linfa a sua cor branca leitosa. O início do ducto torácico.

COLETORES LINFÁTICOS: também conhecidos como vasos linfáticos, coletam e transportam a linfa.

***CONTINUUM* DA SAÚDE LINFÁTICA:** refere-se a um método de avaliar a sua saúde linfática, usando os sintomas de congestão linfática e outras comorbidades que desempenham um papel no modo como o sistema linfático funciona e influencia as doenças.

DRENAGEM LINFÁTICA: técnica manual de massagem de tecidos moles, com foco na movimentação do fluido linfático através do sistema linfático.

DRENOS LINFÁTICOS: outro nome para os linfonodos.

DUCTO TORÁCICO: o maior vaso linfático do corpo; ele começa no abdômen e sobe pelo centro do corpo, devolvendo o fluido linfático à corrente sanguínea perto do pescoço, na veia subclávia esquerda.

EDEMA: inchaço categorizado por baixos níveis de proteína no fluido.

FATOR DE SEGURANÇA: função de segurança que responde a um aumento na carga de linfa, acrescentando a sua capacidade de transportar linfa.

FLUIDO INTERSTICIAL: espaço fluido entre as células.

LÁCTEOS: os lácteos se fundem para formar vasos linfáticos maiores que transportam o quilo para o ducto torácico, onde ele se junta à corrente sanguínea.

LINFA/FLUIDO LINFÁTICO: água, glóbulos brancos, resíduos celulares, excesso de proteína, patógenos e gordura que o sistema linfático absorve do espaço intersticial.

LINFADENOPATIA: qualquer doença dos linfonodos.

LINFANGIONS: coletores de vasos linfáticos unilaterais que ficam entre duas válvulas em forma de coração.

LINFEDEMA: condição em que um acúmulo de fluido linfático rico em proteínas se acumula nos tecidos, causando inchaço crônico.

LINFÓCITOS: glóbulos brancos produzidos nos órgãos linfoides que combatem infecções, bactérias e patógenos.

LINFONODOS: estações de filtragem no corpo que armazenam glóbulos brancos e filtram impurezas e patógenos do fluido intersticial.

LINFONODOS AXILARES: os linfonodos nas axilas que drenam a maior parte do braço, dos seios e da parte superior do tronco.

LINFONODOS CUBITAIS: também chamados de linfonodos epitrocleares, localizam-se na dobra do cotovelo e drenam parte do fluido linfático da parte inferior do braço, da mão e dos dedos.

LINFONODOS INGUINAIS: grupo de linfonodos na parte superior da coxa, na dobra, que drenam o fluido linfático das pernas, das áreas superficiais do abdômen inferior e da cavidade pélvica.

LINFONODOS LOMBARES: localizados entre o diafragma e a pelve, esses linfonodos drenam os órgãos pélvicos e a parede abdominal.

LINFONODOS MAMÁRIOS: cadeia de linfonodos internos próxima ao esterno e aos intercostais (músculos das costelas) que drena uma parte dos seios.

LINFONODOS MESENTÉRICOS: linfonodos no abdômen que drenam o trato gastrointestinal. Parte do GALT.

LINFONODOS POPLÍTEOS: linfonodos localizados atrás dos joelhos.

LINFONODOS SUPRACLAVICULARES: os linfonodos na base do pescoço, acima da clavícula.

LINFÓTOMOS: áreas do corpo que drenam o fluido linfático em direção aos linfonodos regionais.

LINHAS DIVISÓRIAS LINFÁTICAS *(WATERSHEDS)*: limites que separam os linfótomos.

LIPEDEMA: uma condição genética causada por depósitos irregulares de gordura no corpo, que podem bloquear os vasos linfáticos.

MACRÓFAGOS: glóbulos brancos que lutam contra infecções e patógenos.

ÓRGÃOS LINFOIDES: pequenas massas de tecido linfático que contêm glóbulos brancos para se defender contra doenças em áreas onde as bactérias tendem a se acumular, incluindo medula óssea, amígdalas e adenoides, timo, MALT, GALT, baço, apêndice, placas de Peyer e trato urinário.

GLOSSÁRIO DE TERMOS LINFÁTICOS

PRÉ-COLETORES LINFÁTICOS: movem a linfa para os vasos linfáticos maiores. Eles são orientados para absorver o fluido. Contêm células musculares lisas e válvulas para absorver e regular o fluxo linfático em uma direção.

QUILO: líquido de produto gorduroso caracterizado por uma cor branca turva e leitosa, criado após a digestão da gordura dietética. O quilo é absorvido pelos vasos linfáticos do intestino delgado.

REDE LINFÁTICA MAIS PROFUNDA: regiões mais profundas do corpo, como troncos e ductos, que são responsáveis pelo retorno da linfa filtrada à circulação sanguínea na junção da veia jugular interna com a veia subclávia.

RESERVA FUNCIONAL: a relação entre a carga linfática e a capacidade de transporte que permite ao sistema linfático responder a um aumento no volume da linfa ao ampliar a capacidade de transporte da linfa.

ROUPAS DE COMPRESSÃO: vestuário para membros e outras partes do corpo que usa pressão gradiente para reduzir o inchaço e regular o fluxo linfático.

SISTEMA GLINFÁTICO: rede de vasos linfáticos no cérebro que elimina as toxinas usando o líquido cefalorraquidiano.

TECIDO LINFÁTICO ASSOCIADO AO INTESTINO (GALT): consiste em placas de Peyer, folículos linfoides isolados e linfonodos mesentéricos.

TECIDO LINFÁTICO ASSOCIADO À MUCOSA (MALT): inclui as membranas mucosas da pele, dos olhos, do nariz, da boca, da nasofaringe, das amígdalas, das glândulas salivares, da tireoide, das mamas, dos pulmões, dos tratos respiratório, urinário e gastrointestinal.

TERAPIA COMPLEXA DESCONGESTIVA (TCD): tratamento medicamente aprovado para o linfedema desenvolvido pelos drs. Michael e Ethel Földi. Inclui drenagem linfática manual (DLM), compressão por bandagens e vestimentas, exercícios, cuidados com a pele e as unhas e autocuidado.

TRONCOS LINFÁTICOS: regiões mais profundas da rede linfática que recebem fluido linfático de órgãos, membros e áreas que atuam como a conexão final entre os linfonodos regionais e o ducto torácico.

VASOS LINFÁTICOS AFERENTES: vasos que levam fluido para os linfonodos que contêm células apresentadoras de antígenos; antígeno, efetor, células T de memória; células T reguladoras.

VASOS LINFÁTICOS EFERENTES: vasos que levam fluido dos linfonodos depois de filtrados/limpos.

VEIAS SUBCLÁVIAS: linfonodos direito e esquerdo na base do pescoço que formam a junção com a veia jugular interna para devolver a linfa ao sistema venoso.

VOLUME DE TEMPO DA LINFA: quantidade de linfa que pode ser transportada em uma unidade de tempo. É mais baixa quando o corpo está em repouso e mais alta durante a atividade (é igual à capacidade de transporte, que normalmente é 10% da quantidade máxima possível).

ASSINE NOSSA NEWSLETTER E RECEBA
INFORMAÇÕES DE TODOS OS LANÇAMENTOS

WWW.FAROEDITORIAL.COM.BR

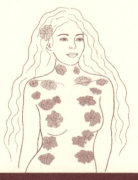

CAMPANHA

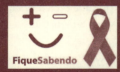

Há um grande número de portadores do vírus HIV e de hepatite que não se trata.

Gratuito e sigiloso, fazer o teste de HIV e hepatite é mais rápido do que ler um livro.

Faça o teste. Não fique na dúvida!

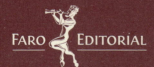

ESTE LIVRO FOI IMPRESSO
EM MARÇO DE 2022